suhrkamp taschenbuch
wissenschaft 2245

Es stehen dramatische Zeiten bevor: In den nächsten Jahrzehnten könnten Technologien wie die Künstliche Intelligenz und die Gentechnik das Ende der Menschheit herbeiführen oder aber ein goldenes Zeitalter einläuten, das wir uns noch kaum ausmalen können. Oder leben wir etwa heute schon in der Matrix, wie der schwedische Philosoph und Bestsellerautor Nick Bostrom (*Superintelligenz*) in seinem berühmten Simulationsargument nahelegt?

In den sechs hier versammelten Aufsätzen, von denen einige bereits Klassikerstatus besitzen, wagt Bostrom einen ebenso nüchternen wie detaillierten Blick in unsere Zukunft. Manches liest sich (noch) wie Science-Fiction, könnte aber aktueller und ernster kaum sein.

Nick Bostrom ist Professor für Philosophie am St. Cross College der Universität von Oxford und Direktor sowohl des The Future of Humanity Institute als auch des Programme for the Impact of Future Technology, die beide Teil der Oxford Martin School sind. Zuletzt ist erschienen: *Superintelligenz. Szenarien einer kommenden Revolution* (2016).

Nick Bostrom
Die Zukunft der Menschheit

Aufsätze

Aus dem Englischen
von Jan-Erik Strasser

Suhrkamp

Klimaneutral
Druckprodukt
ClimatePartner.com/14438-2110-1001

2. Auflage 2023

suhrkamp taschenbuch wissenschaft 2245
Erste Auflage 2018

Umschlag nach Entwürfen
von Willy Fleckhaus und Rolf Staudt
Druck: C. H. Beck, Nördlingen
Printed in Germany
ISBN 978-3-518-29845-9

www.suhrkamp.de

Inhalt

I.

Die Zukunft der Menschheit

Über die Zukunft der Menschheit zu spekulieren, gilt vielen als müßiger und überflüssiger Zeitvertreib. Dennoch informieren unsere Überzeugungen und Annahmen zu diesem Thema unsere Entscheidungen sowohl im Privatleben als auch in der Politik – Entscheidungen, die sehr reale und manchmal auch unselige Folgen haben. Daher ist der Versuch, ein Zukunftsdenken zu entwickeln, das sich auf realistische Weise mit den großen Menschheitsfragen beschäftigt, von unmittelbarer praktischer Bedeutung. Dieser Aufsatz skizziert einen Überblick über einige entsprechende Versuche jüngeren Datums, und er diskutiert kurz vier Arten von Szenarien hinsichtlich der Zukunft der Menschheit: Untergang, zyklischer Kollaps, Plateau und Posthumanität.

Die Zukunft der Menschheit als unausweichliches Thema

In einem bestimmten Sinn umfasst die Zukunft der Menschheit alles, was Menschen jemals passieren wird, darunter auch das, was Sie am kommenden Donnerstag frühstücken werden, sowie alle wissenschaftlichen Entdeckungen, die man nächstes Jahr machen wird. In diesem Sinn eignet sich die menschliche Zukunft wohl kaum als *Thema*: Sie ist zu groß und vielgestaltig, um in einem einzigen Aufsatz, einer Monographie oder sogar einer hundertbändigen Buchreihe behandelt werden zu können. Wir müssen uns ihr daher auf dem Weg der Abstraktion nähern und von den Details, den kurzfristigen Schwankungen und den Entwicklungen absehen, die nur Teilaspekte unseres Lebens betreffen. In einer entsprechenden Diskussion muss es darum gehen, wie die fundamentalen Merkmale des Menschseins sich auf lange Sicht ändern oder aber konstant bleiben könnten.

Es kann zwar begründete Uneinigkeit darüber bestehen, welches die fundamentalen Merkmale der *conditio humana* sind; über einige Merkmale herrscht allerdings weitgehend Konsens. Die folgenden Fragen beispielsweise sind sämtlich fundamental in diesem Sinne: Wird das auf der Erde entstandene Leben aussterben und, wenn ja, wann? Wird es die Galaxie kolonisieren? Wird die menschliche Biologie zu einer grundlegend anderen, posthumanen umgestaltet werden? Wird die maschinelle die biologische Intelligenz übertreffen? Wird es eine Bevölkerungsexplosion geben? Wird sich die Lebensqualität extrem verbessern oder deutlich verschlechtern? Weniger grundlegende Fragen – etwa solche zur Methodologie oder zu spezifischen technologischen Prognosen – haben Relevanz, soweit sie für unsere Ansichten hinsichtlich der genannten fundamentalen Parameter von Belang sind.

Traditionell war die Zukunft der Menschheit Sache der Theologie; alle großen Religionen haben etwas zum ultimativen Schicksal der Menschheit oder zum Ende der Welt zu sagen.[1] Auch wichtige Philosophen wie Hegel, Kant und Marx betrieben Eschatologie, und in jüngerer Zeit hat die Science-Fiction-Literatur deren Nachfolge angetreten. Überaus häufig diente die Zukunft dabei als Projektionsfläche für unsere Hoffnungen und Ängste, als Kulisse für Dramen, Lehrstücke oder satirische Schilderungen der Gegenwart beziehungsweise als Banner einer Ideologie. Relativ selten hingegen wird unsere Zukunft als etwas ernst genommen, über das man sachlich richtige Überzeugungen haben sollte. Es ist zwar ebenso legitim, die symbolischen und literarischen Affordanzen einer unbekannten Zukunft zu nutzen, wie sich ferne Länder auszumalen, die von Drachen und Zauberern bewohnt werden. Wichtig ist es allerdings, diejenigen Zukunftsszenarien, die aufgrund ihrer symbolischen Bedeutung oder ihres Unterhaltungswerts geschaffen wurden, so gut wie möglich von den Szenarien zu trennen, die tatsächliche Plausibilität beanspruchen. Nur um die zweite Form des »realistischen« Zukunftsdenkens wird es im Folgenden gehen.

Um vernünftige Entscheidungen zu treffen, brauchen wir ein realistisches Bild von dem, was die Zukunft bringen mag, und das gilt nicht mehr nur für persönliche, lokale und kurzfristige zukünftige Entwicklungen, sondern zunehmend auch für entferntere und globale Zukünfte. Aufgrund unserer zunehmenden technischen Möglichkeiten haben einige unserer Aktivitäten mittlerweile weltweite Konsequenzen. Das Ausmaß der menschlichen Organisationsfähigkeit ist ebenfalls gewachsen und hat neue Koordinations- und

1 J. Hughes, »Millennial Tendencies in Responses to Apocalyptic Threats«, in: N. Bostrom, M. Cirkovic (Hg.), *Global Catastrophic Risks*, Oxford 2007: Oxford University Press, S. 73-88.

Handlungsoptionen eröffnet. Heute gibt es viele Institutionen und Individuen, die die möglichen langfristigen globalen Folgen ihres Handelns *bedenken* oder das *wenigstens behaupten* beziehungsweise tun *sollten*. Klimawandel, nationale und internationale Sicherheit, wirtschaftliche Entwicklung, Atommülllagerung, Artenvielfalt, Umweltschutz, Bevölkerungsentwicklung und die Förderung der wissenschaftlichen und technologischen Forschung sind Beispiele für Bereiche, in denen es auf langfristige Planung ankommt. Argumente in diesen Bereichen stützen sich oft auf implizite Annahmen über die Zukunft der Menschheit. Indem wir diese Annahmen explizit machen und sie einer kritischen Beurteilung unterziehen, können wir uns einigen großen Menschheitsproblemen vielleicht auf überlegtere und umsichtigere Weise nähern.

Dass wir uns realistische Bilder von der Zukunft machen »müssen«, bedeutet nicht, dass uns das auch gelingen wird. Vorhersagen über zukünftige technische und soziale Entwicklungen sind notorisch unzuverlässig – so unzuverlässig, dass sogar schon vorgeschlagen wurde, bei unseren Planungen und Vorbereitungen ganz auf sie zu verzichten. Doch obwohl die methodologischen Probleme solcher Prognosen gewiss gravierend sind, ist die extreme Ansicht, wir könnten oder sollten das Voraussagen aufgeben, fehlgeleitet. Eine derartige Sicht vertreten beispielsweise Michael Crow und Daniel Sarewitz, die in einem kürzlich erschienenen Aufsatz über die gesellschaftlichen Auswirkungen der Nanotechnologie behaupten, die Frage der Vorhersehbarkeit sei »irrelevant«:

> Zur Vorbereitung auf die Zukunft braucht es offensichtlich keine akkuraten Prognosen. Stattdessen brauchen wir solides Wissen, aufgrund dessen wir handeln können, die Fähigkeit, aus Erfahrungen zu lernen, einen aufmerksamen Blick für gegenwärtige Entwicklungen sowie intakte und belastbare Institutionen, die zeitnah und effektiv auf Veränderungen reagieren oder sich anpassen können.[2]

Man beachte, dass alle von Crow und Sarewitz genannten Bedingungen auf die eine oder andere Art nach akkuraten Prognosen verlangen. Die Fähigkeit, aus Erfahrung zu lernen, ist bei der Vor-

2 M. Crow, M. M., Sarewitz, D., »Nanotechnology and Societal Transformation«, in: A. H. Teich, S. D. Nelson, C. McEnaney, S. J. Lita (Hg.), *AAAS Science and Technology Policy Yearbook*, Washington, D.C. 2001: American Association for the Advancement of Science, S. 89-101.

bereitung auf die Zukunft nutzlos, wenn wir nicht zu Recht annehmen (voraussagen) können, dass die Lehren der Vergangenheit auch zukünftig gelten werden. Ein genauer Blick auf die Gegenwart ist ebenfalls zwecklos, wenn wir nicht annehmen dürfen, dass gegenwärtige Ereignisse stabile Trends enthüllen oder auf andere Weise Licht darauf werfen, was wahrscheinlich als Nächstes geschehen wird. Und wenn wir schließlich bestimmen wollen, welche Arten von Institutionen sich angesichts künftiger Veränderungen als intakt, belastbar und effektiv erweisen, müssen wir ebenfalls auf nichttriviale Vorhersagen zurückgreifen.

In Wahrheit kommt die Vorhersehbarkeit in Graden, und verschiedene Aspekte der Zukunft lassen sich unterschiedlich zuverlässig und präzise prognostizieren.[3] Oft dürfte es sich lohnen, flexible Pläne zu machen und Strategien zu verfolgen, die wechselnden Umständen trotzen können, und in einigen Fällen ist auch ein reaktiver Ansatz sinnvoll, bei dem man sich den wechselnden Umständen schnell anpasst, anstatt sich ausschließlich auf einen langfristigen Plan oder eine bestimmte Absicht zu konzentrieren. Gleichwohl sind diese Bewältigungsstrategien nur ein Teil der Lösung. Ein anderer Teil besteht darin, die Genauigkeit unserer Überzeugungen hinsichtlich der Zukunft zu verbessern (einschließlich der Genauigkeit von bedingten Vorhersagen der Form »Wenn x getan wird, dann folgt daraus y«). Auf unserem Weg könnten Fallen lauern, die nur durch Weitsicht zu umgehen sind, und ebenso warten Chancen auf uns, die wir umso früher ergreifen können, je eher wir sie sehen. In einem strikten Sinn ist das Voraussagen für die sinnvolle Entscheidungsfindung außerdem sowieso *immer* notwendig.[4]

Die Voraussagbarkeit wird mit zunehmendem zeitlichem Abstand nicht unbedingt immer schlechter. Es mag sehr schwierig sein zu sagen, wo sich eine Person eine Stunde nach Beginn ihrer

3 Es ist zum Beispiel wahrscheinlich, dass Computer schneller und Materialien widerstandsfähiger werden und dass die Medizin immer mehr Krankheiten heilen wird; vgl. E. Drexler, »Nanotechnology Essays: Revolutionizing the Future of Technology (Revised 2006)«, ⟨https://www.eurekalert.org/context.php?context=nano&show=essays⟩, letzter Zugriff 10.06.2018.

4 Man hebt das Glas zum Mund, weil man vorhersieht, dass das Trinken den Durst löscht; man läuft nicht vor ein fahrendes Auto, weil man vorhersieht, dass ein Zusammenprall sehr schmerzhaft sein wird.

Reise aufhält, und doch lässt sich vorhersehen, wo sie fünf Stunden später sein wird, nämlich an ihrem Ziel. Die *ganz entfernte* Zukunft der Menschheit könnte insofern relativ leicht vorherzubestimmen sein, da sie vermutlich ins Ressort der Naturwissenschaften fällt, insbesondere in das der Kosmologie (der physikalischen Eschatologie). Außerdem bedeutet Prognostizieren nicht, ein ganz bestimmtes Szenario zu finden, das ganz sicher Wirklichkeit werden wird. Wenn zumindest ein Szenario *ausgeschlossen werden kann*, ist das bereits eine Voraussage. Und selbst da, wo das nicht möglich ist, kann man trotzdem noch Voraussagen treffen. Es muss nur eine Grundlage dafür geben, verschiedenen Aussagen über logisch mögliche zukünftige Ereignisse auch verschiedene Wahrscheinlichkeiten (im Sinn von Überzeugungsgraden) zuzuordnen – oder es muss zumindest eine Grundlage dafür bestehen, eine solche Wahrscheinlichkeitsverteilung für weniger vernünftig oder vertretbar zu halten als eine andere –, und das ist sicherlich in Bezug auf viele Aspekte der menschlichen Zukunft der Fall. Obwohl unser Wissen nicht ausreicht, um aus allen Möglichkeiten eine einzige grob umrissene Zukunft herauszugreifen, kennen wir doch viele relevante Argumente und Überlegungen, die zusammengenommen den Spielraum einer plausiblen Zukunftsvision stark einschränken. Die Zukunft der Menschheit muss kein Bereich bleiben, in dem jede Spekulation erlaubt und alle Annahmen vollkommen willkürlich sind; das exakte Wissen und die absolute Ahnungslosigkeit hinsichtlich dessen, was passieren wird, trennt ein gewaltiger Abstand. Epistemisch gesehen, befinden wir uns heute irgendwo zwischen diesen beiden Polen.[5]

Technologie, Wachstum und Gerichtetheit

Die meisten Unterschiede zwischen unserem Leben und dem unserer steinzeitlichen Vorfahren sind letztlich technologisch bedingt, vor allem, wenn man »Technologie« im weitesten Sinn versteht und also nicht nur Geräte und Maschinen, sondern auch Techni-

5 Mehr zu Technologie und Unsicherheit findet sich in N. Bostrom, »Technological Revolutions: Ethics and Policy in the Dark«, in: N. M. de S. Cameron, M. E. Mitchell (Hg.), *Nanoscale: Issues and Perspectives for the Nano Century*, Hoboken 2007: John Wiley, S. 129-152.

ken, Prozesse und Institutionen dazu zählt. In diesem weiten Sinn könnte man sagen, dass Technologie die Summe aller instrumentell nützlichen kulturell übertragbaren Informationen ist. So gesehen, ist Sprache ebenso eine Technologie wie Traktoren, Maschinengewehre, Sortieralgorithmen, die doppelte Buchführung oder eine Geschäftsordnung.[6]

Technologische Innovationen sind die Haupttriebfeder des langfristigen Wirtschaftswachstums, und über große Zeiträume hinweg haben auch bescheidene jährliche Wachstumsraten enorme Auswirkungen. Es ist der technologische Wandel, der zum Großteil verantwortlich ist für viele der säkularen Trends, die sich auf unsere Lebensgrundlagen auswirken: Weltbevölkerung, Lebenserwartung, Bildungsniveau, Lebensstandards; das Wesen von Arbeit, Kommunikation, Gesundheitsversorgung und Krieg; sowie die Auswirkungen menschlicher Aktivitäten auf die natürliche Umwelt. Auch andere Aspekte der Gesellschaft und des Privatlebens werden durch Technologie auf viele direkte und indirekte Weisen beeinflusst, darunter fallen Staatsführung, Freizeitgestaltung oder zwischenmenschliche Beziehungen genauso wie unsere Ansichten über Moral, Geist, Materie und die menschliche Natur. Man muss keiner starken Form des technologischen Determinismus anhängen, um zu erkennen, dass unsere technologischen Fähigkeiten durch ihre komplexen Wechselwirkungen mit Individuen, Institutionen, Kulturen und der Umwelt die Bühne mit bereiten, auf der sich die Dramen der menschlichen Zivilisation abspielen.[7]

Diese Sichtweise auf die Rolle der Technologie ist vereinbar damit, dass deren Einsatz zu verschiedenen Zeiten und an verschiedenen Orten großen Variationen und starken Schwankungen unterliegt. Auch ihre eigene Abhängigkeit von soziokulturellen, wirtschaftlichen oder personellen Faktoren ist damit vereinbar, genau wie die Leugnung einer in einem starken Sinne verstande-

6 Ich bin hier terminologisch nicht übermäßig strikt. Wenn man den vorgeschlagenen Sprachgebrauch zugrunde legt, handelt es sich bei einem materiellen Objekt wie etwa Bobs Traktor strenggenommen nicht um Technologie, sondern um ein *technologisches Artefakt*, das auf Technologie-als-Information beruht und diese verkörpert. Der einzelne Traktor ist Sachkapital, die zu seiner Herstellung erforderliche übertragbare Information ist Technologie.

7 Siehe z. B. R. Wright, *Nonzero: The Logic of Human Destiny*, New York 1999: Pantheon.

nen Zwangsläufigkeit eines im Lauf der Geschichte aufgetretenen Wachstumsmusters. Man könnte etwa die Auffassung vertreten, dass bei einer »Neuauflage« der Menschheitsgeschichte das wann und wo der industriellen Revolution ganz anders sein würde oder dass es zu gar keiner Revolution, sondern vielleicht zu einem langsamen und stetigen Fortschritt käme. Ja, man kann sogar der Ansicht sein, dass es Scheidewege der technologischen Entwicklung gibt, an denen jeweils ganz verschiedene weitere Pfade des technischen Fortschritts möglich sind. *Falls die technologische Entwicklung auf breiter Front andauert*, darf man *auf lange Sicht wohl allerdings* erwarten, dass die meisten Möglichkeiten, die eine Technologie birgt, auch tatsächlich verwirklicht werden. Eine kühnere Fassung dieser Idee lautet dann wie folgt:

> *Die Hypothese der technologischen Vollendung:* Wenn wissenschaftliche und technologische Entwicklungsbemühungen nicht völlig zum Erliegen kommen, dann werden alle wichtigen grundlegenden Fähigkeiten, die sich durch irgendeine Technologie erlangen lassen, auch erlangt werden.

Diese Hypothese ist nicht tautologisch. Sie ist falsch, wenn es eine grundlegende Fähigkeit gibt, die sich durch eine bestimmte Technologie erlangen lässt, die aber – obwohl sie insofern möglich ist, als ihr Entstehen mit den Naturgesetzen und vorhandenen Ressourcen vereinbar ist – so schwierig zu entwickeln ist, dass sie sogar nach Anstrengungen, die unbestimmt lange andauern, unerreichbar bleibt. Die Hypothese könnte sich zudem auch dann als falsch erweisen, wenn eine wichtige Fähigkeit eine bestimmte Technologie zur Voraussetzung hat, die zwar hätte entwickelt werden können, aber faktisch niemals entwickelt werden wird, obwohl die wissenschaftlichen und technologischen Bemühungen andauern.

Die Hypothese drückt den Gedanken aus, dass es für die Entwicklung wichtiger grundlegender Fähigkeiten nicht darauf ankommt, welche kurzfristigen Pfade die wissenschaftliche und technologische Forschung einschlägt. Sie schließt nicht aus, dass wir manche Fähigkeiten früher erlangen, indem wir beispielsweise bestimmte Gebiete stärker fördern; sie behauptet aber, dass wir (falls die allgemeine wissenschaftlich-technische Forschung nicht zum Erliegen kommt) auch die zunächst vernachlässigten Fähigkeiten schließlich erlangen werden – entweder auf einem indirekteren Weg oder aber dann, wenn allgemeine Fortschritte unserer Werkzeuge und unseres Wissens dies so einfach machen, dass schon die kleinste Anstrengung genügt.[8]

Man kann die Stoßrichtung dieser grundlegenden Idee plausibel finden, ohne von der strikten Wahrheit der Hypothese der technologischen Vollendung überzeugt zu sein. In diesem Fall könnte man untersuchen, welche Ausnahmen es geben mag, oder alternativ zwar die Hypothese akzeptieren, das Antezedens jedoch ablehnen, also glauben, dass die wissenschaftliche und technologische Entwicklung irgendwann zum Erliegen kommt (bevor sie abgeschlossen ist). Was aber folgt, wenn man sowohl die Hypothese als auch ihr Antezedens akzeptiert? Was, wenn wir schließlich alle wichtigen grundlegenden Fähigkeiten, die sich durch eine mögliche Technologie erlangen lassen, tatsächlich erlangen? Die Antwort dürfte von der Reihenfolge abhängen, in der die Technologien entwickelt werden, von den sozialen, rechtlichen und kulturellen Rahmenbedingungen, unter denen sie eingesetzt werden, von den Entscheidungen von Individuen und Institutionen sowie schließlich von anderen Faktoren wie etwa auch Zufallsereignissen. Das Erlangen einer grundlegenden Fähigkeit bedeutet nicht, dass diese auch auf eine bestimmte Weise oder überhaupt eingesetzt werden wird.

Die Faktoren, die die Anwendungen und Auswirkungen der potentiellen grundlegenden Fähigkeiten bestimmen, sind oft schwer zu prognostizieren. Welche wichtigen grundlegenden Fähigkeiten schließlich erlangt werden, könnte allerdings etwas leichter vorherzusehen sein. Sind die Hypothese der technologischen Vollendung und ihr Antezedens nämlich beide wahr, dann werden zu den Fähigkeiten, die irgendwann einmal existieren werden, auch all jene gehören, die sich mittels irgendeiner möglichen Technologie erlangen lassen. Zwar können wir nicht alle, aber doch viele mögliche Technologien voraussehen, darunter auch solche, die gegenwärtig

8 Als visuelle Analogie kann man sich eine große Kiste vorstellen, die den Raum der grundsätzlichen Möglichkeiten darstellt, die durch irgendeine Technologie erreicht werden können. Der Sand, den man in die Kiste rieseln lässt, repräsentiert den Forschungsaufwand, und da, wo man den Sand hineinrieseln lässt, bildet er in der Kiste einen Haufen. Gibt man aber immer weiter Sand hinzu, wird die gesamte Kiste irgendwann voll sein.

unerreichbar sind; und wir können zeigen, dass jene Technologien uns eine breite Palette von neuen wichtigen grundlegenden Fähigkeiten in Aussicht stellen.

Eine Möglichkeit, künftige mögliche Technologien vorauszusehen, ist von Eric Drexler als »theoretische angewandte Wissenschaft« bezeichnet worden.[9] Diese Methode untersucht die Eigenschaften möglicher physikalischer Systeme, darunter auch solcher, die momentan noch nicht gebaut werden können, und nutzt dazu etwa Computersimulationen und Folgerungen aus den bisher bekannten Naturgesetzen.[10] Die theoretische angewandte Wissenschaft wird nicht in allen Fällen eine endgültige und unumstrittene Antwort auf die Frage nach der Machbarkeit einer vorstellbaren Technologie liefern, aber sie ist wohl die beste Methode, die wir haben. Daher ist sie sowohl für rigorosere als auch für spekulativere Untersuchungen ein wichtiges Hilfsmittel, um über die Zukunft der Technologie nachzudenken – und so *a fortiori* auch eine der wichtigsten Determinanten der menschlichen Zukunft.

Es mag verlockend sein, die Erweiterung der technologischen Kapazitäten als »Fortschritt« zu bezeichnen. Dieser Begriff hat jedoch die wertende Konnotation, dass die Dinge besser werden, und es ist alles andere als eine *begriffliche* Wahrheit, dass eine Erweiterung unserer technologischen Möglichkeiten die Dinge auch besser machen wird. Selbst wenn sich empirisch bestätigen sollte, dass es in der Vergangenheit (und zweifellos mit vielen großen Ausnahmen) einen solchen Zusammenhang gab, dürfen wir nicht einfach davon ausgehen, dass es immer so weitergehen wird. Ein neutralerer Begriff wie »technologische Entwicklung« ist daher geeigneter, um den historischen Trend zunehmender technologischer Fähigkeiten zu bezeichnen.

Die technologische Entwicklung hat der Menschheitsgeschichte eine Art von Richtung gegeben. Alte wie neu hinzugewonnene Informationen von praktischem Nutzen wurden in der Regel von einer Generation an die nächste weitergegeben, so dass jede

9 E. Drexler, *Nanosystems: Molecular Machinery, Manufacturing, and Computation*, New York 1992: John Wiley.

10 Die theoretische angewandte Wissenschaft könnte auch mögliche Wege zu einer Technologie erforschen, die die Konstruktion der fraglichen Systeme erlaubte, das heißt Wege, auf denen man im Prinzip das Problem lösen kann, wie man »von hier nach da« gelangt.

neue Generation von einem technologisch weiter fortgeschrittenen Punkt aus starten konnte. Ausnahmen von dieser Regel, das heißt Regionen, die stagnierten oder sich sogar langfristig zurückentwickelten, lassen sich zwar finden, aus heutiger Sicht ist das Muster jedoch unverkennbar.

Das war nicht immer so. Die technologische Entwicklung schritt die längste Zeit der Menschheitsgeschichte so unmerklich voran, dass man sie nur durch einen langfristigen Vergleich technologischer Niveaus hätte entdecken können. Die dafür benötigten Daten und Methoden – genaue historische Beschreibungen, archäologische Ausgrabungen, Radiokohlenstoffdatierung usw. – waren jedoch bis vor ziemlich kurzer Zeit noch nicht vorhanden, wie Robert Heilbroner erklärt:

> An der Spitze der ersten stratifizierten Gesellschaften träumte man von Dynastien, erhoffte sich triumphale Siege und fürchtete bittere Niederlagen; doch weder die Papyri noch die Tontafeln, auf denen diese Hoffnungen und Ängste verzeichnet sind, zeigen auch nur die kleinste Spur des Ansinnens, die Lebensbedingungen der breiten Masse – oder auch nur die der herrschenden Klasse selbst – zu verbessern.[11]

In *Visions of the Future* argumentiert Heilbroner für die starke These, dass die menschliche Wahrnehmung der Zukunft seit dem Erscheinen des Homo sapiens genau drei Phasen durchlaufen hat. In der ersten Phase, die die ganze Urgeschichte und den Großteil der Menschheitsgeschichte umfasst, wurde die weltliche Zukunft von ganz wenigen Ausnahmen abgesehen als materiell, technologisch und wirtschaftlich unveränderlich betrachtet. In der zweiten Phase, die in etwa vom Beginn des 18. bis zur zweiten Hälfte des 20. Jahrhunderts reicht, änderten sich die diesseitigen Erwartungen in den industrialisierten Gesellschaften: Die bis dato unkontrollierbaren Naturgewalten schienen durch den Einsatz von Vernunft und Wissenschaft zähmbar, was eine rosige Zukunft versprach. In der dritten Phase – die sich mit der zweiten überschneidet, aber in erster Linie in die Zeit nach dem Zweiten Weltkrieg fällt – herrscht das ambivalentere Bild einer Zukunft vor, die von unpersönlichen Kräften beherrscht wird und als ebenso vielversprechend wie brüchig, gefährlich und ominös erscheint.

11 R. L. Heilbroner, *Visions of the Future: The Distant Past, Yesterday, Today, Tomorrow*, New York 1995: Oxford University Press, S. 8.

Selbst wenn eine scharfsinnige Beobachterin in früheren Zeiten eine Art von Gerichtetheit bemerkt hätte – einen technologischen, kulturellen oder auch sozialen Trend etwa –, hätte ihr immer noch unklar bleiben müssen, ob es sich dabei um ein globales oder doch nur lokales Muster handelt. Auch einer beispielsweise zyklischen Geschichtsauffassung zufolge kann es schließlich lange Perioden stetiger (technologischer oder anderweitiger) Entwicklung geben. Während einer solchen Zeit gibt es eine klare Richtung, doch jeder derartigen Wachstumsflut folgt eine Ebbe des Verfalls, die alles zum Ausgangspunkt zurückspült. Eine starke lokale Gerichtetheit ist daher vereinbar mit der Auffassung, dass die Globalgeschichte zyklisch verläuft und letztlich nirgendwohin führt. Falls diese Periodizität kein Ende nimmt, würde es sich um eine Form von Ewiger Wiederkunft handeln.

Menschen in den westlichen entwickelten Gesellschaften sind daran gewöhnt, dem Geschichtsverlauf eine Entwicklungsrichtung zuzuschreiben, und können sich vielleicht gar nicht richtig vorstellen, wie selbstverständlich die zyklische Auffassung früher einmal war.[12] Jedes geschlossene System mit einer endlichen Anzahl möglicher Zustände muss entweder einen dieser Zustände annehmen und für immer darin verbleiben oder aber einige oder alle Zustände erneut durchlaufen. Mit anderen Worten: Ein geschlossenes endliches System von Zuständen muss entweder statisch werden oder sich wiederholen. Wenn wir davon ausgehen, dass das System schon immer existiert hat, dann muss dieses Ergebnis bereits eingetreten sein, und das heißt: Das System ist entweder bereits festgefahren oder es durchläuft Zustände, in denen es sich schon einmal befand. Die Einschränkung, dass das System nur eine endliche Zahl von Zuständen haben darf, muss nicht so wichtig sein, wie es zunächst scheint. Auch ein System mit unendlich vielen möglichen Zuständen dürfte nämlich nur endlich viele *durch Wahrnehmung voneinander unterscheidbare mögliche Zustände besitzen.*[13] In der Praxis

12 Das zyklische Muster spielt in dharmischen Religionen eine wichtige Rolle. Genau wie die alten Mayas vertraten auch viele Menschen im antiken Griechenland eine zyklische Weltsicht. In der jüngeren westlichen Tradition ist der Gedanke der Ewigen Wiederkunft am stärksten mit Nietzsches Philosophie verbunden, aber die Idee wurde von zahlreichen Denkern verfolgt und findet sich auch häufig in der Popkultur.

13 Auch die Einschränkung, dass es sich um ein *geschlossenes* System handelt,

sollte es meist ziemlich egal sein, ob der gegenwärtige Weltzustand schon unendlich oft vorkam oder ob es unendlich viele unmerklich davon verschiedene Zustände gab.[14] So oder so lässt sich die Situation als Ewige Wiederkunft charakterisieren – der Extremfall einer zyklischen Geschichtsauffassung.

In der wirklichen Welt ist die zyklische Sicht falsch. Die menschliche Spezies gibt es erst seit ungefähr 200 000 Jahren, und das ist viel zu wenig Zeit, um alle möglichen Zustände zu erfahren, zu denen das System Menschen + Umwelt fähig ist. Außerdem ist die zyklische Sichtweise schon deshalb verkehrt, weil das Universum selbst nicht unendlich alt ist,[15] sondern vor etwa 13,7 Milliarden Jahren mit einem Zustand niedriger Entropie seinen Anfang nahm. Die Geschichte des Kosmos hat ihre eigene Richtung, die durch den unvermeidlichen Anstieg der Entropie gekennzeichnet ist. Während dieser Entropiezunahme durchlief das Universum verschiedene Phasen. In den ereignisreichen ersten drei Sekunden kam es zu einer Reihe von Übergängen, darunter wahrscheinlich Perioden der Inflation, Wiedererwärmung und Symmetriebrechung. Später folgten Nukleosynthese, Expansion und Abkühlung sowie die Entstehung von Galaxien, Sternen und Planeten, zu denen (seit etwa 4,5 Milliarden Jahren) auch die Erde gehört. Die ältesten unstrittigen Fossilienfunde sind etwa 3,5 Milliarden Jahre alt, es gibt allerdings Hinweise darauf, dass es schon vor mindestens 3,7 Mil-

braucht nicht unbedingt von Bedeutung zu sein. Das Universum ist ein geschlossenes System. Es ist vielleicht kein System mit endlich vielen Zuständen, aber jeder endliche Teil des Universums lässt vielleicht nur endlich viele verschiedene – oder endlich viele wahrnehmbar verschiedene – Konfigurationen zu, was eine Art von Wiederkunftsargument ermöglicht. Im konkreten Fall kommen wir vielleicht zu einem analogen Ergebnis in Bezug auf die räumliche statt die zeitliche Wiederholung. Falls wir in einer »Großen Welt« leben, werden alle möglichen menschlichen Beobachtungen auch tatsächlich von einem Beobachter (eigentlich sogar von unendlich vielen Beobachtern) gemacht; siehe N. Bostrom, »Self-Locating Belief in Big Worlds: Cosmology's Missing Link to Observation«, in: *Journal of Philosophy* 99:12 (2002), S. 607-623.

14 Es könnte von Bedeutung sein, wenn man die »Vereinigungsthese« akzeptiert. Zu einer Definition dieser These sowie einem Gegenargument siehe N. Bostrom, »Quantity of Experience: Brain-Duplication and Degrees of Consciousness«, in: *Minds and Machines* 16:2 (2006), S. 185-200.

15 Jedenfalls dem Konsensmodell zufolge; siehe zu einer abweichenden Auffassung aber z. B. P. Steinhardt, N. Turok, »The Cyclic Universe: An Informal Introduction«, in: *Nuclear Physics* B 124 (2003), S. 38-49.

liarden Jahren Leben auf der Erde gab. Die Evolution komplexerer Organismen war dann ein langwieriger Prozess. Es dauerte etwa 1,8 Milliarden Jahre, bis sich aus den Prokaryoten das eukaryotische Leben entwickelte, und dann weitere 1,4 Milliarden Jahre, bevor die ersten Mehrzeller entstanden. Im Kambrium (vor etwa 542 Millionen Jahren) kam es dann häufiger – wenngleich an menschlichen Standards gemessen immer noch extrem langsam – zu »bedeutenden Entwicklungen«. Homo habilis, unser erster »menschenähnlicher Vorfahre«, tauchte vor rund 2 Millionen Jahren auf, Homo sapiens dann vor 100 000 Jahren. Die landwirtschaftliche Revolution begann vor 10 000 Jahren in dem im Nahen Osten gelegenen Fruchtbaren Halbmond, und der Rest ist Geschichte. Vor 10 000 Jahren gab es auf der Welt etwa 5 Millionen Menschen, die als Jäger und Sammler lebten, im Jahr 1 unserer Zeitrechnung waren es schon knapp 200 Millionen, 1835 wurde die Milliardengrenze überschritten, und heute bevölkern über 6,6 Milliarden Menschen den Planeten.[16] Mit Beginn der industriellen Revolution bemerkten aufmerksame Zeitgenossen in den entwickelten Ländern dann erstmals die großen technologischen Veränderungen, die sich vor ihren Augen abspielten.

Man muss nicht technologiegläubig sein, um es bemerkenswert zu finden, wie neuen Datums viele der Ereignisse sind, die die moderne *conditio humana* definieren. Stauchen wir die Zeitleiste so, dass die Erde vor einem Jahr entstand, dann betrat der Homo sapiens vor weniger als 12 Minuten die Bühne, die Landwirtschaft begann vor etwas mehr als einer Minute und die industrielle Revolution vor weniger als 2 Sekunden; der elektronische Computer ist dann 0,4 Sekunden alt und das Internet weniger als 0,1 Sekunden – ein Wimpernschlag.

Fast im gesamten Universum herrscht ein extremes Vakuum, und so gut wie alle materiellen Pünktchen darin sind so heiß oder so kalt, so zusammengepresst oder so ausgedünnt, dass dort keinerlei organisches Leben möglich ist. Räumlich wie auch zeitlich gesehen ist unsere Situation bemerkenswert.[17]

16 Bureau, U. S. C., *Historical Estimates of World Population*, ⟨https://web.archive.org/web/19970102092451/http://www.census.gov/ipc/www/worldhis.html⟩, letzter Zugriff 10.06.2018. Besonders hinsichtlich der frühen Zahlen besteht erhebliche Unsicherheit.

17 Folgt aus dieser Beobachtung irgendetwas von Belang? Nun, sie ist verbunden

Wie sollen wir uns nun die Zukunft denken, wenn wir von einer technozentrischen Perspektive ausgehen und unser zwar unvollständiges, aber doch beträchtliches Wissens von der Geschichte der Menschheit und ihrer Stellung im Universum in Betracht ziehen? Im Folgenden werden vier Arten von Szenarien der menschlichen Zukunft skizziert: Untergang, zyklischer Kollaps, Plateau und Posthumanität.

Untergang

Falls die menschliche Spezies nicht buchstäblich ewig fortbesteht, wird sie irgendwann aufhören zu existieren. In diesem Fall ist die langfristige Zukunft der Menschheit offensichtlich: Sie wird untergehen – ebenso wie bereits geschätzte 99,9 Prozent aller jemals auf der Erde existierenden Arten untergegangen sind.[18]

Es gibt zwei verschiedene Weisen, auf die die Menschen untergehen könnten: Wir könnten uns erstens in eine oder mehrere neue Spezies oder Lebensformen verwandeln, die sich von uns genügend stark unterscheiden, um nicht mehr zur Gattung Homo sapiens zu zählen, oder wir könnten zweitens einfach aussterben, ohne einen Nachfolger oder Ersatz zu hinterlassen. Natürlich könnte eine Nachfolgerin unserer Art ihrerseits untergehen, und vielleicht kommt der Zeitpunkt, an dem es allem Leben so ergeht; Szenarien des ersten Typs mögen also schließlich alle in Szenarien des zweiten Typs münden. Die Diskussion der transformativen Szenarien verschieben wir auf später, und mit der möglichen Existenz fundamentaler physikalischer Grenzen des intelligenten Lebens im Universum befassen wir uns im vorliegenden Aufsatz überhaupt nicht. Dieser Abschnitt konzentriert sich auf die direkte Form des Untergangs, die sich innerhalb eines sehr – aber nicht astronomisch – langen Zeitraums ereignet, sagen wir der Genauigkeit halber: 100 000 Jahre.

Risiken, die zum Untergang der Menschheit führen könnten,

mit einer Reihe von Dingen, die sehr viel mit der Frage nach der menschlichen Zukunft zu tun haben – etwa der Beobachtungs-Auswahl-Theorie oder dem Fermiparadox; vgl. N. Bostrom, *Anthropic Bias: Observation Selection Effects in Science and Philosophy*, New York 2002: Routledge.

18 D. M. Raup, *Extinction: Bad Genes or Bad Luck?*, New York 1991: W.W. Norton.

wurde bisher wissenschaftlich zu wenig Beachtung geschenkt. In den letzten Jahren wurden etwa drei ernsthafte Bücher und ein großer Aufsatz zu diesem Thema veröffentlicht. In seinem Buch *The End of the World*[19] schätzt der kanadische Philosoph John Leslie das Risiko des Untergangs der Menschheit in den nächsten 500 Jahren auf 30 Prozent, wobei er seine Prognose teilweise auf das umstrittene Doomsday-Argument und seine eigene Sicht der Grenzen dieses Arguments stützt.[20] Sir Martin Rees, Großbritanniens »Astronomer Royal«, ist sogar noch pessimistischer. In *Our Final Hour* beziffert er die Chance, dass die Menschheit das 21. Jahrhundert überstehen wird, auf höchstens 50 Prozent.[21] Der bedeutende amerikanische Rechtswissenschaftler Richard Posner nennt keine Zahlen, sieht in seinem Werk *Catastrophe* aber ein »erhebliches« Risiko auf uns zukommen,[22] und ich selbst veröffentlichte 2002 einen Aufsatz, in dem ich es (ohne Zeitangabe) als verfehlt bezeichnete, einem existentiellen Desaster eine Wahrscheinlichkeit von weniger als 25 Prozent einzuräumen.[23] Vom Begriff des Untergangsrisikos ist derjenige des *existentiellen Risikos* zu unterscheiden. Meiner Definition zufolge verursacht ein existentielles Desaster entweder die Vernichtung des intelligenten Lebens irdischen Ursprungs oder zumindest die dauerhafte und drastische Beschneidung seines Potentials für eine erwünschte zukünftige Entwicklung.[24]

19 J. Leslie, *The End of the World: The Science and Ethics of Human Extinction*, London 1996: Routledge.

20 Leslie verteidigt das Carter-Leslie-Doomsday-Argument, das zu einer starken Verschiebung der Wahrscheinlichkeit hin zu einem baldigen »Untergang« (d. h. der Auslöschung der Menschheit) führt. Er glaubt allerdings auch, dass die Kraft des Doomsday-Arguments durch die quantenphysikalische Unbestimmtheit abgeschwächt wird. Beide Überlegungen – dass das Doomsday-Argument gültig ist und dass seine Konklusion durch die quantenphysikalische Unbestimmtheit geschwächt wird – sind höchst umstritten. Zu einer kritischen Bewertung siehe Bostrom, *Anthropic Bias*.

21 M. Rees, *Our Final Hour: A Scientist's Warning: How Terror, Error, and Environmental Disaster Threaten Humankind's Future in This Century – On Earth and Beyond*, New York 2003: Basic Books.

22 R. Posner, *Catastrophe: Risk and Response*, Oxford 2004: Oxford University Press.

23 N. Bostrom, »Existential Risks: Analyzing Human Extinction Scenarios and Related Hazards«, in: *Journal of Evolution and Technology* 9:1 (2002).

24 Einige Szenarien, in denen die menschliche Spezies ausstirbt, sind keine existentiellen Katastrophen: Das gilt z. B. dann, wenn wir zum Zeitpunkt unseres Verschwindens bereits neue intelligente Lebensformen entwickelt haben, die un-

Eventuell ist das gerade gezeichnete erschreckende Bild auf einen Publikationsbias zurückzuführen: Wissenschaftler, die vom Ernst der Lage überzeugt sind, schreiben vielleicht eher Bücher zu diesem Thema und lassen das Risiko unseres Untergangs so größer erscheinen, als es tatsächlich ist. Andererseits sehen all jene Forscher, die sich ernsthaft mit der Frage beschäftigt haben, bemerkenswerterweise auch wirklich eine echte Gefahr, dass die menschliche Reise ein vorzeitiges Ende finden wird.[25]

Die größten Untergangsrisiken (und die größten existentiellen Risiken im Allgemeinen) gehen vom Menschen selbst aus. Unsere Spezies überlebt seit zehntausenden von Jahren Vulkanausbrüche, Meteoriteneinschläge und andere Naturkatastrophen; es ist unwahrscheinlich, dass eine dieser altbekannten Gefahren uns in naher Zukunft auslöscht. Im Gegensatz dazu bringt die menschliche Zivilisation von Kernwaffen über Designerviren bis hin zu Hochenergie-Teilchenbeschleunigern viele neuartige Dinge hervor. Solche und absehbare technologische Entwicklungen stellen die schwerwiegendsten existentiellen Risiken in diesem Jahrhundert dar. Fortschritte in der Biotechnologie könnten zur Erschaffung neuer Viren führen, die die Ansteckungs- und Mutationsrate des Influenzavirus mit der Letalität von HIV kombinieren, und die molekulare Nanotechnologie ermöglicht vielleicht den Bau von Waffen, die weitaus zerstörerischer sind als Wasserstoffbomben oder biologische Kampfstoffe.[26] Falls superintelligente Maschinen

sere Wertvorstellungen übernehmen und erweitern. Umgekehrt führen nicht alle existentiellen Katastrophen zum Untergang der Menschheit. Beispielsweise wäre eine fürchterliche und nicht zu stürzende weltweite Diktatur solch ein existentielles Desaster, obwohl die menschliche Spezies weiterbestünde.

25 Ein kürzlich erschienener populärer Aufsatz von Bill Joy hat ebenfalls viel zur Verbreitung dieser Gedanken beigetragen. Joy konzentriert sich dort auf die Risiken, die von Genetik, Nanotechnologie und Robotik (KI) ausgehen; B. Joy, »Why the Future Doesn't Need Us«, in: *Wired* 8:4 (2000), ⟨http://longnow.org/media/djlongnow_media/press/pdf/0200004-Joy-Whythefuturedoesntneedus.pdf⟩, letzter Zugriff 10.06.2018.

26 E. Drexler, *Engines of Creation: The Coming Era of Nanotechnology*, London 1985: Fourth Estate. Noch besorgter als über die Möglichkeit, dass nanotechnologische Waffensysteme direkt zum Untergang der Menschheit führen, ist Drexler darüber, dass diese Technologie zur Kontrolle und Unterdrückung der Bevölkerung eingesetzt werden könnte; siehe E. Drexler, »The Stealth Threat: An Interview with K. Eric Drexler«, in: *Bulletin of the Atomic Scientists* 68:1 (2007), S. 55-58, hier S. 57.

entwickelt werden, entscheiden sie womöglich über die menschliche Zukunft – und ob wir überhaupt eine haben.[27] Die Tatsache, dass viele der offenbar schwerwiegendsten existentiellen Risiken erst in den letzten Jahrzehnten entdeckt wurden, macht es wahrscheinlich, dass ihnen noch weitere folgen werden.

Dieselben Technologien, die diese Risiken hervorrufen, werden uns gleichzeitig dabei helfen, einige Risiken zu verringern. Die Biotechnologie kann uns dabei helfen, bessere Diagnosen zu stellen und Impfstoffe sowie antivirale Medikamente zu entwickeln, und die molekulare Nanotechnologie bietet einen vielleicht noch besseren Schutz.[28] Superintelligente Maschinen könnten die letzte Erfindung sein, die wir jemals machen müssen, da eine Superintelligenz per Definition praktisch alle intellektuellen Tätigkeiten viel besser erledigen kann als ein Mensch, darunter auch strategisches oder kreatives technologisches Denken oder die wissenschaftliche Analyse.[29] Diese mächtigen Technologien würden nicht nur Risiken schaffen und mindern, sondern das Menschsein noch in vielen anderen Hinsichten beeinflussen.

Untergangsszenarien bilden eine besonders schwerwiegende Teilmenge all dessen, was für die Menschheit schieflaufen könnte. Es gibt viele mögliche globale Katastrophen, die immense weltweite Schäden verursachen und eventuell sogar zum Kollaps unserer Zivilisation führen würden, ohne jedoch die menschliche Spezies auszulöschen. Ein uneingeschränkter Atomkrieg zwischen Russland und den USA wäre wohl ein Beispiel für eine globale Katastrophe, die wahrscheinlich nicht den Untergang der Menschheit zur Folge hätte. Eine fürchterliche Pandemie mit hoher Virulenz und einer Sterblichkeitsrate von 100 Prozent der Infizierten dürfte ein weiteres Beispiel sein: Falls einige Gruppen den Kontakt mit dem Virus vermeiden könnten, dürfte die Menschheit selbst dann überleben, wenn 95 Prozent der Bevölkerung oder mehr ihm zum Opfer fielen. Das wichtigste Merkmal von Untergangsszenarien und anderen existentiellen Katastrophen ist, dass kein Comeback möglich

27 Bostrom, »Existential Risks«; E. Yudkowsky, »Artificial Intelligence as a Positive and Negative Factor in Global Risk«, in: Bostrom, Cirkovic (Hg.), *Global Catastrophic Risks*, S. 308-345.

28 R. A. Freitas, *Nanomedicine*, Austin 1999: Landes Bioscience.

29 N. Bostrom, »How Long Before Superintelligence?«, in: *International Journal of Futures Studies* 2 (1998).

ist. Eine nichtexistentielle Katastrophe, die zum Zusammenbruch der gesamten Zivilisation führt, ist aus Sicht der Menschheit als Ganzes dagegen ein Rückschlag, von dem sie sich erholen kann: ein großes Massaker für die Menschen, aber nur ein kleiner Fehltritt für die Menschheit.

Eine existentielle Katastrophe unterscheidet sich daher qualitativ von einem »bloßen« zivilisatorischen Kollaps, auch wenn es vielleicht moralisch und vernünftig wäre, beide Resultate einfach als unvorstellbar schlimm anzusehen.[30] Ein Kollaps könnte allerdings etwa dadurch eine noch prominentere Rolle in der Menschheitsgeschichte spielen, wenn er Teil eines sich wiederholenden Musters wäre. Das bringt uns zur zweiten Art von Szenarien: dem zyklischen Kollaps.

Zyklischer Kollaps

Im öffentlichen Bewusstsein scheinen Gefahren für die Umwelt den Atomkrieg als größte Bedrohung abgelöst zu haben; heutige Schwarzseher konzentrieren sich oft auf die ökologischen Probleme, denen sich die wachsende Weltbevölkerung gegenübersieht. Sie glauben, dass unser verschwenderischer Umgang mit der Natur keine Zukunft hat und die menschliche Zivilisation zerstören könnte. Die Initialzündung für die Umweltbewegung wird oft Rachel Carson zugeschrieben, deren 1962 erschienenes Buch *Silent Spring* die Öffentlichkeit auf die vermeintlich verheerenden Folgen von Pestiziden und synthetischen Chemikalien für Mensch und Tier aufmerksam machte.[31] Solche unheilverkündenden Stimmen wurden im Lauf des Jahrzehnts immer lauter: Paul Ehrlichs *Population Bomb* sowie der Bericht des Club of Rome, *The Limits to Growth*, der sich 30 Millionen Mal verkaufte, sagten angesichts

30 Um wie viel schlimmer wäre ein existentielles Risiko als ein Ereignis, das nur 99 % der Menschheit tötet und von dem diese sich schließlich erholt? Die Antwort erfordert eine Werttheorie. Siehe z. B. D. Parfit, *Reasons and Persons*, Oxford 1984: Clarendon Press; N. Bostrom, »Astronomical Waste: The Opportunity Cost of Delayed Technological Development«, in: *Utilitas* 15:3 (2003), S. 308-314; ders., »Infinite Ethics«, ⟨http://www.nickbostrom.com/ethics/infinite.pdf⟩, letzter Zugriff 10.06.2018.

31 R. Carson, *Silent Spring*, Boston 1962: Houghton Mifflin (dt.: *Der stumme Frühling*, München 1963: Biederstein).

einer wachsenden Weltbevölkerung und schwindender Ressourcen für die 1980er oder 1990er Jahre den wirtschaftlichen Kollaps und weltweite Hungersnöte voraus.[32]

In den letzten Jahren erregt der Klimawandel die meiste Besorgnis. Kohlendioxid und andere Treibhausgase sammeln sich in der Atmosphäre an, was voraussichtlich zu einer Erwärmung des Erdklimas und einem gleichzeitigen Anstieg des Meeresspiegels führen wird. Der jüngste Bericht des »Weltklimarates« IPCC der UNO, der die beste Einschätzung des momentanen Wissensstands darstellt, versucht sich an einer Abschätzung des durchschnittlichen globalen Temperaturanstiegs, der bis zum Jahrhundertende zu erwarten ist, falls keine Gegenmaßnahmen getroffen werden. Die Prognose ist mit zahlreichen Unsicherheiten wie Unsicherheit hinsichtlich der Menge der Emissionen, der Robustheit des Klimas sowie anderer Faktoren behaftet, weshalb der IPCC sechs verschiedene Klimaszenarien entwickelt hat, die auf verschiedenen Modellen und Annahmen beruhen. Das »niedrige« Modell sagt eine mittlere globale Erwärmung von 1,8 °C (Unsicherheitsbereich 1,1 °C bis 2,9 °C) voraus; das »hohe« Modell kommt dagegen auf 4,0 °C (2,4 °C bis 6,4 °C).[33] Der Meeresspiegel steigt diesen zwei extremsten der sechs Szenarien zufolge um 18 bis 38 beziehungsweise 26 bis 59 cm an.[34]

Obwohl diese Prognose durchaus eine Reihe von Klimaschutzstrategien rechtfertigen könnte, besteht kein Grund zur Panik, wenn wir das Ganze unter dem Blickwinkel der Zukunft der Menschheit betrachten. Selbst der *Stern Review on the Economics of Climate Change*, ein Bericht für die britische Regierung, der verschiedentlich als zu pessimistisch kritisiert wurde, schätzt, dass die Erderwärmung (wenn wir nichts dagegen unternehmen) den globalen Wohlstand um einen Betrag vermindern wird, der umgerechnet einer dauerhaften Reduktion des Pro Kopf-Verbrauchs

32 P. R. Ehrlich, *The Population Bomb*, New York 1968: Ballantine Books (dt.: *Die Bevölkerungsbombe*, München 1971: Hanser); D. H. Meadows, Club of Rome, *The Limits to Growth: A Report for the Club of Rome's Project on the Predicament of Mankind*, New York 1972: Universe Books (dt.: *Die Grenzen des Wachstums*, Stuttgart 1972: DVA).

33 S. Solomon u. a., *Climate Change 2007: The Physical Science Basis. Contribution of the Working Group I to the Fourth Assessment Report*, hg. vom Intergovernmental Panel on Climate Change, Cambridge 2007: Cambridge University Press.

34 Ebd., S. 750.

zwischen 5 Prozent und 20 Prozent entspricht.[35] In absoluten Zahlen wäre das zwar ein enormer Schaden, andererseits wuchs das weltweite BIP im 20. Jahrhundert um rund 3700 Prozent und das BIP pro Kopf um etwa 860 Prozent.[36] Es scheint daher ziemlich sicher zu sein (falls unsere besten wissenschaftlichen Modelle des Erdklimas nicht völlig verkehrt sind), dass alle negativen wirtschaftlichen Folgen des Klimawandels gegenüber anderen Faktoren völlig vernachlässigbar sind.

Mehrere Denker haben den Versuch unternommen, den Zusammenbruch von Gesellschaften zu erklären – entweder anhand einer bestimmten Gesellschaft, wie etwa Gibbons in seinem klassischen *Decline and Fall of the Roman Empire*, oder aber, indem sie sich auf die Suche nach allgemeineren Merkmalen gemacht haben.[37] Zwei Beispiele im letzteren Genre sind Joseph Tainters *The Collapse of Complex Societies* und Jared Diamonds neueres Buch Collapse: How Societies Choose to Fail or Succeed. Tainter stellt fest, dass sich Gesellschaften gewisse Ressourcen wie Lebensmittel, Energie und Rohstoffe sichern müssen, um ihre Bevölkerung zu versorgen.[38] Um diese Versorgungsprobleme zu lösen, müssen sie in manchen Hinsichten komplexer werden – beispielsweise durch mehr Bürokratie und Infrastruktur oder durch Klassenunterschiede, Militärkampagnen und Kolonien. Tainter glaubt, dass die Grenzerträge dieser Investitionen irgendwann zu klein werden und

35 N. Stern, Great Britain Treasury, *The Economics of Climate Change: Stern Review on the Economics of Climate Change*, London 2006: HM Treasury; zur Kritik daran siehe z. B. W. Nordhaus, »A Review of the Stern Review on the Economics of Global Warming«, in: *Journal of Economic Literature* 45:3 (2007), S. 686-702; S. Cox, R. Vadon, »Running the Rule over Stern's Numbers«, *BBC Radio 4*, Sendung »The Investigation«, ⟨http://news.bbc.co.uk/1/hi/sci/tech/6295021.stm⟩, letzter Zugriff 10.06.2018.

36 Diese natürlich nur ungefähren Zahlen beruhen auf Daten aus J. B. De Long, M. L. Olney, *Macroeconomics*, Boston 2006: McGraw-Hill; siehe auch J. B. De Long, »Estimating World GDP, One Million B. C. – Present«, ⟨https://web.archive.org/web/20130706051026/http://econ161.berkeley.edu/TCEH/1998_Draft/World_GDP/Estimating_World_GDP.html⟩, letzter Zugriff 10.06.2018.

37 E. Gibbon, T. Kitchin, *The History of the Decline and Fall of the Roman Empire*, 12 Bde., London 1777: Lackington, Allen, and Co. (dt.: *Verfall und Untergang des Römischen Reiches*, Frankfurt/M. 2000: Eichborn).

38 J. A. Tainter, *The Collapse of Complex Societies: New Studies in Archaeology*, Cambridge 1998: Cambridge University Press.

dass diejenigen Gesellschaften, die es nicht schaffen, die ausufernden Kosten in den Griff zu bekommen, schließlich kollabieren.

Diamond argumentiert dafür, dass beim Zusammenbruch vieler Zivilisationen Umweltfaktoren eine wichtige Rolle spielten: Entwaldung und Zerstörung von Lebensräumen, Probleme mit Ackerböden und der Wasserversorgung, Überfischung und -jagung, eingewanderte Arten, Bevölkerungswachstum und erhöhter Pro-Kopf-Einfluss.[39] Außerdem listet er vier weitere Faktoren auf, die zum Kollaps gegenwärtiger und künftiger Gesellschaften führen könnten: der vom Menschen verursachte Klimawandel, die zunehmende Konzentration giftiger Chemikalien in der Umwelt, Energie-Engpässe und die Ausschöpfung der irdischen Photosynthesekapazitäten. Diamond lenkt die Aufmerksamkeit auf die Gefahr der »schleichenden Normalität«, das heißt auf das Phänomen eines Langzeittrends, der im Rauschen anderer Phänomene untergeht. Es führt in kleinen, fast unmerklichen Schritten zu einem letztlich hingenommenen schädlichen Ergebnis, das eine starke Gegenreaktion ausgelöst hätte, wenn es nur plötzlich und auf einen Schlag aufgetreten wäre.[40]

Wir müssen zwischen verschiedenen Klassen von Kollapsszenarien unterscheiden. Erstens kann es sich um einen bloß lokalen Kollaps handeln: Einzelne Gesellschaften können zusammenbrechen, dies hat jedoch keinen entscheidenden Einfluss auf die menschliche Zukunft, wenn andere fortgeschrittene Zivilisationen überleben und da weitermachen, wo Erstere versagt haben. Alle historischen Beispiele für Zusammenbrüche sind von dieser Art. Zweitens können wir annehmen, dass neue Arten von Bedrohungen (etwa ein Atomkrieg oder katastrophale Veränderungen der Umwelt) oder auch der Trend zu Globalisierung und zunehmender gegenseitiger Abhängigkeit verschiedener Weltregionen die menschliche Zivilisation insgesamt verwundbarer machen. Angenommen, es kommt zu einem weltweiten gesellschaftlichen Kollaps. Was passiert als Nächstes? Falls der Kollaps verhindert, dass es *jemals* wieder zu einer fortgeschrittenen globalen Zivilisation kommt, handelt es sich um eine existentielle Katastrophe. Es ist

39 J. M. Diamond, *Collapse: How Societies Choose to Fail or Succeed*, New York 2005: Viking (dt.: *Kollaps. Warum Gesellschaften überleben oder untergehen*, Frankfurt/M. 2005: S. Fischer).

40 Ebd., S. 425.

allerdings schwer, ein plausibles Szenario zu entwerfen, in dem die Menschheit den Kollaps zwar überlebt, sich dann aber nie mehr davon erholt. Nehmen wir daher an, dass irgendwann wieder eine technologisch fortgeschrittene Zivilisation entsteht. Was wäre deren Schicksal? Wiederum gibt es zwei Möglichkeiten. Die neue Zivilisation könnte den Zusammenbruch auf Dauer vermeiden; ihren weiteren möglichen Zukünften werden wir uns in den nächsten beiden Abschnitten widmen. Oder sie kollabiert erneut und alles beginnt wieder von vorn. Entsteht daraus schließlich eine stabile Zivilisation, sind wir bei der Art von Szenario angelangt, um die es in den folgenden Abschnitten gehen wird. Führt dagegen einer der Zusammenbrüche zum Untergang unserer Spezies, dann landen wir bei dem Szenario, das im vorigen Abschnitt besprochen wurde. Der verbleibende Fall besteht in einem ewigen Kreislauf von Kollaps und Regeneration (siehe Abb. 1).

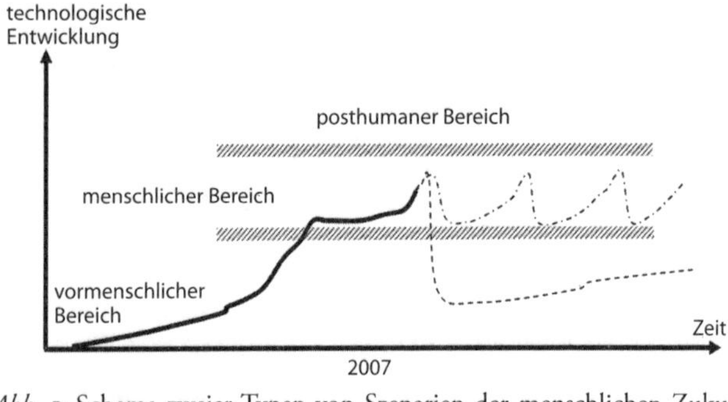

Abb. 1: Schema zweier Typen von Szenarien der menschlichen Zukunft. Der erste Typ ist ein Untergangsszenario, in dem die Menschheit in naher Zukunft (vielleicht in den nächsten Jahrzehnten) vernichtet wird. Der zweite Typ ist ein Szenario des zyklischen Kollapses, in dem die menschliche Zivilisation auf unbestimmte Zeit innerhalb der Bandbreite der typischen menschlichen technologischen Entwicklungsmöglichkeiten oszilliert. (Die x-Achse ist kein Wertindex, »höher« bedeutet nicht notwendigerweise »besser«.)

Obwohl es viele denkbare Erklärungen für den Zusammenbruch einer fortschrittlichen Gesellschaft gibt, kommen nur wenige davon für einen solchen endlosen Kreislauf wirklich in Frage. Die Erklärung eines solchen Zyklus dürfte sich weder auf einen kontingenten Umstand berufen, der nur für einige und nicht für alle fortgeschrittenen Zivilisationen gilt, noch auf einen Umstand, dem eine solche Zivilisation entgegenwirken könnte. Wäre nämlich ein solcher Umstand schuld, dann dürfte man erwarten, dass das Muster von Kollaps und Regeneration unter den richtigen Umständen irgendwann durchbrochen würde. Gleichzeitig dürfte die postulierte Ursache des Kollapses aber auch nicht zum Untergang der Menschheit führen.

Das Szenario des zyklischen Kollapses erfordert also einen sorgfältig kalibrierten homöostatischen Mechanismus, der das Zivilisationsniveau innerhalb eines relativ engen Intervalls hält (wie in Abb. 1 dargestellt). Selbst wenn sich die Menschheit viele Jahrtausende lang auf einer solchen oszillierenden Bahn bewegen würde, so sollte man doch erwarten, dass diese Phase schließlich endet, und zwar entweder mit unserem Untergang oder mit dem Aufstieg einer stabilen globalen Zivilisation oder mit dem Übergang zur Posthumanität. Wir wenden uns nun der zweiten dieser Möglichkeiten zu; in dieser Art von Szenario kommt es entweder sofort oder nach einem Kollaps-Regeneration-Zyklus zu einer Art von Stasis.

Plateau

Abbildung 2 zeigt zwei mögliche Bahnen. Die erste repräsentiert einen Anstieg bis zu einem bestimmten Plateau, die zweite repräsentiert Stasis auf (oder nahe) unserem gegenwärtigen Niveau.

Ein statisches Szenario ist unplausibel, denn es würde bedeuten, dass wir erst kürzlich am Endpunkt der menschlichen Entwicklung angekommen sind, und das gerade zu einer Zeit, die sich besonders schnell verändert. »Wir wissen eines«, schreibt der bedeutende Technologiehistoriker Vaclav Smil, »nämlich, dass es in den letzten sechs Generationen zu den schnellsten und tiefgreifendsten Veränderungen gekommen ist, die unsere Spezies seit Beginn der Geschichtsschreibung vor 5000 Jahren erlebt hat«.[41] Die statische Betrachtungsweise bedeutete auch einen radikalen Bruch mit mehreren langfristigen Trends. Wenn die Weltwirtschaft weiterhin so schnell wächst wie in den letzten 50 Jahren, dann wer-

41 V. Smil, *Transforming the Twentieth Century: Technical Innovations and Their Consequences*, Oxford 2006: Oxford University Press, S. 311.

den wir im Jahr 2050 sieben Mal reicher sein als heute, und die Weltbevölkerung wird bis dahin voraussichtlich auf knapp über 9 Milliarden Menschen anwachsen, so dass der durchschnittliche Wohlstand sich ebenfalls dramatisch erhöhen würde.[42] Bis zum Jahr 2100 wäre die Welt dann fast 50 Mal so reich wie jetzt, und ein einziges mittelgroßes Land könnte dann ebenso wohlhabend sein wie die ganze Erde heute. Im Lauf der Menschheitsgeschichte hat sich die Verdopplungszeit der globalen Wirtschaftskraft mehrfach drastisch reduziert, etwa während der landwirtschaftlichen oder auch der industriellen Revolution. Falls es in diesem Jahrhundert zu einem weiteren solchen Übergang kommt, dürfte die Weltwirtschaft bis zum Jahrhundertende um mehrere Größenordnungen wachsen.[43]

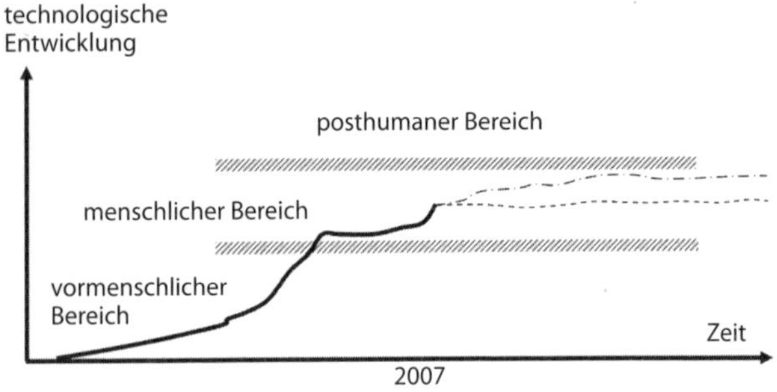

Abb. 2: Zwei Bahnen: Anstieg, gefolgt von einem Plateau; oder Stasis auf ungefähr dem aktuellen Niveau.

Ein weiterer Grund für die geringe Wahrscheinlichkeit des statischen Szenarios liegt in den heute schon absehbaren technischen Fortschritten, die uns wichtige neue Fähigkeiten an die Hand geben werden. Einen zunehmenden Anteil unserer Erfahrungen werden wir in virtuellen Umgebungen machen; Technologien zur Aufzeichnung, Überwachung, Biometrie und zum Data Mining werden immer raffinierter werden, wodurch es immer einfacher

42 United_Nations_Population_Division, »World Population Prospects: The 2004 Revision«, *Population Database 2004*.

43 R. Hanson, »Long-term Growth as a Sequence of Exponential Modes«, Manuskriptentwurf 2000.

sein wird zu wissen, wo sich Leute aufhalten, wen sie treffen, wie sie sich verhalten und was sich in ihrem Körper abspielt.[44]

Zu den wichtigsten potentiellen Entwicklungen zählen jene, durch die sich unsere Biologie auf technologischem Weg direkt verändern ließe.[45] Solche Eingriffe könnten uns stärker verändern als Modifikationen unserer Überzeugungen, Gewohnheiten, Kultur oder Bildung. Bekommen wir die biochemischen Prozesse des menschlichen Alterns in den Griff, könnten wir die durchschnittliche Lebenserwartung stark erhöhen. Eine Person mit der altersspezifischen Sterblichkeit einer 20-Jährigen hätte eine Lebenserwartung von rund 1000 Jahren. Das alte, aber bis dato meist vergebliche Streben nach Glück könnte von Erfolg gekrönt werden, falls die Wissenschaft sichere und wirksame Methoden entwickelt, um die Gehirnareale zu beeinflussen, die für das subjektive Wohlbefinden verantwortlich sind.[46] Pharmaka und andere Neurotechnologien könnten es dem Menschen zunehmend erlauben, sich seinen eigenen Vorstellungen gemäß zu formen, indem sie Persönlichkeit, Charakter, geistige Energie, Liebesleben und Moral entsprechend verändern,[47] und kognitive Verbesserungen werden womöglich auch unser Geistesleben vertiefen.[48]

Die Nanotechnologie wird weitreichende Folgen für die Warenproduktion, die Medizin und die Informatik haben,[49] und eine weitere potentiell revolutionäre Technologie, die maschinelle Intelligenz, wird im nächsten Abschnitt zur Sprache kommen. In-

44 D. Brin, *The Transparent Society*, Reading 1998: Addison-Wesley.

45 N. Bostrom, »Transhumanist Values«, in: *Review of Contemporary Philosophy* 4:1-2 (2005), S. 87-101; ders., »Why I Want to be a Posthuman When I Grow Up«, in: B. Gordijn, R. Chadwick (Hg.), *Medical Enhancement and Posthumanity*, Berlin 2008: Springer, S. 107-136 (= Text 5 in diesem Band).

46 D. Pearce, »The Hedonistic Imperative«, ⟨http://www.hedweb.com/hedab.htm⟩, letzter Zugriff 10.06.2018.

47 Ebd.

48 N. Bostrom, T. Ord, »The Reversal Test: Eliminating Status Quo Bias in Bioethics«, in: *Ethics* 116:4 (2006), S. 656-680; N. Bostrom, A. Sandberg, »Cognitive Enhancement: Methods, Ethics, Regulatory Challenges«, in: *Science and Engineering Ethics* 15:3 (2009), S. 311-341.

49 Die molekulare Nanotechnologie ist ein Bereich, in dem eine ganze Menge »theoretische angewandte Wissenschaft« betrieben wurde, auch wenn dies noch nicht zu Einigkeit hinsichtlich der Frage der Machbarkeit dieser Technologie geführt hat; siehe z. B. Drexler, *Nanosystems*.

stitutionelle Innovationen wie etwa Prognosemärkte könnten die Fähigkeit von Gruppen verbessern, künftige Entwicklungen vorauszusehen, und andere technologische oder institutionelle Entwicklungen könnten zu effektiveren Organisationsweisen führen.[50] Welche Folgen diese und andere Technologien für das menschliche Leben haben werden, ist schwer zu sagen, sie werden aber sicher nicht folgenlos bleiben.

Wer nicht an solche Entwicklungen glaubt, sollte sich fragen, ob sich seine Skepsis wirklich auf die Unmöglichkeit oder doch nicht eher bloß auf den Zeithorizont bezieht. Einige dieser Technologien werden zwar schwer zu entwickeln sein, aber heißt das, dass wir sie niemals entwickeln werden? Nicht einmal in 50 Jahren? 200? 10 000 Jahren? Im Rückblick scheinen Entwicklungen wie Sprache, Landwirtschaft und vielleicht auch die industrielle Revolution die menschliche Lage erheblich verändert zu haben. Bei einer weltweiten durchschnittlichen Lebenserwartung von 67 Jahren leben wir heute in etwa dreimal so lang wie unsere Vorfahren im Pleistozän, und es gibt mindestens tausendmal so viele von uns. Durch Entwicklungen wie Sprache, Schrift, Urbanisierung, Arbeitsteilung, Industrialisierung, Wissenschaft, Transportwesen sowie Kommunikations- und Medientechnologien hat sich unser Geistesleben grundlegend verändert.

Die andere Bahn in Abbildung 2 repräsentiert Szenarien, in denen die technologischen Fähigkeiten deutlich über unser aktuelles Niveau hinausgehen, sich dann aber auf einer Ebene einpendeln, die unter derjenigen liegt, auf der es zu einem fundamentalen Wandel der *conditio humana* käme. Diese Szenarien kommen zwar ohne die unplausible Annahme aus, wir hätten gerade jetzt den Gipfel unserer technologischen Entfaltung erreicht. Nichtsdestotrotz wird ein dauerhaftes Plateau postuliert, das nicht allzu weit über dem momentanen Niveau liegt, und daher müssen wir fragen, wie es zu einem solchen technologischen Stillstand kommen kann.

Einer Überlegung zufolge könnten die grundlegenden Naturgesetze weiteren Entwicklungen an dieser Stelle Grenzen setzen – es sieht allerdings so aus, als erlaubten die Gesetze unseres Universums

50 R. Hanson, »Could Gambling Save Science? Encouraging an Honest Consensus«, in: *Social Epistemology* 9:1 (1995), S. 3-33; J. Wolfers, E. Zitzewitz, »Prediction Markets«, in: *Journal of Economic Perspectives* 18:2 (2002), S. 107-126.

Organisationsweisen, die als posthuman durchgehen würden (und die im nächsten Abschnitt näher diskutiert werden), und zudem scheint der Entwicklung von Technologien, die solche Organisationsweisen möglich machen würden, prinzipiell nichts im Weg zu stehen.[51] Physikalische Unmöglichkeit ist daher keine plausible Erklärung dafür, dass die Menschheitsgeschichte einen der beiden in Abbildung 2 gezeigten Verläufe nehmen wird.

Einer weiteren möglichen Erklärung zufolge ist eine posthumane Ebene zwar theoretisch, nicht aber praktisch erreichbar. Damit diese Erklärung greift, müssen die dafür postulierten praktischen Schwierigkeiten von einer bestimmten Art sein. Besteht die Schwierigkeit nur aus einer großen Zahl anspruchsvoller technologischer Schritte auf dem Weg zum Ziel, dann würde das Argument höchstens zeigen, dass die Reise lange dauert, aber nicht, dass sie kein Ende findet: Sofern die Aufgabe in eine Reihe praktikabler Schritte zerlegbar ist und wir genug Zeit haben, sollte sie sich lösen lassen. Da es uns hier nicht so sehr auf den Zeithorizont ankommt, scheinen technologische Schwierigkeiten dieser Art aus den beiden Verläufen in Abbildung 2 also keine plausiblen Zukunftsszenarien machen zu können.

Um dies zu tun, dürfte sich die Schwierigkeit nicht auf eine lange Reihe einzeln zu bewältigender Schritte reduzieren lassen. Würden dagegen alle Wege zur Posthumanität technologische Fähigkeiten erfordern, die sich nur durch den Bau extrem komplexer, fehlerintoleranter Systeme entwickeln lassen, die wiederum weder durch Versuch und Irrtum noch durch die Montage separat testbarer Komponenten zu entwickeln sind, dann stünde das Argument der technologischen Schwierigkeiten auf weniger tönernen Füßen. In *Normal Accidents* schreibt Charles Perrow, dass der Versuch, komplexe Systeme sicherer zu machen, oft nach hinten losgeht, weil zusätzliche Sicherheitsmechanismen auch zusätzliche Komplexitäten erzeugen, was zu neuen Arten führt, auf die Dinge schiefgehen können, wenn Einzelteile und Prozesse auf unerwar-

51 Siehe z.B. Bostrom u.a., *The Transhumanist FAQ v 2.1*, ⟨https://nickbostrom.com/views/transhumanist.pdf⟩, letzter Zugriff 10.06.2018; H. Moravec, *Robot: Mere Machine to Transcendent Mind*, New York 1999: Oxford University Press.; Drexler, *Engines of Creation*; R. Kurzweil, *The Singularity is Near: When Humans Transcend Biology*, New York 2005: Viking (dt.: *Menschheit 2.0. Die Singularität naht*, Berlin 2013: Lola Books).

tete Weise interagieren;[52] so kann beispielsweise eine Aufstockung des Sicherheitspersonals in einer Organisation das Risiko erhöhen, dass ein »Insider« für einen Überfall angeworben wird.[53] Jaron Lanier glaubt, dass die Software-Entwicklung an eine ähnliche Komplexitätsgrenze gestoßen ist,[54] und auch gegen die Möglichkeit molekularer Fertigungstechniken wurde ein informales Argument dieser Art vorgebracht.[55]

Jedes dieser Komplexitätsargumente ist allerdings problematisch, und um zu begründen, warum die technologische Entwicklung unter dem posthumanen Niveau abflachen sollte, reicht es nicht hin zu zeigen, dass *manche* Technologien unüberwindbare Komplexitätsgrenzen haben. Dazu müsste vielmehr gezeigt werden, dass *alle* Technologien, die die Posthumanität ermöglichen würden (Biotechnologie, Nanotechnologie, künstliche Intelligenz etc.), an solche Grenzen stoßen – und das ist ziemlich unwahrscheinlich. Alternativ könnte man versuchen, ein Komplexitätsargument nicht für Technologien, sondern für die gesellschaftliche Organisation im Allgemeinen zu entwickeln, vielleicht analog zu Tainters im vorigen Abschnitt erwähnter Erklärung von Fällen kollabierender Zivilisationen. Um zu den in Abbildung 2 gezeigten Verläufen zu gelangen, müsste diese Erklärung allerdings so modifiziert werden, dass es statt zum Kollaps nur zur Stagnation oder Abflachung kommt. Diese Hypothese steht jedoch unter anderem vor dem Problem, dass die Technologien, die zur Posthumanität führen könnten, nicht unbedingt eine starke Zunahme der Komplexität der gesellschaftlichen Organisation zu erfordern scheinen.

Doch selbst wenn ein posthumaner Zustand sowohl theoretisch als auch praktisch möglich ist, könnte sich die Menschheit laut einer dritten möglichen Erklärung immer noch dafür »entscheiden«, die technologische Entwicklung nicht zu weit zu treiben. Man kann sich Systeme, Institutionen oder Einstellungen ausma-

52 C. Perrow, *Normal Accidents: Living with High-Risk Technologies*, New York 1984: Basic Books.

53 Siehe z. B. S. Sagan, »The Problem of Redundancy Problem: Why More Nuclear Security Forces May Produce Less Nuclear Security«, in: *Risk Analysis* 24:4 (2004), S. 935-946.

54 J. Lanier, »One-Half of a Manifesto«, in: *Wired* 8:21 (2000), ⟨https://www.wired.com/2000/12/lanier-2/⟩, letzter Zugriff 10.06.2018.

55 L. Burkhead, »Nanotechnology without Genies«, ⟨http://archive.li/TRPon⟩, letzter Zugriff 10.06.2018.

len, die weitere Entwicklungen gewollt oder ungewollt blockieren. Eine Erklärung, die auf mangelnde Bereitschaft zu technologischen Fortschritten setzt, sieht sich jedoch mehreren Problemen ausgesetzt. Erstens: Auf welchem Weg könnte genug Widerwille zustande kommen, um einen im Augenblick unaufhaltsam scheinenden Prozess technologischer Innovation und wissenschaftlicher Forschung zu stoppen? Zweitens: Wie könnte ein Moratorium so umgesetzt werden, dass es jedes Land und jede Untergrundbewegung auf der Welt am Weiterforschen hindert? Drittens: Wie sollte eine solche Verzichtspolitik über zehntausende und mehr Jahre hinweg aufrechterhalten werden? Der Verzicht müsste global und permanent sein, um zu einer der in Abbildung 2 vorgezeichneten Bahnen zu führen. Aus den drei genannten ergibt sich noch eine vierte Schwierigkeit: Eine Erklärung für das Zustandekommen, die Umsetzung sowie die Aufrechterhaltung eines Forschungsembargos darf keine Ursachen annehmen, die für sich genommen bereits einen posthumanen Zustand herbeiführen würden. Würde die Erklärung beispielsweise neue Methoden der Gedankenkontrolle postulieren, die zu einem Umdenken der Weltbevölkerung führen, oder ein lückenloses globales Überwachungssystem annehmen, das für die Einhaltung des vorherbestimmten Weges sorgt, dann wäre zu fragen, ob diese fundamentalen Eingriffe (bzw. ihre Auswirkungen auf Gesellschaft, Kultur und Politik) unsere Zivilisation nicht schon selbst zu einer posthumanen machen würden.

Die Behauptung, dass Stasis und Plateau relativ unwahrscheinliche Szenarien sind, ist vereinbar mit der Überzeugung, dass *einige Aspekte* des Menschseins unverändert bleiben werden. Francis Fukuyama hat in *The End of History and the Last Man* beispielsweise behauptet, die Menschheit habe mit dem Ende des Kalten Krieges im Grunde auch das Ende ihrer ideologischen Entwicklung erreicht:[56] Die westliche liberale Demokratie stelle die Endform menschlichen Regierens dar, und eine säkulare, marktwirtschaftliche Demokratie werde sich langfristig überall durchsetzen. In seinem späteren Buch *Our Posthuman Future* schränkt er diese These allerdings wieder dahingehend ein, dass die direkte technologische Modifizierung der menschlichen Natur die Grundlagen der libera-

56 F. Fukuyama, *The End of History and the Last Man*, New York: Free Press (dt.: *Das Ende der Geschichte*, München 1992: Kindler).

len Demokratie erschüttern könnte.[57] Aber wie dem auch sei: Die These, dass die liberale Demokratie (oder irgendeine andere politische Struktur) die endgültige Regierungsform darstellt, ist mit der These vereinbar, dass die allgemeine Seinsweise des intelligenten Lebens irdischen Ursprungs nicht für immer eine *menschliche* bleiben wird.

Posthumanität

Eine Explikation des Begriffs »posthumaner Zustand« ist überfällig. In diesem Aufsatz verstehe ich darunter einen Zustand, der zumindest eines der folgenden Merkmale besitzt:

- Eine Bevölkerung von mehr als einer Billion Personen.
- Eine Lebenserwartung von mehr als 500 Jahren.
- Eine Bevölkerung, die zum Großteil über kognitive Fähigkeiten verfügt, die mehr als zwei Standardabweichungen über dem aktuellen menschlichen Maximum liegen.
- Die Mehrheit der Bevölkerung hat die meiste Zeit nahezu vollständige Kontrolle über ihre Sinneswahrnehmungen.
- Psychische menschliche Leiden treten kaum noch auf.
- Jede Veränderung von vergleichbarem Ausmaß oder Tiefgang.

Die Vagheit und Beliebigkeit dieser Definition mag hoffentlich durch den mindestens ebenso skizzenhaften Rest des Aufsatzes entschuldigt werden. Im Gegensatz zu einigen anderen Explikationen der Posthumanität erfordert unsere keine direkten Eingriffe in die menschliche Natur.[58] Das hier relevante Konzept ist nämlich das einer Ebene der technologischen oder wirtschaftlichen Entwicklung, die zu einer radikalen Veränderung des menschlichen Daseins führt, ob diese Veränderung nun auf biologischen Verbesserungen oder auf anderen Ursachen beruht.

57 F. Fukuyama, *Our Posthuman Future: Consequences of the Biotechnology Revolution*, New York 2002: Farrar, Straus and Giroux (dt.: *Das Ende des Menschen*, Darmstadt 2002: Wissenschaftliche Buchgesellschaft).

58 So etwa Bostrom, *The Transhumanist FAQ v 2.1*; ders., »Why I Want to be a Posthuman When I Grow Up«.

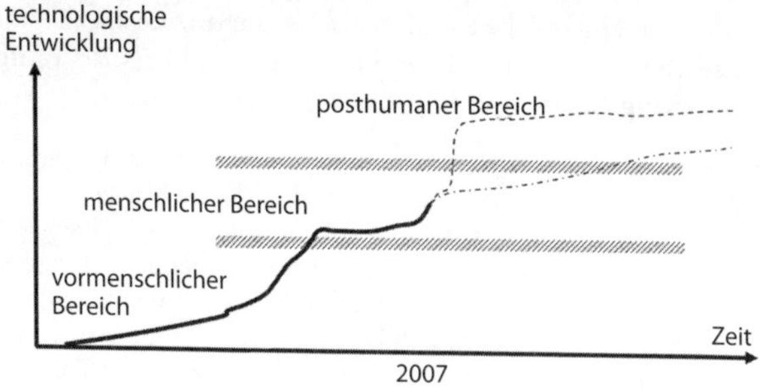

Abb. 3: Ein Singularitätsszenario und ein langsamerer, schrittweiser Aufstieg zum posthumanen Zustand.

Die zwei gestrichelten Linien in Abbildung 3 verlaufen unterschiedlich steil. Die eine repräsentiert ein langsames Wachstum, das im Lauf der Zeit auf die posthumane Ebene und darüber hinaus führt, die andere repräsentiert eine explosionsartige Wachstumsphase, in deren Verlauf die Menschheit abrupt in den posthumanen Zustand übergeht – eine Möglichkeit, die als *Singularitätshypothese* bezeichnet wird.[59] Deren Verfechter glauben in der Regel nicht nur, dass eine Periode extrem schneller technologischer Entwicklung uns die Posthumanität ganz plötzlich bescheren wird, sondern auch, dass es schon bald dazu kommt – in den nächsten paar Jahrzehnten. Logisch gesehen sind diese beiden Behauptungen gleichwohl ganz verschieden.

1958 schrieb Stanislaw Ulam, ein amerikanischer Mathematiker polnischer Herkunft, das Folgende über ein Treffen mit John von Neumann:

> Ein Gespräch drehte sich um den immer schnelleren technologischen Fortschritt und die Veränderungen der menschlichen Lebensweise, die den Anschein erwecken, wir näherten uns einer grundlegenden Singularität in der Geschichte unserer Art, nach der es das Leben, so wie wir es kennen, nicht mehr geben wird.[60]

59 »Singularität« soll hier eine extreme Abruptheit anzeigen und nicht im strikten mathematischen Sinn interpretiert werden. Es wird nicht behauptet, dass eine der beteiligten Größe einen buchstäblich unendlichen oder undefinierten Wert annimmt.

60 S. Ulam, »John von Neumann 1903-1957«, in: *Bulletin of the American Mathematical Society* 64:3, Teil 2 (1958), S. 1-49.

Den Gedanken, eine solche technologische Singularität speziell mit der Künstlichen Intelligenz zu verbinden, hat wohl als Erster der Statistiker Irving John Good 1965 klar formuliert:

> Eine ultraintelligente Maschine sei definiert als eine Maschine, die alle geistigen Anstrengungen jedes noch so schlauen Menschen bei weitem übertreffen kann. Da die Konstruktion von Maschinen solch eine geistige Anstrengung ist, könnte eine ultraintelligente Maschine noch bessere Maschinen konstruieren; zweifellos würde es dann zu einer »Intelligenzexplosion« kommen, und die menschliche Intelligenz würde weit dahinter zurückbleiben. Die erste ultraintelligente Maschine ist also die *letzte* Erfindung, die der Mensch je machen muss [...]. Im 20. Jahrhundert wird wahrscheinlich eher eine ultraintelligente Maschine gebaut werden als nicht gebaut werden.[61]

In seinem Essay *The Coming Technological Singularity* führte der Mathematiker und Science-Fiction-Autor Vernor Vinge diese Idee weiter aus und korrigierte das Datum von Goods Prognose:

> Binnen 30 Jahren werden wir die technologischen Mittel haben, um eine übermenschliche Intelligenz zu erschaffen. Kurz darauf wird die menschliche Ära beendet werden.[62]

Vinge ging mehreren möglichen Wegen zur Superintelligenz nach, darunter der KI in einzelnen Maschinen oder Netzwerken, Computer-Mensch-Schnittstellen sowie biologischen Verbesserungen des natürlichen menschlichen Verstandes. Eine wichtige Rolle in seinem und auch in Goods Denken spielt dabei die Idee einer starken positiven Feedbackschleife: Eine Zunahme der Intelligenz führt zu einer wachsenden Fähigkeit, weitere Fortschritte bei der Entwicklung intelligenzsteigernder Technologien zu machen. (»Intelligenz« könnte hier als Oberbegriff für all jene geistigen Fähigkeiten stehen, die für die Entwicklung neuer Technologien wichtig sind, also etwa Kreativität, Arbeitsleistung oder auch ein Händchen beim Verfassen von Forschungsanträgen.)

Skeptiker der Singularitätshypothese können einwenden, dass größere Intelligenz zwar *ceteris paribus* schneller zu technologischen Fortschritten führt, hier allerdings ein weiterer, die Dinge verlang-

61 I. J. Good, »Speculations Concerning the First Ultraintelligent Machine«, in: *Advances in Computers* 6 (1965), S. 31-88.

62 V. Vinge, »The Coming Technological Singularity«, in: *Whole Earth Review* (Winter 1993), S. 88-96.

samender Faktor ins Spiel kommen dürfte: Die einfachsten Verbesserungen werden zuerst gemacht, und in alle weiteren muss man mehr und mehr geistige und körperliche Arbeit investieren. Das bloße Vorhandensein positiven Feedbacks zeigt daher noch nicht, dass eine Intelligenzexplosion auftritt, sobald die Intelligenz ein bestimmtes, kritisches Ausmaß erreicht.

Um die Plausibilität der Singularitätshypothese einzuschätzen, muss man sorgfältiger prüfen, welche Arten von intelligenzsteigernden Maßnahmen machbar sein dürften und wie weit sie in ihrem Schwierigkeitsgrad voneinander abweichen. Zu einer Singularität kann es nur kommen, wenn die Intelligenz schneller zunimmt als die Schwierigkeit, jede weitere Verbesserungsmaßnahme durchzuführen; zudem müsste diese Periode des schnellen Intelligenzwachstums lange genug anhalten, um die posthumane Ära einläuten zu können.

Die Aussicht auf eine Intelligenzexplosion dürfte am einfachsten zu beurteilen sein, wenn wir uns eher auf quantitative als auf qualitative Intelligenzsteigerungen konzentrieren. Ein interessanter Pfad, der durch ein solches quantitatives Wachstum zu größerer Intelligenz führt, ist das – von Vinge nicht erwähnte – *Hochladen*.

Unter dem Hochladen wird der Transfer eines menschlichen Geistes vom Gehirn auf einen Computer verstanden, was folgende Schritte beinhalten würde: Erstens muss ein hinreichend detaillierter Scan eines bestimmten menschlichen Gehirns erstellt werden, vielleicht, indem vitrifiziertes Hirngewebe unter starken Mikroskopen automatisch zerteilt und abgetastet wird. Zweitens muss aufgrund dieses Scans mithilfe automatischer Bildverarbeitungsprogramme das dreidimensionale neuronale Netzwerk rekonstruiert werden, das für die Kognition im ursprünglichen Gehirn verantwortlich war. Dieses Netzwerk muss dann mit neurokomputationalen Modellen der Arten von Neuronen kombiniert werden, die das Netzwerk enthält. Drittens muss schließlich die gesamte komputationale Struktur auf einem leistungsstarken Supercomputer (oder Cluster) emuliert werden. Im Erfolgsfall führt das Verfahren zu einer qualitativen Reproduktion des ursprünglichen Geistes – samt Erinnerungen und Persönlichkeit – als Software auf einem Computer.[63] Diese digitale Intelligenz könnte dann entweder ei-

63 Ich benutze den Ausdruck »qualitative Reproduktion« bewusst, um einigen philosophischen Problemen aus dem Weg zu gehen. Die Relevanz des Hochladens

nen Roboterkörper bewohnen oder in der virtuellen Realität leben. Bei der Bestimmung der Voraussetzungen für das Hochladen gilt es, das Abhängigkeitsverhältnis von Scan- und Simulationstechnologie einerseits und den Grad neurowissenschaftlicher Erkenntnis andererseits zu beachten. Je schlechter die Auflösung des Scans und je geringer die zur Verfügung stehende Rechenleistung, um funktional eventuell irrelevante Merkmale zu simulieren, desto genauere wissenschaftliche Kenntnisse wären vonnöten. Umgekehrt brauchen wir das Gehirn für das Hochladen vielleicht kaum besser zu verstehen als heute, wenn wir nur über eine genügend avancierte Scantechnologie und ausreichend Rechenleistung verfügen.

Eine offensichtliche Konsequenz des Hochladens besteht darin, dass ein hochgeladener Geist beliebig oft kopiert werden könnte; Grenzen sind dem nur durch die Rechenleistung zum Speichern und Ausführen der emulierten Bewusstseine gesetzt. Wenn genug Hardware existiert oder schnell genug fabriziert werden kann, könnte die Population dieser Emulationen explosionsartig anwachsen: Die Zeit, die für eine Kopie benötigt wird, dürfte nicht länger sein als die für das Kopieren irgendeines anderen größeren Programms, also vielleicht einige Minuten oder Stunden – wesentlich schneller als die biologische Fortpflanzung. Außerdem handelte es sich um exakte Kopien, die von Geburt an alle Fähigkeiten und Kenntnisse des Originals besäßen. Dies könnte zu einem exponentiellen Anstieg der Zahl hochqualifizierter Arbeitskräfte führen.[64] Zusätzliche Beschleunigungen wären von Verbesserungen der komputationalen Effizienz der den Programmen zugrunde liegenden Algorithmen zu erwarten. Solche Verbesserungen würden Gehirnemulationen ermöglichen, die vielleicht tausend- oder millionenfach schneller dächten als wir.

Falls das Hochladen technisch machbar ist, scheint ein Singularitätsszenario realistisch, das eine Intelligenzexplosion und sehr rasche Veränderungen beinhaltet und allein auf einem quantitati-

für das vorliegende Argument hängt nämlich weder davon ab, ob der ursprüngliche Geist quantitativ derselbe ist wie der hochgeladene, noch davon, ob die hochgeladene Person die Prozedur überleben und im Computer weiterbestehen kann.

64 R. Hanson, »What If Uploads Come First?«, ⟨http://mason.gmu.edu/~rhanson/uploads.html⟩, letzter Zugriff 10.06.2018. Ohne Regulierungsmaßnahmen würde dies zu wesentlich geringeren Löhnen führen.

ven Zuwachs maschineller Intelligenz beruht.[65] Zusätzlich gestützt wird die Singularitätshypothese durch die – schwerer zu beurteilende – Möglichkeit qualitativer Verbesserungen.[66]

Das Hochladen würde schon aufgrund der Bevölkerungsgröße, der Kontrolle über die Sinneswahrnehmungen und der Lebenserwartung fast sicher einen Zustand herbeiführen, der unserer Terminologie zufolge ein »posthumaner« wäre. (Ein hochgeladener Mensch hätte im Prinzip eine nach oben offene Lebenserwartung, da er nicht biologisch altern müsste und regelmäßige Sicherungskopien für zusätzliche Sicherheit sorgen würden.) Der aus dem Bevölkerungswachstum resultierende Produktivitätszuwachs würde vermutlich rasch zu weiteren Veränderungen führen, darunter qualitative Verbesserungen der Intelligenz von Emulationen, anderen maschinellen Intelligenzen und den verbliebenen biologischen Menschen.[67]

Der Erfinder und Futurist Ray Kurzweil glaubt aus etwas anderen Gründen an eine Singularität. In seinem jüngsten Buch *The Singularity is Near* hat er seine Prognosen aktualisiert.[68] Es geht darin um ein breites Spektrum von Themen im Zusammenhang mit radikalen technologischen Zukunftsperspektiven, doch im Kern ist es der Versuch, »Das Gesetz des sich beschleunigenden Nutzens« zu demonstrieren, das sich als exponentieller technologischer Fortschritt manifestiert. Kurzweil sieht sich die Fortschritte auf ver-

65 Das Antezedens des Konditionals (»Wenn das Hochladen technisch machbar ist«) umfasst natürlich metaphysische Annahmen, darunter die Annahme, ein Computer könne prinzipiell ebenso viel Intelligenz zeigen wie ein biologisches menschliches Gehirn. Um zu sehen, dass das Hochladen weitreichende praktische Konsequenzen hätte, muss man den hochgeladenen Intelligenzen allerdings keine Qualia oder bewusste subjektive Erfahrungen zuschreiben. Nichtsdestotrotz wäre das wichtig zu wissen, um die Bedeutung und den Wert von Szenarien zu beurteilen, in denen ein bedeutender Teil der Bevölkerung hochgeladen ist.

66 Um etwas Genaueres über die Wahrscheinlichkeit einer Singularität sagen zu können, müssten wir an dieser Stelle der Analyse eine eindeutigere Definition des Begriffs zugrunde legen.

67 Die Unterscheidung zwischen quantitativen und qualitativen Verbesserungen könnte in diesem Zusammenhang verschwimmen. Wenn ich von qualitativen Veränderungen rede, beziehe ich mich nicht auf einen strengen mathematischen Begriff wie etwa Turing-Berechenbarkeit, sondern auf die laxere Idee einer Intelligenzsteigerung, die man nicht gut als bloße Beschleunigung charakterisieren kann.

68 Kurzweil, *The Singularity is Near.*

schiedenen Gebieten wie etwa Informatik, Kommunikation und Biotechnologie an, und überall findet er ein Muster, das dem Mooreschen Gesetz für Mikrochips entspricht: Die Leistung wächst exponentiell und verdoppelt sich rasch (typischerweise innerhalb weniger Jahre). Durch Extrapolation dieser Trends kommt Kurzweil zu dem Schluss, dass eine technologische Singularität um das Jahr 2045 fällig wird.[69] Obwohl die maschinelle Intelligenz auch bei ihm eine prominente Rolle spielt, ist sein Szenario gradueller als Vinges: Anstelle einer urplötzlichen Totalveränderung durch eine wild gewordene, sich selbst verbessernde künstliche Intelligenz geht Kurzweil von einer stetigen Beschleunigung des allgemeinen technischen Fortschritts aus.

Sein Denken lässt sich von verschiedenen Seiten aus kritisieren. Erstens könnte man natürlich daran zweifeln, dass die exponentiellen Trends von heute vier weitere Jahrzehnte anhalten werden. Zweitens lassen sich zwar einige schnell wachsende Bereiche wie IT und Biotechnologie finden, viele andere Gebiete kommen jedoch nur deutlich langsamer voran. Um ein aussagekräftiges Bild des technologischen Fortschritts zu entwerfen, sollte man sich keine bestimmten Technologien herauspicken, sondern stattdessen das Wirtschaftswachstum betrachten, das implizit alle produktivitätssteigernden technischen Innovationen berücksichtigt und einpreist. Zwar ist auch die Weltwirtschaft seit der industriellen Revolution nahezu exponentiell gewachsen, ihre Verdopplungszeit ist mit rund 20 Jahren aber deutlich länger.[70] Drittens gilt: Falls der technologische Fortschritt exponentiell verläuft, muss er heute wesentlich schneller ablaufen als in der weiter zurückliegenden Vergangenheit. Das ist jedoch keineswegs ausgemacht. Vaclav Smil – der schon erwähnte Technologiehistoriker, dem zufolge es in den letzten sechs Generationen zu den schnellsten und tiefgreifendsten Veränderungen der Menschheitsgeschichte kam – denkt zum Beispiel, dass die 1880er Jahre die bislang innovativste Dekade überhaupt gewesen sind.[71]

69 Bemerkenswerterweise hat sich die erwartete Ankunftszeit der Singularität pro Jahr um etwa ein Jahr nach hinten verschoben. Good erwartete sie 1965 noch vor dem Jahr 2000, Vinge denkt 1993 an 2023, und Kurzweil schrieb 2005, dass er bis 2045 mit ihr rechnet.

70 J. B. De Long, »Estimating World GDP, One Million B. C.–Present«.

71 Smil, *Transforming the Twentieth Century*, S. 131.

Längerfristige Entwicklungen

Die vier hier betrachteten Arten von Szenarien – Untergang, zyklischer Kollaps, Plateau und Posthumanität – lassen sich modulieren, indem man die Zeiträume variiert, in denen sie (voraussichtlich) auftreten. Ein paar hundert oder tausend Jahre mögen schon mehr als genug Zeit sein, um diese Szenarien Wirklichkeit werden zu lassen, verglichen mit der Lebensdauer des Universums ist das gleichwohl nur ein Wimpernschlag. Treten wir also einen Schritt zurück und sehen uns die längerfristigen Aussichten der Menschheit an.

Als Erstes wird nun klar, dass es mit fortschreitender Zeit immer unwahrscheinlicher wird, dass eine technologische Zivilisation dauerhaft innerhalb der Zone verbleibt, die wir *conditio humana* genannt haben. Illustrieren lässt sich dieser Punkt durch eine modifizierte Version des vorigen Diagramms, bei der für die beiden Achsen nun ein größerer Maßstab gewählt wurde (siehe Abb. 4).

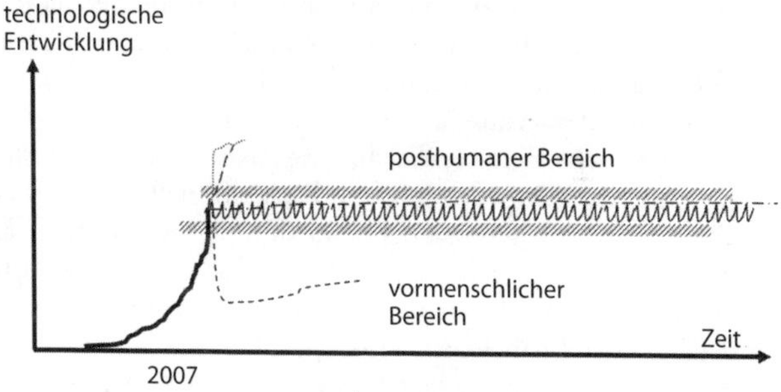

Abb. 4: Die Szenarien werden hier auf einer Zeitachse dargestellt, die etwas linearer ist, und auf einer y-Achse, die etwas besser zeigt, wie schmal die Zone der *conditio humana* im Vergleich zu allen anderen möglichen Ebenen der technologischen Entwicklung ist. Der Graph ist nach wie vor eine schematische und keine streng quantitative Darstellung. Man beachte, wie diejenigen Szenarien, die eine unveränderliche *conditio humana* postulieren, immer weniger plausibel werden, je weiter wir zurücktreten.

Das Untergangsszenario ist von dieser Erweiterung des Zeitrahmens vielleicht am wenigsten betroffen; ist die Menschheit erst einmal ausgestorben, bleibt sie es auch.[72] Die kumulierte Wahrscheinlichkeit des Untergangs steigt mit der Zeit monoton. Es spricht allerdings einiges dafür, dass das 21. Jahrhundert (oder die nächsten paar Jahrhunderte) eine kritische Phase für die Menschheit darstellt: Überstehen wir sie, könnte die Lebenserwartung der menschlichen Zivilisation extrem nach oben schnellen. Verschiedene Argumentationsstränge stützen diese Ansicht. Kommt es in den nächsten Jahrhunderten beispielsweise zum Bau einer Superintelligenz, wird dies zunächst einmal große Risiken mit sich bringen. Geht unsere Zivilisation daran jedoch nicht zugrunde, dann hätte sie in der Folge deutlich bessere Überlebenschancen, da sie nun von superintelligenter Weitsicht und Planung profitieren könnte. Zudem könnten im gleichen Zeitraum autarke extraterrestrische Kolonien entstehen, und sobald sich eine menschliche oder posthumane Zivilisation erst einmal über mehrere Planeten und Sternensysteme ausgebreitet hat, sinkt das Risiko ihrer vollständigen Auslöschung. Außerdem ist vorstellbar, dass viele der (neben der Superintelligenz) möglichen revolutionären Technologien, die sich überhaupt entwickeln *lassen*, in den nächsten paar hundert Jahren auch wirklich entwickelt *werden* – und in dieser Zeit dann für eine existentielle Katastrophe sorgen oder eben nicht.

Das Szenario des zyklischen Kollapses wird immer unwahrscheinlicher, je mehr Zeit verstreicht, wie man Abbildung 4 entnehmen kann. Es sieht vor, dass die Zivilisation kontinuierlich innerhalb eines relativ schmalen Entwicklungsrahmens oszilliert. Wenn es überhaupt möglich ist, dass es pro Zyklus entweder zum Durchbruch auf die posthumane Ebene oder aber zum Untergang kommt, dann besteht in jeder Periode die Chance auf ein Ende der Oszillation. Das aber bedeutet: Konvergiert die Wahrscheinlichkeit eines solchen Ausbruchs aus der Zone nicht schnell gegen null, wird dieses zyklische Muster *letztlich* mit absoluter Sicherheit durchbrochen werden und in eines der anderen hier diskutierten Muster übergehen.

Die Plateau-Szenarien ähneln dem Szenario des zyklischen Kollapses, insofern die Zivilisationsebene auch hier keine größeren Schwankungen aufweisen darf; je länger der betrachtete Zeitraum,

72 Es ist möglich, dass nach dem Aussterben der Menschheit eine andere intelligente Spezies unseren Platz auf der Erde einnähme; deren Schicksal gehörte jedoch strenggenommen nicht mehr zur Zukunft der *Menschheit*.

desto kleiner ist auch hier die Wahrscheinlichkeit, dass das Technologieniveau konstant genug dafür bleibt. Verglichen mit dem zyklischen könnte sich das Plateau-Muster aber als etwas stabiler erweisen, da es mit einer Situation vollständigen Stillstands vereinbar ist. Eine solche Situation könnte sich etwa aus der Errichtung eines äußerst stabilen politischen Gebildes ergeben, das über umfassende Überwachungs- und Kontrollmöglichkeiten verfügt und aus irgendeinem Grund den Status quo aufrechterhalten will. Diese Art von Stabilität ist mit dem Szenario des zyklischen Kollapses unvereinbar.

Die kumulierte Wahrscheinlichkeit einer posthumanen Zivilisation steigt, genau wie diejenige des Untergangs, mit der Zeit monoton. Im Gegensatz zu den Untergangsszenarien ist der Trend hier jedoch umkehrbar: Eine posthumane Zivilisation kann später wieder auf ein menschliches Niveau zurückfallen. Oben wurden gleichwohl Gründe für die Annahme gegeben, dass das jährliche Risiko unseres Untergangs substantiell sinken wird, sobald bestimmte kritische Technologien und autarke Kolonien im Weltraum geschaffen wurden, und ganz ähnliche Gründe sprechen dafür, dass auch die Wahrscheinlichkeit einer posthumanen Regression mit der Zeit immer weiter abnimmt.[73]

73 Ich danke Rebecca Roache für ihre Unterstützung bei der Recherche und sowohl ihr als auch Nick Shackel für hilfreiche Anmerkungen zu einem früheren Entwurf dieses Aufsatzes.

2.
Die Vermeidung existentieller Risiken als globale Priorität

Existentiell sind solche Risiken, die die gesamte Zukunft der Menschheit bedrohen. Vielen Werttheorien zufolge haben selbst relativ kleine Verringerungen des existentiellen Gesamtrisikos einen enormen Erwartungswert, doch trotz ihrer Wichtigkeit sind die Fragen, die solche und ähnliche Risiken betreffen, nach wie vor kaum verstanden. In diesem Aufsatz kläre ich den Begriff des existentiellen Risikos und entwerfe ein verbessertes Klassifikationssystem. Ich diskutiere den Zusammenhang zwischen existentiellen Risiken und grundlegenden axiologischen Fragen und zeige außerdem, wie die Reduktion existentieller Risiken (mittels der Maxipok-Regel) einem Utilitaristen als starkes handlungsleitendes Prinzip dienen kann. Zudem zeige ich, inwiefern der Begriff des existentiellen Risikos eine neue Denkweise in Bezug auf das Ideal der Stabilität nahelegt.

1. Die Maxipok-Regel

Existentielles Risiko und Ungewissheit

Ein existentielles Risiko liegt vor, wenn die vorzeitige Auslöschung des intelligenten Lebens irdischen Ursprungs droht oder die Gefahr besteht, dass dessen zukünftiges Entwicklungspotential dauerhaft und drastisch beschnitten wird.[1] Obwohl sich die Wahrscheinlichkeit solcher Risiken oft schwer einschätzen lässt, gibt es viele Gründe für die Annahme, dass die Menschheit in den nächsten Jahrhunderten einem erheblichen Gesamtrisiko ausgesetzt sein wird. Wer sich mit dem Thema auskennt, schätzt das Gesamtrisiko in diesem Jahrhundert in der Regel auf 10 bis 20 Prozent, allerdings hängen solche Schätzungen unweigerlich stark von subjektiven Urteilen

1 [N. Bostrom, »Existential Risks: Analyzing Human Extinction Scenarios and Related Hazards«, in: *Journal of Evolution and Technology* 9:1 (2002). (A.d.Ü.: Im Zuge der Vereinheitlichung der Zitierweise in diesem Band wurden in einigen Texten Quellenangaben, die zuvor im Text situiert waren und auf ein separates Literaturverzeichnis verwiesen, in Fußnoten umgewandelt; diese wurden in eckige Klammern gesetzt.)]

ab[2] – die vernünftigste Prognose könnte auch wesentlich höher oder niedriger ausfallen. Der vielleicht stärkste Grund, die Gefahren in den nächsten Jahrhunderten für erheblich zu halten, besteht jedoch darin, dass enorm viel auf dem Spiel steht. Auch eine geringe Wahrscheinlichkeit einer existentiellen Katastrophe dürfte daher von erheblicher praktischer Bedeutung sein.[3]

Natürliche existentielle Risiken hat die Menschheit schon seit hunderttausenden von Jahren überlebt, weshalb sie uns auch im nächsten Jahrhundert vermutlich nicht umbringen werden.[4] Diese Folgerung wird noch gestützt, wenn wir uns spezifische natürliche Risiken wie etwa Asteroideneinschläge, Supervulkanausbrüche, Erdbeben oder Gammastrahlenimpulse ansehen. Empirisch ermittelten Auswirkungsverteilungen und wissenschaftlichen Modellen zufolge dürfte es extrem unwahrscheinlich sein, dass uns solche Katastrophen in den nächsten hundert Jahren auslöschen.[5]

2 Eine informelle Umfrage unter größtenteils akademischen Experten zu verschiedenen globalen katastrophalen Risiken ergab als Medianschätzung eine neunzehnprozentige Wahrscheinlichkeit, dass die Menschheit das Ende des Jahrhunderts nicht erleben wird (A. Sandberg, N. Bostrom, *Global Catastrophic Risks Survey*, Future of Humanity Institute Technical Report, Oxford 2008, ⟨http://www.fhi.ox.ac.uk/reports/2008-1.pdf⟩, letzter Zugriff 10.06.2018). Diese Ansicht ist nicht unbedingt repräsentativ für die Expertengemeinschaft insgesamt. Der einflussreiche britische *Stern Review on the Economics of Climate Change* (2006) legt zur Berechnung einer effektiven Abzinsungsrate eine Untergangswahrscheinlichkeit von 0,1 % pro Jahr zugrunde. Das entspricht einem Risiko von 9,5 %, dass die Menschheit im Lauf der nächsten 100 Jahre ausstirbt (U. K. Treasury, *Stern Review on the Economics of Climate Change* 2006, ⟨http://www.hmtreasury.gov.uk/media/8A3/83/Chapter_2_A_-_Technical_Annex.pdf⟩, Kap. 2, technischer Anhang, S. 47, letzter Zugriff 10.06.2018).

3 [N. Bostrom, »Astronomical Waste: The Opportunity Cost of Delayed Technological Development«, in: *Utilitas* 15:3 (2003), S. 308-314; J. G. Matheny, »Reducing the Risk of Human Extinction«, in: *Risk Analysis* 27:5 (2007), S. 1335-1344; R. A. Posner, *Catastrophe*, Oxford 2004: Oxford University Press; M. L. Weitzman, »The Extreme Uncertainty of Extreme Climate Change: An Overview and Some Implications«, Harvard University 2009, unveröffentlichtes Manuskript.]

4 Dieser Überlegung wird ihre Schärfe zum Teil durch die Möglichkeit von Beobachtungs-Auswahleffekten genommen, die einen »anthropischen Schatten« auf die verfügbaren Belege werfen (M. M. Cirkovic, A. Sandberg, N. Bostrom, »Anthropic Shadow: Observation Selection Effects and Human Extinction Risks«, in: *Risk Analysis* 30:10 [2010], S. 1495-1506).

5 Vgl. V. Smil, *Global Catastrophes and Trends: The Next Fifty Years*, Cambridge, MA 2008: The MIT Press.

Im Gegensatz dazu hat unsere Spezies ganz neue Formen existentieller Risiken in die Welt gesetzt, denen wir noch nie gegenüberstanden; daher besteht trotz der Langlebigkeit unserer Art kein besonderer Grund zur Zuversicht. Die genauere Analyse spezifischer Szenarien bestätigt die Vermutung, dass das existentielle Risiko auf absehbare Zeit vor allem auf *anthropogenen existentiellen Risiken* beruht – also vom Menschen ausgeht. Insbesondere scheinen die meisten der großen existentiellen Risiken mit potentiellen künftigen technischen Durchbrüchen zusammenzuhängen, die unsere Fähigkeiten zur Veränderung der Umwelt oder unserer eigenen Biologie radikal erweitern würden. Mit zunehmenden Fähigkeiten wächst auch das Ausmaß der potentiellen Folgen, egal ob beabsichtigt oder unbeabsichtigt, positiv oder negativ. Beispielsweise scheinen in nicht allzu ferner Zukunft liegende Formen der Biotechnologie, molekularen Nanotechnologie und maschinellen Intelligenz erhebliche existentielle Risiken zu bergen. Der Großteil des Risikos könnte in den nächsten hundert Jahren also von recht spekulativen Szenarien abhängen, denen sich auch durch Einsatz rigoroser statistischer und wissenschaftlicher Methoden keine genauen Wahrscheinlichkeiten zuordnen lassen. Ein Risiko, das sich nur schwer quantifizieren lässt, ist jedoch nicht unbedingt zu vernachlässigen.

Wahrscheinlichkeiten kann man auf verschiedene Weise verstehen. Für unsere Zwecke ist die epistemische Bedeutung am wichtigsten, der zufolge Wahrscheinlichkeit (in etwa) der Überzeugungsgrad ist, den ein vollkommen vernünftiger Betrachter aller vorhandenen Belege der Chance gibt, dass der Ernstfall eintritt.[6] Wenn man momentan nicht wissen kann, ob etwas objektiv ungefährlich ist, dann ist es zumindest in diesem für die Entscheidungsfindung relevanten subjektiven Sinn riskant. Wenn man nicht weiß, ob in einer Höhle ein hungriger Löwe wartet, dann ist die Höhle in genau diesem Sinn gefährlich. Die Höhle zu meiden ist rational, wenn Sie vernünftigerweise urteilen, dass die zu erwartenden Kosten des Betretens der Höhle den zu erwartenden Nutzen übersteigen.

Die Ungewissheit und Fehleranfälligkeit unserer Risikoein-

6 Die Wahrscheinlichkeit ist daher mit einem Zeitindex versehen. Von Wahrscheinlichkeiten abhängende Quantitäten, die Größe eines Risikos etwa, können sich ändern, wenn im Lauf der Zeit neue Informationen verfügbar werden.

schätzung erster Ordnung ist selbst in die globale Wahrscheinlichkeitszuschreibung einzubeziehen. Dieser Faktor *dominiert* oft bei wenig wahrscheinlichen, aber folgenreichen Risiken – insbesondere bei jenen, die kaum verstandene natürliche Phänomene, komplexe soziale Dynamiken oder neue Technologien betreffen oder aus anderen Gründen schwer einzuschätzen sind. Angenommen, eine Katastrophe *X* hat einer wissenschaftlichen Analyse *A* zufolge eine *extrem* kleine Wahrscheinlichkeit *P(X)*. Dann könnte die Wahrscheinlichkeit, dass *A* einen schweren Fehler enthält, ganz schnell deutlich größer sein als *P(X)*.[7] Ziemlich hoch könnte außerdem auch $P(X|\neg A)$ sein, also die *bedingte* Wahrscheinlichkeit von *X*, gegeben einen schweren Fehler in *A*. Es könnte sich dann herausstellen, dass das Risiko von *X* größtenteils in der Ungewissheit bezüglich unserer wissenschaftlichen Einschätzung bestand, dass *P(X)* gering war (siehe Abb. 1).[8]

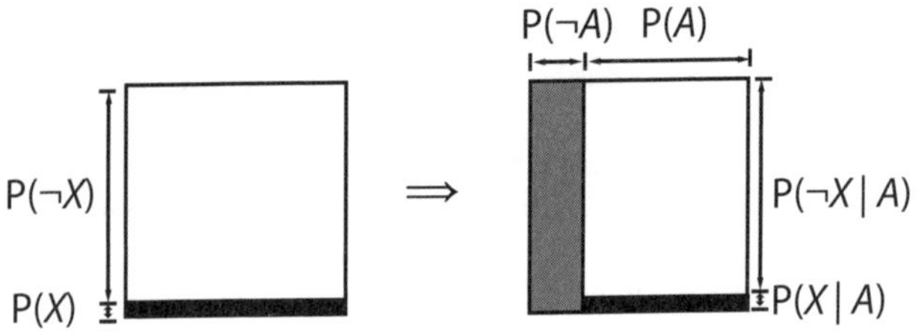

Abb. 1: Ungewissheit auf der Meta-Ebene.
Quelle: Ord et al. 2010 (siehe Fußnote 8). Der Einbezug der Fehlbarkeit unserer Risikoabschätzung erster Stufe kann die Wahrscheinlichkeit von Risiken erhöhen, die für sehr gering gehalten werden. Die ursprüngliche Analyse (linke Seite) schreibt einem Desaster eine geringe Wahrscheinlichkeit zu (schwarzer Streifen). Diese Analyse könnte jedoch falsch sein, was durch den grauen Bereich dargestellt wird (rechte Seite). Der größte Teil des Gesamtrisikos kann also auch eher im grauen Bereich als innerhalb des schwarzen Streifens liegen.

7 Es gibt eine Menge historischer Beispiele für scheinbar tadellose wissenschaftliche Analysen, die entscheidende Mängel aufwiesen.

8 [T. Ord, R. Hillerbrand, A. Sandberg, »Probing the Improbable: Methodological Challenges for Risks with Low Probabilities and High Stakes«, in: *Journal of Risk Research* 13 (2010), S. 191-205.]

Da ein Risiko eine negativ bewertete Chance ist, hängt die Größe des Risikos einer Sache – und sogar, ob diese überhaupt riskant ist – von einer Bewertung ab. Bevor wir die Größe eines Risikos einschätzen können, müssen wir einen Bewertungsstandard angeben, mit dessen Hilfe es sich messen lässt. Dafür stehen uns mehrere Typen solcher Bewertungsstandards zur Verfügung, so etwa eine Nutzenfunktion, die die Präferenzen eines Akteurs hinsichtlich verschiedener Ergebnisse repräsentiert. Das mag die beste Methode sein, um einem Akteur bei der Entscheidungsfindung zu helfen; hier werden wir jedoch eine *normative Bewertung* vornehmen, eine moralisch gerechtfertigte Zuschreibung von Werten zu verschiedenen möglichen Ergebnissen. Diese Art von Evaluation ist relevanter, wenn es darum geht, wie unsere gesellschaftlichen (oder individuellen) Prioritäten in puncto Risikominimierung aussehen *sollten*.

In der Moralphilosophie herrscht keine Einigkeit darüber, welche normativen Bewertungen korrekt sind, und ich werde hier nicht versuchen, irgendwelche grundsätzlichen axiologischen Differenzen zu schlichten. Betrachten wir stattdessen eine vereinfachte Version einer wichtigen Klasse normativer Theorien. Nehmen wir an, dass das Leben einer Person in der Regel einen erheblichen positiven Wert hat und dieser Wert in dem Sinn aggregativ ist, dass der Wert zweier ähnlicher Leben doppelt so groß ist wie der eines einzelnen Lebens. Außerdem wollen wir noch annehmen, dass der Wert eines Lebens (dessen Qualität und Dauer wir unverändert lassen) nicht davon abhängt, wann es stattfindet und ob es schon existiert oder in Abhängigkeit von zukünftigen Ereignissen und Entscheidungen erst noch existieren wird. Diese Annahmen könnten zwar noch gelockert oder verkompliziert werden, doch stattdessen werden wir uns hier auf den simpelsten Fall beschränken.

Innerhalb dieses Rahmens können wir nun die Größe eines Risikos grob mithilfe dreier Variablen charakterisieren: *Umfang* (die Größe der bedrohten Population), *Schwere* (wie stark diese Population betroffen wäre) und *Wahrscheinlichkeit* (wie wahrscheinlich das Desaster angesichts verfügbarer Belege und möglichst vernünftiger Überlegungen eintritt). Anhand der ersten beiden Variablen lässt sich ein qualitatives Diagramm verschiedener Risikotypen erstellen (siehe Abb. 2). (Die Wahrscheinlichkeiten könnten auf der z-Achse aufgetragen werden.)

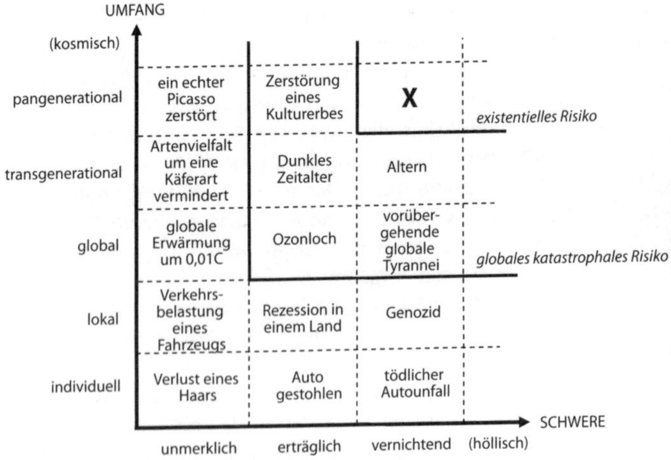

Abb. 2: Kategorien qualitativer Risiken.
Quelle: Autor.
Anmerkung: Der Umfang eines Risikos kann *individuell* (nur eine Person betreffend), *lokal* (eine geografische Region oder eine bestimmte Gruppe betreffend), *global* (die gesamte Menschheit oder ihren Großteil betreffend), *transgenerational* (mehrere menschliche Generationen betreffend) oder *pangenerational* (alle oder fast alle künftigen Generationen betreffend) sein. Die Schwere eines Risikos lässt sich als *unmerklich* (kaum wahrnehmbar), *erträglich* (erheblich, aber die Lebensqualität nicht völlig ruinierend) oder *vernichtend* (tödlich oder eine dauerhafte und drastische Verminderung der Lebensqualität verursachend) klassifizieren.

Der in Abbildung 2 mit einem X markierte Bereich steht für existentielle Risiken; diese haben eine (mindestens) vernichtende Schwere und einen (mindestens) pangenerationalen Umfang.[9] Ein

9 Wie in der Abbildung angezeigt, lassen sich die Achsen verlängern, um begrifflich mögliche, noch extremere Risiken abzubilden. Gerade pangenerationale Risiken können eine Unterklasse von Risiken enthalten, die so destruktiv sind, dass ihre Realisierung nicht nur künftige menschliche Generationen beeinflussen oder ver-

existentielles Risiko ist wie gesagt eines, durch das die vorzeitige Auslöschung des intelligenten Lebens irdischen Ursprungs oder die dauerhafte und drastische Zerstörung seines Potentials für eine erwünschte zukünftige Entwicklung droht. Mit anderen Worten: Ein existentielles Risiko bedroht die gesamte menschliche Zukunft.

Ausmaß der erwarteten Verluste bei einer existentiellen Katastrophe

Bei konstanter Wahrscheinlichkeit werden Risiken immer größer, je näher wir dem oberen rechten Bereich in Abbildung 2 kommen. Bei jeder konstant gehaltenen Wahrscheinlichkeit sind existentielle Risiken daher größer als andere Kategorien von Risiken; es dürfte jedoch nicht offensichtlich sein, *wie viel* größer sie sind. Vielleicht wird man sich zum Vergleich einige der schlimmsten Ereignisse der Menschheitsgeschichte – die beiden Weltkriege, die Spanische Grippe, den Holocaust – in Erinnerung rufen wollen und sich existentielle Katastrophen dann als noch ein klein wenig schlimmer vorstellen. Ein Blick auf die Bevölkerungsentwicklung zeigt jedoch, dass diese fürchterlichen Geschehnisse des letzten Jahrhunderts dort überhaupt nicht auftauchen (siehe Abb. 3).

Doch selbst diese Überlegung unterschätzt noch die Größe eines existentiellen Risikos. Besonders schlimm an solchen Katastrophen ist nicht, dass man sie auf Graphen wie dem in Abbildung 3 gezeigten gut erkennt und sie also einen sehr starken Rückgang der Bevölkerung oder der Lebensqualität verursachen würden. Ihre Bedeutung liegt vielmehr hauptsächlich darin, dass sie unsere Zukunft vernichten können. Der Philosoph Derek Parfit hat mit folgendem Gedankenexperiment etwas ganz Ähnliches im Sinn:

hindern, sondern sogar das Potential zur Hervorbringung von intelligenten oder mit Selbstbewusstsein begabten Wesen desjenigen Teils des Universums zerstören würde, der in unserem zukünftigen Lichtkegel liegt (*kosmischer* Umfang). Einigen Werttheorien zufolge kann es außerdem Seinszustände geben, die viel schlimmer sind als Nichtexistenz oder Tod (entsetzliche und unheilbare Krankheiten etwa), weshalb man im Prinzip auch die x-Achse verlängern könnte (*höllische* Schwere). Auf diese begrifflichen Möglichkeiten wird hier nicht weiter eingegangen.

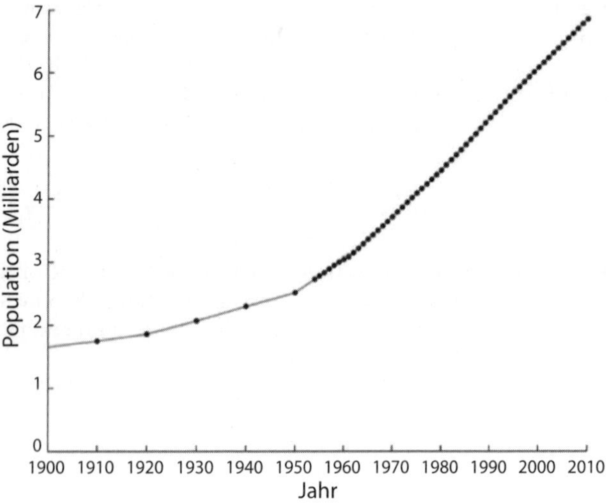

Abb. 3: Weltbevölkerung im Lauf des letzten Jahrhunderts.
Quelle: Autor.
Anmerkung: Ereignisse wie die Spanische Grippe, die Weltkriege oder der Holocaust sind kaum auszumachen. (Wenn man sich den Graphen ganz genau ansieht, kann man zum Zeitpunkt dieser Ereignisse vielleicht gerade noch eine kleine zeitweilige Verringerung der Wachstumsrate der Weltbevölkerung erkennen.)

Mittlerweile steht es in unserer Macht, uns selbst auszulöschen. Ich denke, dass dies viel schlimmer wäre, als die meisten Menschen glauben. Vergleichen wir drei Szenarien:

1. Friede.
2. Ein Atomkrieg, der 99 Prozent der Weltbevölkerung umbringt.
3. Ein Atomkrieg, der 100 Prozent umbringt.

2 wäre schlimmer als 1, und 3 wäre schlimmer als 2. Welcher der beiden Unterschiede wäre größer? Die meisten Menschen glauben, dass zwischen 1 und 2 ein größerer Unterschied besteht. Ich glaube, dass der Unterschied zwischen 2 und 3 extrem viel größer ist. Die Erde wird für mindestens

> eine weitere Milliarde Jahre lang bewohnbar bleiben. Unsere Zivilisation gibt es erst seit einigen tausend Jahren. Wenn wir die Menschheit nicht auslöschen, dürften diese paar tausend Jahre nur einen Bruchteil unserer gesamten Zivilisationsgeschichte ausmachen. Der Unterschied zwischen 2 und 3 wäre daher der zwischen diesem winzigen Bruchteil und dem gesamten Rest der Menschheitsgeschichte. Wenn wir diesen möglichen Geschichtsverlauf mit einem Tag vergleichen, ist bisher nur ein Bruchteil einer Sekunde vergangen.[10]

Um den von einer existentiellen Katastrophe angerichteten Schaden zu berechnen, müssen wir daran denken, wie viel Wertvolles es ohne sie gegeben hätte. Wie sich zeigt, ist das Potential des intelligenten Lebens irdischen Ursprungs buchstäblich astronomisch.

Eine große Zahl erhält man bereits, wenn man sich auf potentielle biologische Menschen auf der Erde beschränkt. Nehmen wir mit Parfit an, dass unser Planet noch mindestens eine Milliarde Jahre lang bewohnbar bleibt und mindestens einer Milliarde Menschen dauerhaften Lebensraum bietet, dann ergibt sich ein Potential für mindestens 1016 Menschenleben von normaler Dauer. Diese Leben könnten aber auch deutlich besser sein als die heutigen, die so oft von Krankheit, Armut, Ungerechtigkeit und verschiedenen biologischen Einschränkungen ruiniert werden – Dinge, die sich durch weitere technologische und moralische Fortschritte wohl teilweise überwinden ließen.

Die wirklich relevante Frage lautet allerdings nicht, wie viele Menschen auf der Erde leben, sondern, wie viele Nachfahren wir insgesamt haben könnten. Einer Schätzung zufolge liegt die Untergrenze der Lebensjahre biologischer Menschen im (nach gegenwärtigen kosmologischen Schätzungen) künftig erreichbaren Universum bei 1034 Jahren.[11] Eine andere Prognose, die davon ausgeht,

10 [D. Parfit, *Reasons and Persons*, Oxford 1984: Clarendon Press.]

11 Basierend auf einem sich beschleunigenden Universum mit einer maximal erreichbaren mitbewegten Entfernung von 4,74 Gpc, einer Dichte der baryonischen Materie von 4,55 x 10^{-28} kg/m3, einem Helligkeitsverhältnis von Sternen von ~ 100 und einem Planeten pro 1000 Sternen, der für 1 Milliarde Menschen eine Milliarde Jahre lang bewohnbar bleibt (J. R. Gott u. a., »A Map of the Universe«, in: *Astrophysical Journal* 624:2 [2005], S. 463-483; J. S. Heyl, »The Long-Term Future of Space Travel«, in: *Physical Review D* 72 [2005], S. 1-4). Die Werte der letzten drei Parameter sind offensichtlich diskutabel, doch eine Änderung von einigen Größenordnungen würde an der astronomischen Größe des Ergebnisses wenig ändern.

dass zukünftige Intelligenzen nicht mehr durch biologische »Wetware«, sondern hauptsächlich durch Computer-Hardware implementiert sein werden, kommt auf mindestens 1054 emulierte subjektive Lebensjahre (bzw. 1071 grundlegende Rechenoperationen).[12] Eine weniger konservative Einschätzung ginge davon aus, dass zukünftige Zivilisationen sich (mittels heute noch unvorstellbarer Technologien) irgendwann den Grenzen des physikalisch Möglichen nähern. In diesem Fall stünden noch wesentlich mehr Rechen- und Speicherkapazitäten zur Verfügung, was auch wesentlich mehr subjektive Lebensjahre bedeuten würde.[13]

Selbst im konservativsten Szenario, das die Kolonisation des Weltraums und Software-Intelligenzen komplett ignoriert, beträgt der von einer existentiellen Katastrophe verursachte erwartete Verlust immer noch mehr als 1016 Menschenleben. Daraus folgt, dass der erwartete Nutzen der Minderung des existentiellen Risikos um *ein Millionstel eines Prozents* mindestens hundertmal so viel wert ist wie eine Million Menschenleben. Die technologisch umfassendere Schätzung von 1054 emulierten subjektiven Lebensjahren (oder 1052 Leben normaler Dauer) macht das auf noch dramatischere Weise klar. Falls wir dieser vermeintlichen Untergrenze des kumulativen Output-Potentials einer technologisch reifen Zivilisation auch nur eine einprozentige Realisierungschance einräumen, hätte

12 Bostrom, »Astronomical Waste«. Dem liegt eine Schätzung des Futuristen Robert Bradbury zugrunde, laut der ein Stern genug Energie für 1042 Rechenoperationen pro Sekunde liefern kann, wenn dafür effiziente, mithilfe fortschrittlicher Nanotechnologie gebaute Computer verwendet werden. Bradbury nimmt (zusätzlich zu den in der vorigen Fußnote erwähnten kosmologischen Schätzungen) an, dass das menschliche Gehirn 10^{17} Operationen pro Sekunde ausführen kann und Sterne durchschnittlich fünf Milliarden Jahre lang brennen. Die Entstehung neuer Sterne ist bei ihm nicht vorgesehen. Siehe auch M. M. Cirkovic, »Forecast for the Next Eon: Applied Cosmology and the Long-Term Fate of Intelligent Beings«, in: *Foundations of Physics* 34:2 (2004), S. 239-261.

13 Würde beispielsweise alle Masseenergie im erreichbaren Universum aufgespart, bis die Temperatur der kosmischen Mikrowellenhintergrundstrahlung (aufgrund der konstanten Horizonttemperatur von 10^{-29} K) nicht mehr weiter sinkt, könnte man damit bis zu 10^{121} thermodynamisch irreversible Berechnungen ausführen (L. M. Krauss, G. D. Starkman, »Life, the Universe, and Nothing: Life and Death in an Ever-expanding Universe«, in: *Astrophysical Journal* 531:1 [2000], S. 22-30). Siehe auch M. M. Cirkovic, M. Radujkov, »On the Maximal Quantity of Processed Information in the Physical Eschatological Context«, in: *Serbian Astronomy Journal* 163 (2001), S. 53-56.

die Reduktion des existentiellen Risikos um *ein Milliardstel eines Milliardstel Prozents* einen Erwartungswert, der 100 Milliarden mal größer wäre als eine Milliarde Menschenleben.

Daraus könnte man schließen, dass selbst die geringste Reduktion existentieller Risiken einen höheren Erwartungswert hat als die Bereitstellung irgendeines »herkömmlichen« Gutes, etwa der direkte Nutzen, eine Milliarde Menschenleben zu retten. Darüber hinaus ist der – positive oder negative – absolute Wert des *indirekten* Effekts der Rettung von einer Milliarde Menschen beim kumulativen Ausmaß des existentiellen Risikos fast sicher größer als der direkte positive Wert des direkten Nutzens einer solchen Handlung.[14]

Maxipok

Diese Überlegungen deuten darauf hin, dass der von einer existentiellen Katastrophe zu erwartende Wertverlust so gewaltig ist, dass die Reduktion existentieller Risiken Vorrang haben sollte, wann immer wir aus einer unparteiischen Sorge für die ganze Menschheit heraus handeln. Bei einer solchen moralischen Handlung dürfte die folgende Faustregel nützlich sein:

> *Maxipok* – Maximiere die Wahrscheinlichkeit eines Ergebnisses, das »ok« ist, das heißt, jedes Ergebnisses, das nicht zu einer existentiellen Katastrophe führt.

Maxipok ist bestenfalls eine Faustregel oder ein *Prima-facie*-Vorschlag. Da es offensichtlich auch noch andere moralische Ziele gibt, hat sie keine absolute Gültigkeit und bewährt sich in erster Linie als Priorisierungshilfe: Ein unbeschränkter Altruismus ist zu selten, um ihn an eine Reihe von Wohlfühlprojekten suboptimaler Wirksamkeit zu verschwenden. Wenn es für die Menschheit um

14 Wir dürfen allerdings nicht verschweigen, dass der aggregative Konsequentialismus vor wichtigen ungelösten Problemen steht, die insbesondere mit unendlichen Werten und extrem kleinen Wahrscheinlichkeiten zu tun haben (N. Bostrom, »Infinite Ethics«, ⟨http://www.nickbostrom.com/ethics/infinite.pdf⟩, letzter Zugriff 10.06.2018; ders., »Pascal's Mugging«, in: *Analysis* 69:3 [2009], S. 443-445). Darum wird es hier nicht weiter gehen, doch in Abschnitt 5 wird der normative Status des Begriffs eines existentiellen Risikos noch aus anderen Blickwinkeln betrachtet.

viele Größenordnungen besser ist, die existentielle Sicherheit zu verbessern, dann tun wir gut daran, uns auf diese effizienteste Art von Wohltätigkeit zu konzentrieren.

Man beachte, dass Maxipok von dem beliebten Maximin-Prinzip (»Wähle diejenige Handlung, die im schlimmsten Fall zum besten Ergebnis führt«) abweicht.[15] Da sich existentielle Risiken nicht vollkommen ausschließen lassen – jeden Moment könnte uns die Bugwelle eines Vakuum-Phasenübergangs erreichen und vernichten, der vor einer Milliarde Jahren in einer anderen Galaxis seinen Anfang nahm –, würde Maximin hier diejenige Handlung empfehlen, die angesichts einer nahenden Katastrophe den größten Nutzen verspricht: Feiern, als gäbe es kein Morgen. Diese Folgerung ist allerdings reichlich unplausibel, so verlockend sie vielleicht auch klingen mag.

2. Die Klassifikation existentieller Risiken

Um uns das volle Spektrum existentieller Risiken zu vergegenwärtigen, können wir sie in vier Klassen einteilen: *Untergang der Menschheit, dauerhafte Stagnation, mangelhafte Realisierung* und *nachträglicher Ruin.* In Tabelle 1 werden alle vier Möglichkeiten definiert, wobei mit »Menschheit« intelligentes Leben irdischen Ursprungs gemeint ist und mit »technologischer Reife« das Erlangen von Fähigkeiten, die eine nahezu maximale ökonomische Produktivität und Kontrolle über die Natur voraussetzen.

Untergang der Menschheit

Nach dem Untergang der Menschheit könnte es in den rund einer Milliarde Jahren, die die Erdoberfläche noch bewohnbar bleibt, be-

15 Der Ausdruck »Maximin« wird in der Wohlfahrtsökonomie im Anschluss an John Rawls anders verwendet, nämlich um das Prinzip zu bezeichnen, demzufolge wir (unter bestimmten Einschränkungen) für denjenigen Zustand optieren sollten, der den Erwartungswert der am schlechtesten gestellten Klassen maximiert (J. Rawls, *A Theory of Justice*, Cambridge, MA 1971: Harvard University Press [dt.: *Eine Theorie der Gerechtigkeit*, Frankfurt/M. 1975: Suhrkamp]). Diese Version des Prinzips wird von den Bemerkungen im Haupttext nicht unbedingt berührt.

vor sie durch die sich ausdehnende Sonne zu heiß wird, zwar zum Auftreten einer neuen intelligenten Spezies kommen, die unsere Nische besetzt, doch sicher ist das keinesfalls. Noch unwahrscheinlicher wird das erneute Vorkommen intelligenten Lebens, wenn die Katastrophe nicht nur uns, sondern auch die anderen Menschenaffen und unsere übrige nähere Verwandtschaft dahinrafft, so wie es in vielen (wenn auch nicht allen) dieser Szenarien der Fall wäre.

Untergang der Menschheit	Die Menschheit geht vorzeitig unter, das heißt, sie wird vernichtet, bevor sie die technologische Reife erlangt.[16]
Dauerhafte Stagnation	Die Menschheit überlebt, erreicht aber nie das Stadium technologischer Reife. Unterklassen: *endgültiger Kollaps, Plateau, zyklischer Kollaps*
Mangelhafte Realisierung	Die Menschheit erreicht zwar das Stadium technologischer Reife, jedoch auf eine deprimierend und unwiderruflich mangelhafte Weise. Unterklassen: *nicht vollzogene Realisierung, vorübergehende Realisierung*
Nachträglicher Ruin	Die Menschheit erreicht zwar das Stadium technologischer Reife und hat gute Zukunftsaussichten, doch nachträgliche Entwicklungen ruinieren diese dauerhaft.

Tab. 1: Klassen existentieller Risiken.
Quelle: Autor.

Und selbst wenn eine andere Art unseren Platz einnähme, gäbe es noch keine Garantie dafür, dass diese auch Qualitäten besäße, die wir wertschätzen. Intelligenz dürfte zwar notwendig sein, um unser Potential zu realisieren, hinreichend ist sie jedoch nicht. Alle Szenarien, in denen es zum vorzeitigen Untergang der Menschheit kommt, zählen wir zu den existentiellen Katastrophen, auch wenn

16 Präziser bezeichnen lässt sich das als »früher« oder »vorzeitiger« menschlicher Untergang. Man beachte, dass die Menschheit aussterben kann, ohne diese Kategorie zu instantiieren, wenn sie ihr Fähigkeitenpotential zuvor entfaltet.

einige Werttheorien manche davon als relativ harmlos einstufen würden. Es gehört nicht zur *Definition* einer existentiellen Katastrophe, dass sie alles in allem schlecht ist, doch in den meisten Fällen dürfen wir das wohl vernünftigerweise unterstellen.

Oben haben wir »Menschheit« als intelligentes Leben irdischen Ursprungs statt als die biologische Spezies Homo sapiens definiert.[17] Hinsichtlich des Problems existentieller Risiken ergibt dieser weite Begriff mehr Sinn, weil der engere Speziesbegriff wahrscheinlich nicht das umfasst, was wir für wertvoll halten sollten. Falls sich unsere Art so stark weiterentwickelt oder technologisch selbst so umgestaltet, dass sie nicht mehr mit dem heutigen Homo sapiens speziesidentisch wäre (und sich daher beispielsweise nicht mehr kreuzen ließe), bräuchte das keineswegs katastrophal zu sein. Je nach Endergebnis könnte eine solche Transformation sogar äußerst wünschenswert ausfallen, ja, es könnte vielmehr selbst eine existentielle Katastrophe darstellen, solche Transformationen auf immer und ewig auszuschließen.

Bislang ging es in den meisten Diskussionen zu existentiellen Risiken ausschließlich um die erste Klasse von Risiken. In diesem Aufsatz sollen darüber hinaus noch drei andere Klassen zur Sprache kommen. Genau wie der »Untergang der Menschheit« hätten auch sie vernichtende pangenerationale Konsequenzen, weshalb die von ihnen ausgehende Gefahr ähnlich groß ist und sie zu vergleichbaren Wertverlusten führen würden.

Dauerhafte Stagnation

Zur dauerhaften Stagnation kommt es, wenn die Menschheit überlebt, aber nie zur technologischen Reife gelangt – also nicht diejenigen Fähigkeiten erwirbt, die eine nahezu maximale ökonomische Produktivität und Kontrolle über die Natur voraussetzen. Eine technologisch reife Zivilisation könnte wohl beispielsweise die Kolonisierung des Weltraums im großen Maßstab vorantreiben, indem sie automatisierte, sich selbst replizierende »Von-Neumann-Sonden« einsetzt.[18] Auch die menschliche Biologie ließe sich

17 Unter »intelligent« können wir hier die Fähigkeit verstehen, Sprache, Wissenschaft, Technologie und kumulative Kultur zu entwickeln.

18 [R. A. Freitas, »A Self-reproducing Interstellar Probe«, in: *Journal of the British Interplanetary Society* 33 (1980), S. 251-264; H. Moravec, *Mind Children: The Fu-*

– vielleicht mithilfe fortschrittlicher Biotechnologie oder molekularer Nanotechnologie – verändern und verbessern,[19] des Weiteren könnte eine solche Zivilisation extrem leistungsfähige Computer-Hardware bauen und zur Emulation von Gehirnen und zur Konstruktion künstlicher Superintelligenzen verwenden.[20] Schließlich könnte sie auch noch über viele weitere Fähigkeiten verfügen, von denen wir uns manche heute womöglich nicht einmal richtig vorstellen können.[21]

Die dauerhafte Zerstörung der Chance, die technologische Reife zu erlangen, ist *prima facie* ein enormer Verlust, weil eine reife Zivilisation Dinge von großem potentiellem Wert hervorbringen könnte, darunter etwa eine astronomische Anzahl äußerst langer und erfüllter Leben. Im speziellen würde eine ausgereifte Technologie die grundlegenden natürlichen Ressourcen (wie Materie, Energie, Raum, Zeit oder Negentropie) viel effizienter zur Wertschöpfung nutzen können als primitivere Technologien, und darüber hinaus könnte sie (durch die Kolonisierung des Weltalls) viel mehr dieser Ressourcen nutzen als jene Zivilisationen, die auf die Erde und deren unmittelbare Umgebung beschränkt bleiben.

Unterscheiden wir nun verschiedene Arten von Szenarien dauerhafter Stagnation: *endgültiger Kollaps* – die meisten unserer gegenwärtigen technologischen und ökonomischen Fähigkeiten gehen für immer verloren; *Plateau* – der Fortschritt kommt zum Erliegen, vielleicht etwas über dem gegenwärtigen Niveau, aber weit von der technologischen Reife entfernt; und *zyklischer Kollaps* – ein ewiger Kreislauf von Kollaps und Erholung.[22]

ture of Robot and Human Intelligence, Cambridge, MA 1988: Harvard University Press; F. Tipler, »Extraterrestrial Intelligent Beings Do Not Exist«, in: *Royal Astronomical Society Quarterly Journal* 21 (1980), S. 267-281.]

19 [R. A. Freitas, *Nanomedicine Volume I: Basic Capabilities*, Austin 1999: Landes Bioscience.; ders., *Nanomedicine Volume IIA: Biocompatibility*, Austin 2003: Landes Bioscience.]

20 [Sandberg/Bostrom, Global Catastrophic Risks Survey.]

21 Eine technologisch reife Zivilisation muss nicht alle diese Technologien auch *tatsächlich einsetzen*; es reicht, wenn sie ihr *zur Verfügung stehen*, also bei Bedarf einfach und schnell entwickelt und eingesetzt werden könnten. Eine hinreichend mächtige Zivilisation superintelligenter Maschinen, die diese und andere relevante Technologien rasch erfinden und einsetzen könnte, würde also bereits als technologisch reif gelten.

22 N. Bostrom, »The Future of Humanity«, in: J.-K. B. Olsen, E. Selinger, S. Riis

Die relative Plausibilität dieser Szenarien hängt von verschiedenen Faktoren ab. Selbst wenn es etwa infolge eines Atomkriegs zu einem völligen Zusammenbruch unserer Zivilisation käme, würde diese sich vermutlich wieder erholen. Ein plausibles Szenario eines dauerhaften Kollapses müsste daher erklären können, warum es zu keinem Wiederaufbau kommt.[23] Gegen ein unmittelbar drohendes Plateau-Szenario sprechen die heutigen rapiden sozialen und technologischen Veränderungen; man könnte sich allerdings Szenarien ausmalen, in denen zum Beispiel ein stabiles globales Regime weitere technologische Fortschritte verhindert.[24] Ein sich ständig wiederholender Kollaps schließlich scheint eine besondere Art von Ursache zu erfordern. Diese müsste (1) stark genug sein, um den völligen Zusammenbruch der globalen Zivilisation herbeizuführen, dürfte aber (2) nicht stark genug sein, um die Menschheit auszulöschen, und müsste (3) immer dann auftreten können, wenn die Menschheit wieder ein gewisses Niveau erreicht hat, und das trotz zufälliger Variation der Anfangsbedingungen und jeglicher Versuche späterer Zivilisationen, aus den Fehlern ihrer Vorgänger zu lernen. Die Wahrscheinlichkeit, auf der Kreisbahn wiederkehrender Zusammenbrüche zu bleiben, sinkt mit der Anzahl der postulierten Zyklen. Je länger die betrachteten Zeithorizonte, desto größer die Wahrscheinlichkeit, dass das Muster durchbrochen wird (das Gleiche gilt für Plateau-Szenarien) – entweder aufwärts, in Richtung der technologischen Ausreifung, oder abwärts, hin zum endgültigen Kollaps oder Untergang (siehe Abb. 4).[25]

(Hg.), *New Waves in Philosophy of Technology*, New York 2009: Palgrave Macmillan, S. 186-216 (= Text 1 in diesem Band). Natürlich nicht im strikten Sinne *ewig*; gemeint ist vielmehr eine Abfolge von Zyklen, die sehr lange andauert und schließlich mit dem Aussterben einer Menschheit endet, die nie zur technologischen Reife gelangt ist.

23 In einem solchen Szenario würde vielleicht eine zur Erholung notwendige Ressource unwiederbringlich zerstört, der menschliche Genpool dauerhaft geschädigt oder auch eine Erfindung gemacht, die sich nicht geheim halten lässt und es kleinen Gruppen ermöglicht, die ganze Zivilisation zu vernichten.

24 Raffiniertere Methoden der Regierungsführung – etwa allgegenwärtige Überwachung und neurochemische Beeinflussung – könnten ein Regime so sehr festigen, dass es nicht mehr gestürzt werden kann.

25 Die Hypothese des zyklischen Kollapses muss sich auch die Frage stellen lassen, warum wir uns hier auf der Erde innerhalb des allerersten technologischen Zyklus befinden. Falls viele solcher Zyklen (mit ähnlichen Populationsgrößen) die Regel sind, wie kommt es dann, dass wir uns gerade in Zyklus Nr. 1 wieder

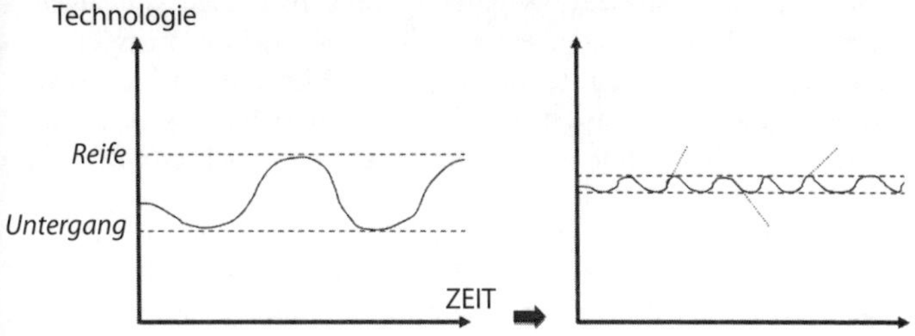

Abb. 4: Ein endloser zyklischer Kollaps?
Quelle: Autor.
Anmerkung: Die modernen menschlichen Umstände repräsentieren einen kleinen, eng gefassten Teil aller Möglichkeiten. Je länger der betrachtete Zeithorizont, desto geringer die Wahrscheinlichkeit, dass das technologische Niveau der Menschheit innerhalb des Intervalls verbleibt, das nach unten hin durch die für das Überleben nötigen technischen Fähigkeiten und nach oben hin durch die technologische Reife definiert wird.

Mangelhafte Realisierung

Zur mangelhaften Realisierung kommt es, wenn die Menschheit auf eine unwiderruflich und deprimierend mangelhafte Weise zur technologischen Reife gelangt. Mit »unwiderruflich« ist gemeint, dass dieser Fehler nachträglich nicht mehr gutzumachen ist, und »deprimierend« soll heißen, dass nur ein kleiner Teil der potentiell möglichen Werte realisiert wird. Um ein Szenario als mangelhaft klassifizieren zu können, muss man ein Werturteil fällen; diese normative Frage wird im nächsten Abschnitt diskutiert. Wir unterscheiden zwei Arten der mangelhaften Realisierung: *nicht vollzogene* und *vorübergehende* Realisierung.

Bei der nicht vollzogenen Realisierung entwickelt die Menschheit eine reife Technologie, macht aber so wenig daraus, dass nur ein kleiner Teil aller potentiell möglichen Werte realisiert wird. Ein

finden? Diese Art von anthropischer Überlegung könnte darauf hindeuten, dass Untergang oder Transformation wahrscheinlichere Möglichkeiten sind, als man naiver Weise annehmen würde.

Beispiel dafür wäre ein Szenario, in dem maschinelle Intelligenzen die biologischen ersetzen, aber über keinerlei Bewusstsein (im Sinne phänomenaler Erfahrungen) verfügen.[26] Diese Welt könnte dann ökonomisch äußerst reich und leistungsfähig, aber in einem wichtigen Sinne unbewohnt sein: Es gäbe nämlich (vermutlich) keine moralisch relevanten Wesen, die etwas von den angesammelten Reichtümern hätten – und selbst wenn in dieser Zukunft noch Bewusstsein vorhanden wäre, würde es wesentlich weniger sein als möglich. Vielleicht gäbe es auch enorm viele, aber nicht sehr ansprechende Erfahrungen von Wesen, die damit wesentlich unglücklicher wären als nötig. Vorstellbar ist schließlich auch eine Welt voller wunschlos glücklicher Wesen, der aber dennoch irgendetwas Wichtiges fehlt.

Bei der vorübergehenden Realisierung entwickelt die Menschheit eine reife Technologie und setzt sie anfänglich auch nutzbringend ein, der Reifezustand ist allerdings instabil und lässt sich nicht aufrechterhalten. Es kommt zu einem Aufblitzen von Werten, dem dann jedoch endlose Dämmerung oder Dunkelheit folgen. Dazu könnte es kommen, wenn der ursprüngliche Reifezustand Brüche aufweist, die schließlich zu einer Zersplitterung der Menschheit in verschiedene Fraktionen führen. Danach mag eine Wiedervereinigung unmöglich sein, und die Menschheit hätte mit dem Reifungsprozess ihre beste und letzte Chance auf die Bildung eines Singletons verspielt.[27] Ohne globale Koordinationsmechanismen könnten verschiedene Prozesse das menschliche Langzeitpotential beschneiden, ein Weltkrieg beispielsweise, obwohl dieser vermutlich nicht ewig dauern würde (sondern durch Abkommen oder Eroberung vermutlich irgendwann endgültig zu Ende ginge).[28] Bei anderen Prozessen könnte es zu unerwünschten Formen evolutionärer und ökonomischer Konkurrenz innerhalb eines Ökosystems maschineller Intelligenzen kommen oder vielleicht auch zu einer

26 [N. Bostrom, »The Future of Human Evolution«, in: C. Tandy (Hg.), *Death and Anti-death: Two Hundred Years After Kant, Fifty Years After Turing*, Palo Alto 2004: Ria University Press, S. 339-371.]

27 [N. Bostrom, »What is a Singleton?«, in: *Linguistic and Philosophical Investigations* 5:2 (2006), S. 48-54.]

28 Schon die Angst vor einem Krieg kann zu großen Kosten in Form von Ausgaben für Waffenarsenale und entgangenen Möglichkeiten zur Zusammenarbeit führen.

Kolonisierung des Weltraums, bei der Replikatoren die kosmischen Ressourcen verschwenden, um sich gegenseitig aus dem Feld zu schlagen.[29]

Nachträglicher Ruin

Das Feld der existentiellen Risiken komplettiert eine vierte Klasse: der nachträgliche Ruin. In den entsprechenden Szenarien erreicht die Menschheit die Stufe der technologischen Reife zwar auf die richtige Weise (das heißt, ohne dass diese auf unwiderrufliche und deprimierende Art mit Mängeln behaftet ist), doch nachträgliche Entwicklungen machen die guten Zukunftsaussichten wieder zunichte.

Praktisch gesehen, brauchen wir uns um den nachträglichen Ruin keine Sorgen zu machen. Wir können keinen Einfluss darauf nehmen, was der Menschheit *nach* ihrer technologischen Heranreifung blüht; *im Moment* können wir nur darauf hinarbeiten, dass sie auf die richtige Weise so weit kommt – mit anderen Worten: Wir müssen die drei anderen Klassen existentieller Risiken vermeiden. Dennoch ist das Konzept des nachträglichen Ruins für uns in mehreren Hinsichten von Bedeutung. Um beispielsweise abzuschätzen, wie wertvoll die Verminderung anderer existentieller Risiken um einen bestimmten Betrag sein dürfte, müssen wir abschätzen, wie hoch der Erwartungswert unter der Voraussetzung ist, dass die ersten drei Risikoklassen vermieden werden – und dazu müssen wir die Wahrscheinlichkeit des nachträglichen Ruins einschätzen.

Die Wahrscheinlichkeit eines nachträglichen Ruins mag durchaus gering – und unter den richtigen Anfangsbedingungen sogar äußerst gering – sein. Ein Grund dafür liegt darin, dass eine globale Katastrophe die Menschheit nur vernichten kann, solange sie noch keine zahlreichen Kolonien im Weltall hat. Ein anderer Grund ist, dass weniger potentiell desaströse Technologien übrig bleiben, sobald wir die technologische Reife erst einmal sicher erreicht haben, und ein dritter Grund lautet, dass eine technologisch reife Zivilisation superintelligent wäre (oder ihr superintelligente Maschinen zur Seite stünden) und somit Gefahren besser voraussehen und ab-

29 [R. Hanson, »What If Uploads Come First?«, in: *Extropy* 6:2 (1994), S. 10-15; ders., »Burning the Cosmic Commons: Evolutionary Strategies for Interstellar Colonization«, ⟨http://hanson.gmu.edu/filluniv.pdf⟩, letzter Zugriff 10.06.2018.]

wenden könnte. Ein Risiko lässt sich zwar nur dann minimieren, wenn man etwas dagegen tun kann, doch einer fortgeschrittenen Zivilisation stünde eine große Bandbreite von Handlungsoptionen zur Verfügung. Falls die technologische Reife ohne Singleton eine Zivilisation außerdem unwiderruflich zum Zerfall verurteilt, können wir im Erfolgsfall davon ausgehen, dass unsere technologisch reife Zivilisation globale Koordinationsprobleme lösen und somit auch den nachträglichen Ruin leichter abwenden kann.

Das ruinöseste Risiko könnte durchaus in einer Begegnung mit intelligenten externen Widersachern bestehen, Außerirdische oder Simulatoren etwa. Szenarien, in denen die Menschheit aufgrund ultimativer physikalischer Grenzen (wie den Wärmetod des Universums) untergeht, würden dagegen nicht *per se* als nachträglicher Ruin zählen. Wenn es der Menschheit zuvor gelingt, einen hinreichend großen Teil ihres Potentials auszuschöpfen, wäre das keine existentielle Katastrophe, sondern vielmehr ein existentieller Erfolg zu nennen.

3. Fähigkeiten und Werte

Einige weitere Bemerkungen werden dabei helfen, die Zusammenhänge zwischen Fähigkeiten, Werten und existentiellen Risiken aufzuklären.

Die Umwandlung von Ressourcen in Werte

Weil die Zukunft der Menschheit potentiell von astronomischer Dauer ist, summieren sich permanente Ineffizienzen zu riesigen Verlusten. Aus diesem Grund zählen wir Szenarien der mangelhaften Realisierung und des nachträglichen Ruins zu den existentiellen Katastrophen, obwohl sie nicht zum Untergang der Menschheit führen müssen.[30] Schon eine etwas effizientere langfristige Realisie-

30 Das ist auch ein Grund dafür, warum die dauerhafte Stagnation ein existentielles Risiko darstellt. Sie könnte allerdings ebenfalls für die Verhinderung des Überlebens der Menschheit über die Zeit hinaus sorgen, zu der die Erde unbewohnbar wird, was aufgrund der zunehmenden Sonnenstrahlung womöglich in etwa einer Milliarde Jahren der Fall wäre (K.-P. Schroder, R. Smith, »Distant Future of the

rung des menschlichen Potentials sollte uns daher eine zeitweilige Verringerung des kurzfristigen Wohlergehens wert sein.

Eine mangelhafte Realisierung lässt sich eher durch die Konzentration auf die Maximierung der langfristigen Effizienz verhindern als durch die rasche Maximierung des Werte-Outputs unmittelbar nach dem Zeitpunkt der technologischen Reife. Die Menge der Wertstruktur, die zu jedem Zeitpunkt produziert werden kann, hängt nämlich nicht nur vom technologischen Niveau ab, sondern auch von den gerade verfügbaren physikalischen Ressourcen und sonstigen Kapitalformen. Wirtschaftswissenschaftlich gesprochen: Die Produktionsmöglichkeitenkurve der Menschheit (die verschiedenen möglichen Kombinationen von Outputs, die die Weltwirtschaft erzeugen könnte) hängt nicht nur von der globalen Produktionsfunktion (der »Meta-Produktionsfunktion«) ab, sondern auch von der Gesamtmenge aller zu einem Zeitpunkt verfügbaren Produktionsfaktoren (Arbeit, Land, physische Kapitalgüter etc.). Bei ausgereifter Technologie sind die meisten Produktionsfaktoren austauschbar und letztlich auf basale physikalische Ressourcen reduzierbar, doch die verfügbare Menge an freier Energie setzt dem Output einer Zivilisation eine strikte Obergrenze. Da die Kolonisierungsgeschwindigkeit die Lichtgeschwindigkeit nicht übersteigen kann, wird eine gerade zur Reife gelangte Zivilisation über bescheidene physikalische Ressourcen verfügen (ein einzelner Planet und eventuell einige weitere nahegelegene Bestandteile des Sonnensystems), und es wird sehr lange dauern – Milliarden von Jahren –, bis sie auch nur ein Prozent der ihr maximal zur Verfügung stehenden Ressourcen unter ihre Kontrolle gebracht hat.[31] Daher ist die spätere effiziente Nutzung am wichtigsten, wenn es darum geht, wie viel Wertvolles letztlich verwirklicht wird.

Darüber hinaus könnte sich zeigen, dass die Menschheit ihr kosmisches Erbe am besten nutzt, indem sie es zum größten Teil erst so spät wie möglich antastet. Manche Berechnungen lassen sich nämlich womöglich effizienter ausführen, wenn wir die freie Ener-

Sun and Earth Revisited«, in: *Monthly Notices of the Royal Astronomical Society* 368:1 [2008], S. 155-163).

31 Eine potentiell wichtige Einschränkung: Die Zeit bis zur Erlangung der maximal erreichbaren Ressourcen könnte kürzer sein, falls intelligente Widersacher (zum Beispiel außerirdische Zivilisationen) unsere kosmische Expansion bremsen.

gie konservieren, bis das Universum älter und kälter ist.[32] Auch das spricht dafür, der Menge an Wert, die unmittelbar nach Erreichen der technologischen Reife erzeugt werden kann, nicht allzu viel Gewicht beizumessen, wenn es darum geht, ob ein Szenario eine mangelhafte Realisierung (oder einen nachträglichen Ruin) darstellt. Viel wichtiger ist es, für die richtigen Anfangsbedingungen zu sorgen, um so schließlich möglichst viele Ressourcen so gut wie möglich zu nutzen. Eine kleinere Verzögerung ist dabei nicht sonderlich dramatisch – wobei mit »kleiner« hier durchaus einige Millionen Jahre gemeint sein können.[33]

Selbst für einzelne Akteure fallen solche siderischen Zeiträume nach der technologischen Reife vielleicht nicht mehr zu stark ins Gewicht. Akteure, die als komputationale Prozesse auf verteilter Hardware existieren, haben eine potentiell unbegrenzte Lebenserwartung. Ähnliches gilt für körperliche Akteure in einem Zeitalter, dessen Reparaturtechnologien genügend weit fortgeschritten sind. Die Lebensdauer solcher Akteure ist proportional zu den physikalischen Ressourcen, über die sie verfügen. (Eine Software-Intelligenz kann einen bestimmten Zeitraum subjektiv erleben, indem sie entweder lange Zeit auf einem langsamen Computer oder kurze Zeit auf einem schnellen Computer läuft). Bei der Einschätzung des Vorliegens einer mangelhaften Realisierung sollte man sich also auch von einem sogenannten engagierten [*person-affecting*] moralischen Standpunkt aus nicht darauf konzentrieren, wie viel Wertvolles unmittelbar nach Erreichen der technologischen Reife geschaffen wird, sondern darauf, ob die geschaffenen Bedingungen gute Aussichten haben, über die gesamte restliche Lebensdauer des Universums möglichst viel von Wert zu schaffen.

Einige weitere moralische Standpunkte

Bislang haben wir existentielle Risiken durch die Linse des Utilitarismus (sowie einiger vereinfachender Annahmen) betrachtet. Sehen wir uns nun kurz an, wie sich die Sache aus Sicht einiger anderer Moraltheorien darstellt. Der Philosoph Robert Adams zum Beispiel denkt so darüber:

32 Für das Löschen eines Informationsbits fallen minimale Entropiekosten an, die mit sinkenden Temperaturen immer geringer werden.

33 [Bostrom, »Astronomical Waste«.]

Ich glaube, dass man sich in diesem Bereich besser ganz woanders nach einer Moraltheorie umschauen sollte – bei einem Engagement für die Zukunft der Menschheit als eines großen Projekts oder eines Netzwerks sich überschneidender Projekte, das die Menschheit verbindet. Dazu gehört das Streben nach einer besseren – gerechteren, lohnenderen, friedlicheren – Gesellschaft ebenso wie die potentiell unendliche Suche nach wissenschaftlicher Erkenntnis und philosophischem Verständnis oder die Schaffung künstlerischer und anderer kultureller Traditionen, darunter unsere je eigenen kulturellen Traditionen in all ihrer kontingenten historischen und ethnischen Differenz. Ebenso dazu gehören auch unser Interesse am Leben unserer Kinder und Kindeskinder sowie die Hoffnung, dass auch diese sich wiederum für die Leben ihrer Kinder und Kindeskinder einsetzen werden. Insofern eine politische Maßnahme oder Praxis in naher oder ferner Zukunft eher zum Gelingen oder Misslingen dieses Projektkomplexes beiträgt, haben wir Grund zu deren Annahme oder Ablehnung. [...] Kontinuität ist bei unserem Engagement für dieses Projekt der Zukunft der Menschheit ebenso wichtig wie bei unserem Engagement für unsere persönlichen Projekte. So, wie die Form meines ganzen Lebens und dessen Zusammenhang mit meiner Gegenwart und Vergangenheit von einem Interesse sind, das über das Interesse an jeder einzelnen Erfahrung hinausgeht, so sind auch die Form der Menschheitsgeschichte über einen längeren zukünftigen Zeitraum und deren Zusammenhang mit der menschlichen Gegenwart und Vergangenheit von einem Interesse, das über dasjenige an der (gesamten oder durchschnittlichen) Lebensqualität einer Population-zu-einem-bestimmten-Zeitpunkt hinausgeht, wenn man dies getrennt davon betrachtet, wie es dazu kam.

Ich glaube, wir schulden diesem Projekt der menschlichen Zukunft ein gewisses Maß an Loyalität. Außerdem schulden wir ihm Respekt, und das wäre sogar dann der Fall, wenn wir selbst nicht zur menschlichen Spezies gehörten, sondern von einem anderen Planeten kämen und auch nur das Geringste von der Sache verstünden.[34]

Da eine existentielle Katastrophe das Projekt der Zukunft der Menschheit entweder beenden oder dessen Umfang drastisch beschneiden würde, hätten wir Adams zufolge wohl einen starken *Prima-facie*-Grund, sie zu vermeiden.

Des Weiteren würde eine existentielle Katastrophe zur Vereitelung vieler starker Präferenzen führen, was dafür spricht, dass sie auch unter dem Blickwinkel der Präferenzbefriedigung schlecht

34 [R. M. Adams, »Should Ethics Be More Impersonal? A Critical Notice of Derek Parfit, *Reasons and Persons*«, in: *Philosophical Review* 98:4 (1989), S. 439-484.]

wäre. Ähnlich steht es mit einer moralischen Sichtweise, der zufolge politische Maßnahmen aufgrund der informierten demokratischen Deliberation aller Beteiligten beschlossen werden sollten. Auch hier dürfte die Minderung existentieller Katastrophen befürwortet werden, weil wir annehmen können, dass die Mehrheit der Weltbevölkerung sich nach vernünftiger Deliberation dafür aussprechen würde (selbst wenn man hypothetische zukünftige Personen nicht als Beteiligte gelten ließe). Außerdem könnten wir auch die sozusagen vormundschaftliche Pflicht haben, das von unseren Vorfahren auf uns übergegangene Erbe unversehrt an die nächste Generation weiterzugeben.[35] Wir wollen nicht das Glied sein, an dem diese Kette zerbricht, und wir sollten das große und noch unvollendete Epos der menschlichen Zivilisation, an dem seit Jahrtausenden gearbeitet wird, nicht vor der Zeit zerstören oder aufgeben. Viele Theologien missbilligen – insbesondere hausgemachte – existentielle Desaster ebenfalls: Wenn Gott die Welt und den Menschen erschaffen hat, wird er nicht erfreut sein, wenn wir sein Meisterwerk verschandeln (oder es durch unsere Überheblichkeit oder Nachlässigkeit zu Schaden kommt).[36]

Statt einen hochtheoretischen Standpunkt einzunehmen, können wir die Situation auch durch die Betrachtung analoger Fälle zu bewerten versuchen, in denen wir eindeutige moralische Intuitionen haben. Sind wir beispielsweise sicher, dass es falsch ist, einen

35 Auch nichtmenschlichen Wesen wie etwa irdischen (und möglichen außerirdischen) Tieren gegenüber könnten wir Pflichten haben. Heute tun wir kaum etwas, um diesen zu helfen, doch in Zukunft hätten wir die Gelegenheit dazu. Falls die Hilfe für notleidende nichtmenschliche Tiere in der Natur einen wichtigen Wert darstellt, dann könnte es als mangelhafte Realisierung zählen, wenn wir die technologische Reife erreicht haben, ihnen aber nicht helfen. Vgl. J. McMahan, »The Meat Eaters«, in: *The New York Times*, 19. September 2010, ⟨http://opinionator.blogs.nytimes.com/2010/09/19/the-meat-eaters/⟩, letzter Zugriff 10.06.2018; Pearce, »The Hedonistic Imperative«.

36 Aus theologischer Perspektive könnte man sich eine spezielle Kategorie existentieller Risiken mit einem anderen moralischen Status vorstellen: Katastrophen oder Apokalypsen, die als göttliche Strafe für unsere Sünden gedacht sind. Ein Gläubiger könnte solche Ereignisse als insgesamt gut betrachten. Sterbliche wie wir dürften wohl allerdings kaum in der Lage sein, Gottes Pläne zu durchkreuzen, weshalb alle physischen Gegenmaßnahmen uns sicher höchstens vor natürlichen und anthropogenen existentiellen Risiken schützen würden. Weil daher nicht zu befürchten steht, dass wir Gottes Pläne durchkreuzen, hätten wir auch keinen Grund, uns bei unseren Versuchen zurückzuhalten.

kleinen Genozid zu begehen, und ebenso falsch, einen größeren Genozid zu begehen, dann könnten wir daraus schließen, dass es ebenfalls falsch ist, einen Omnizid zu begehen.[37] Glauben wir darüber hinaus, dass moralische Gründe für die Verhinderung von Naturkatastrophen sprechen, durch die einige Menschen umkommen würden, und stärkere moralische Gründe für die Verhinderung von Naturkatastrophen sprechen, die noch mehr Menschen umbringen würden, dann könnten wir schließen, dass noch stärkere moralische Gründe dafür sprechen, Katastrophen zu verhindern, die die gesamte Menschheit auslöschen würden.

Viele verschiedene moralische Sichtweisen stimmen folglich darin überein, dass existentielle Risiken verringert werden sollten. Wie schlimm eine existentielle Katastrophe wäre und welche Priorität unseren Gegenmaßnahmen zukommen sollte, wird allerdings von verschiedenen Moraltheorien ganz unterschiedlich gesehen,[38] und keinem Ansatz zufolge ist es eine *begriffliche* Wahrheit, dass existentielle Risiken schlecht und Gegenmaßnahmen richtig sind. Es gibt mögliche Situationen, in denen das Auftreten einer Art von existentieller Katastrophe von Vorteil wäre – etwa dann, wenn sie einer anderen, schlimmeren Katastrophe zuvorkäme.

Existentielle Risiken und normative Ungewissheit

Während die ersten beiden Klassen existentieller Risiken (Untergang der Menschheit und dauerhafte Stagnation) durch rein deskriptive Kriterien spezifiziert wurden, sind die letzteren (mangelhafte Realisierung und nachträglicher Ruin) normativ definiert. Dies bedeutet, dass der Begriff des existentiellen Risikos eine evaluative Komponente hat.[39]

37 Obwohl ein Omnizid – im Gegensatz zum oft rassistisch oder nationalistisch motivierten Genozid – immerhin unparteiisch wäre.

38 James Lenman etwa hält es für fast egal, wann die Menschheit ausstirbt, zumindest dann, wenn es nicht zu früh passiert (J. Lenman, »On Becoming Extinct«, in: *Pacific Philosophical Quarterly* 83:3 [2002], S. 253-269).

39 In dieser Hinsicht gleicht der Begriff des existentiellen Risikos solchen Begriffen wie »Demokratie« und »effizienter Arbeitsmarkt«. Ein Schwarzes Loch oder ein Glas voller Kieselsteine sind weder das eine noch das andere, und das lässt sich erkennen, ohne ein normatives Urteil fällen zu müssen. Es könnte allerdings andere Gegenstände geben, die sich nur unter einen dieser Begriffe bringen (oder

Normative Fragen sind häufig hochumstritten. In der Populationsethik etwa wird sehr kontrovers diskutiert, wie mit verschiedenen Parametern (etwa Bevölkerungsgröße, durchschnittliches Wohlbefinden, wo ein lebenswertes Leben anfängt, Ungleichheit oder Entscheidungen von gleichen vs. verschiedenen Personen) umzugehen ist. Auch die Bewertung von Szenarien, in denen es um fundamentale Transformationen der menschlichen Natur geht, dürfte oft strittig sein.[40] Nicht alle normativen Fragen sind jedoch umstritten. Weitgehende Einigkeit besteht etwa darüber, dass eine Zukunft, in der sich eine kleine Gruppe von Menschen trotz großer (aber ungenutzter) technologischer Fähigkeiten durch eine zerstörte Umwelt schlagen muss, eine deprimierend mangelhafte Realisierung des menschlichen Potentials darstellen und – wenn unumkehrbar – existentiell kastastrophal wäre.

Hinsichtlich einiger mutmaßlicher Arten existentieller Risiken besteht hauptsächlich normative Ungewissheit, hinsichtlich anderer hauptsächlich positive Ungewissheit. Im Fall der letzteren, deskriptiven Ungewissheit haben wir oben bereits gesehen, dass etwas – zumindest in dem für die Entscheidungsfindung relevanten subjektiven Sinn – riskant ist, wenn es nicht als objektiv ungefährlich erkannt wurde. Für die normative Ungewissheit lässt sich eine Parallele ziehen. Angenommen, ein Ereignis *X* hat (um des Arguments willen) nur eine bedeutsame Konsequenz: Sie verringert die Artenvielfalt (und diese Verringerung hat keinerlei Auswirkungen auf Menschen oder andere moralisch relevante Lebewesen). Nun könnten wir unsicher sein, ob Artenvielfalt einen »Wert an sich« darstellt und ob *X* somit wirklich schlecht sein würde oder nicht. Folgendes könnten wir aber sagen: Wenn wir unsicher sind, ob *X* wirklich schlecht wäre (aber sicher *sind*, dass *X* nicht gut wäre), dann wäre *X* zumindest in dem für die Entscheidungsfindung relevanten Sinne schlecht. Mit anderen Worten: Wir haben Grund, das

nicht bringen) lassen, indem man (zumindest implizit) normativ Stellung bezieht.

40 [F. Fukuyama, *Our Posthuman Future: Consequences of the Biotechnology Revolution*, New York 2002: Farrar, Straus and Giroux (dt.: *Das Ende des Menschen*, Darmstadt 2002: Wissenschaftliche Buchgesellschaft); J. Glover, *What Sort of People Should There Be?*, Harmondsworth 1984: Penguin; L. Kass, *Life, Liberty, and the Defense of Dignity: The Challenge for Bioethics*, San Francisco 2002: Encounter Books; J. Savulescu, N. Bostrom (Hg.), *Enhancing Humans*, Oxford 2009: Oxford University Press.]

Nichtauftreten von *X* zu präferieren, und vielleicht auch Grund, *X* verhindern zu wollen.

Unklar bleibt, *wie* genau die fundamentale moralische Ungewissheit einzubeziehen ist, doch klar ist, *dass* man das tun sollte.[41] Somit können wir Situationen als existentielle Risiken behandeln, in denen wir wissen, was passieren wird, und vernünftigerweise urteilen können, dass diese Ereignisse existentiell schlecht sein *könnten* – selbst wenn sie in Wirklichkeit gar nicht schlecht wären.

Das hat eine interessante Konsequenz: Angenommen, ein absolut vertrauenswürdiger Flaschengeist würde der Menschheit einen beliebigen, die Zukunft betreffenden Wunsch erfüllen. Selbst wenn wir uns alle auf einen Wunsch einigen könnten, bestünde immer noch ein weiteres, potentiell schwerwiegendes existentielles Risiko: Wir könnten eine Zukunft wählen, die uns als die wünschenswerteste erschiene, tatsächlich jedoch von deprimierender Mangelhaftigkeit wäre.

Sich alle Optionen offenhalten

Diese Überlegungen zur moralischen Ungewissheit legen sowohl eine alternative und komplementäre Betrachtungsweise existentieller Risiken als auch eine neue Art des Denkens über das Ideal der Stabilität nahe. Das muss ich näher erläutern.

Unser gegenwärtiges Verständnis von Axiologie könnte durchaus fehlgeleitet sein. Vielleicht wissen wir heute noch gar nicht – oder zumindest nicht genau –, welche Endresultate für die Menschheit wirklich am besten wären, ja vielleicht können wir uns diese momentan noch nicht einmal vorstellen. Falls wir uns hinsichtlich unserer ultimativen Ziele wirklich zutiefst im Unklaren sind, dann müssen wir uns klarmachen, dass die Erhaltung – und bestenfalls auch die Verbesserung – unserer Fähigkeit, einen Wert zu erkennen und die Zukunft entsprechend zu formen, einen großen *Optionswert* darstellt. Um die Wahrscheinlichkeit zu erhöhen, dass die Zukunft viel Wertvolles enthalten wird, sollten wir daher wohl am besten sicherstellen, dass es in Zukunft eine Version der Menschheit gibt, die sowohl über große Fähigkeiten als auch über

41 [N. Bostrom, »Moral Uncertainty – Towards a Solution?«, in: *Overcoming Bias*, ⟨http://www.overcomingbias.com/2009/01/moral-uncertainty-towards-a-solution.html⟩, letzter Zugriff 10.06.2018.]

die Neigung verfügt, diese klug einzusetzen. Dazu gilt es, alle existentiellen Katastrophen zu vermeiden.

Folglich sollten wir einen Zustand anstreben, in dem wir (1) über wesentlich mehr Intelligenz, Wissen und Urteilskraft verfügen als heute, (2) globale Koordinationsprobleme viel besser lösen können, (3) deutlich größere technologische Fähigkeiten und mehr physikalische Ressourcen haben und in dem (4) unsere Werte und Präferenzen auf dem Weg dorthin nicht korrumpiert (sondern wenn möglich verbessert) werden. Die Faktoren 2 und 3 erweitern die der Menschheit zur Verfügung stehenden Optionen, Faktor 1 erhöht unsere Fähigkeit, die Folgen der verfügbaren Optionen zu prognostizieren sowie zu verstehen, was jedes Ergebnis für die Verwirklichung menschlicher Werte bedeuten würde, und Faktor 4 erhöht die Wahrscheinlichkeit, dass die Menschheit diese Werte auch realisieren *will*.

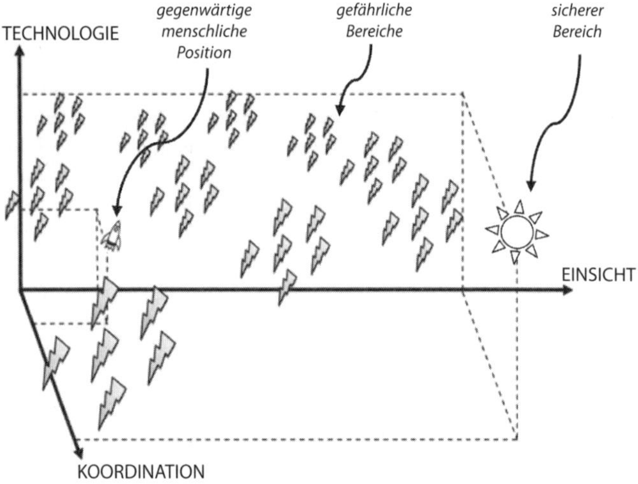

Abb. 5: Die Herausforderung, einen sicheren Weg zu finden.
Quelle: Autor.
Anmerkung: Idealerweise hätten wir ein äußerst hohes technologisches Niveau, hervorragende globale Koordinationsmechanismen und ein sehr genaues Wissen darüber, wie sich unsere Fähigkeiten einsetzen lassen. Dar-

aus folgt nicht, dass zusätzliche Technologien, Koordinationsmechanismen oder Einsichten immer gut für uns wären. Vielleicht muss das Wachstum entlang verschiedener Dimensionen uns im Zustandsraum auf eine ganz bestimmte Entwicklungsbahn bringen, da nur diese uns schließlich in den gewünschten Zielbereich führt.

Aus heutiger Sicht ist es nicht offensichtlich, wie sich diese Ziele am besten erreichen lassen (siehe Abb. 5). Auch wenn zusätzliche Technologien, Einsichten und Koordinationsmechanismen unabdingbar sind, braucht der kürzeste Weg dabei nicht der beste zu sein.

Es könnte sich zum Beispiel herausstellen, dass eine Zivilisation dem Untergang geweiht ist, wenn sie bestimmte Technologien erwirbt, *ohne bereits* über hinreichende Kenntnisse oder Koordinationsfähigkeiten zu verfügen. Problemlos vorstellbar ist ja eine Klasse von Szenarien, in denen eine neue Technologie immense Zerstörungskräfte in die Hände sehr vieler Menschen legt. Gibt es keinen effektiven Schutz gegen diese Technologie und lässt sich deren Ausbreitung nicht verhindern, dann ist das Schicksal der Zivilisation besiegelt, denn in einer hinreichend großen Bevölkerung wird es immer einige Leute geben, die auf den Knopf drücken wollen. Vor der Atombombe hat uns nur die glückliche Tatsache bewahrt, dass man zu ihrem Bau eine seltene und aufwändig herzustellende Zutat braucht: waffenfähiges spaltbares Material. Ziehen wir jedoch weiterhin Kugeln aus der Urne möglicher technologischer Entdeckungen, ohne effektive Mittel zur globalen Koordination, Überwachung und/oder Beschränkung potentiell gefährlicher Informationen bereitzustellen, dann könnte irgendwann eine schwarze Kugel zum Vorschein kommen: eine einfache Maßnahme, die extrem viel Leid verursacht und nicht wirksam unter Kontrolle gebracht werden kann.[42]

Aus diesem Grund sollten wir vielleicht nicht *direkt* einen Zustand anstreben, der insofern »stabil« wäre, als wir einige Zeit in ihm verbleiben könnten, sondern wir sollten vielmehr auf einen

42 Globale Koordinationsmechanismen, die hinreichend effektiv wären, um die ganze Weltbevölkerung permanent zu überwachen oder jede für gefährlich gehaltene Information unbegrenzt lange unter Verschluss zu halten, würden natürlich (zumindest ohne adäquate Vorsichtsmaßnahmen) selbst gravierende existentielle Risiken hervorrufen, etwa das Risiko dauerhafter Stagnation oder mangelhafter Realisierung unter einem repressiven totalitären Regime.

Weg zu gelangen versuchen, der uns mit hoher Wahrscheinlichkeit vor einer existentiellen Katastrophe bewahrt. Mit anderen Worten: Wir sollten die Chance maximieren, eines Tages auf eine Weise zur technologischen Reife zu gelangen, die nicht deprimierend und unwiderruflich mangelhaft ist. Falls das gelingt, haben wir eine gute Chance, unser astronomisches axiologisches Potential zu verwirklichen.

Die folgende Analogie soll diesen Punkt verdeutlichen. Auf der Startrampe befindet sich eine Rakete in einem ziemlich stabilen, dauerhaften Zustand. Auch wenn sie schließlich durch Wind und Wetter zerstört werden wird, kann sie zuvor doch lange Zeit in dieser Position verbleiben. Der Weltraum ist ein weiterer passender Ort, den sie sehr lange schwerelos durchqueren könnte. In der Luft allerdings befindet sie sich in einem instabilen, vorübergehenden Zustand, da ihr bald der Treibstoff ausgehen wird. Nun ist es zwar wünschenswert, die Rakete wieder in einen stabilen Zustand zu überführen, doch dies nicht auf *jede* beliebige Art. Wenn man beispielsweise ihren Energieverbrauch so weit wie möglich reduziert, kann die Rakete zwar länger auf ihrer Bahn bleiben – und das heißt, länger in ihrem Zustand verweilen; ist der Treibstoff jedoch aufgebraucht, wird sie abstürzen. Stattdessen sollte man einer Rakete also lieber genug dauerhaften Schub geben, damit sie dem Gravitationsfeld der Erde entkommen kann – dieser Strategie zufolge gilt es, zunächst einen *weniger* dauerhaften Zustand (des höheren Treibstoffverbrauchs) einzunehmen, um später den wünschenswertesten stabilen Zustand zu erreichen. Anders gesagt: Statt einen stabilen *Zustand* anzustreben, sollte man die Rakete lieber auf eine stabile *Flugbahn* bringen.

Bei der heutigen *conditio humana* handelt es sich ebenfalls um einen solchen Übergangszustand, und genau wie die Rakete in unserer Analogie muss auch die Menschheit einen Weg einschlagen, der das Risiko einer existentiellen Katastrophe minimiert.[43] Wäh-

43 Im Idealfall würde sie das tun, während sie die Mittel zur Umsetzung der kollektiven Euthanasie erwirbt – dies für den ziemlich unwahrscheinlichen Fall, dass wir uns nach langen und sorgfältigen Überlegungen dazu entschließen, der fortgesetzten Existenz ein rasches Ende vorzuziehen. Das dürfte jedoch erst dann eine nützliche Fähigkeit sein, wenn wir zuvor ausreichend weise geworden sind, um sie nicht fälschlich auszuüben. Wir sollten betonen, wie wichtig es ist, sowohl unaufhörlich philosophische Überlegungen anzustellen und diejenigen

rend wir jedoch den optimalen Treibstoffverbrauch einer Rakete bestimmen können, haben wir keine Ahnung, wie sich existentielle Risiken minimieren lassen.

4. Ausblick

Wir haben gesehen, dass die Reduktion existentieller Risiken in vielen aggregativen konsequentialistischen Moraltheorien höchste Priorität genießt (und auch für viele andere Moraltheorien von großer Bedeutung ist). Das Konzept des existentiellen Risikos kann moralisch oder altruistisch eingestellten Menschen also dabei helfen, diejenigen Handlungen zu identifizieren, die den höchsten Erwartungswert haben. Insbesondere reduziert sich das Problem, die richtige Entscheidung zu treffen, unter bestimmten Annahmen einfach darauf, dem Maxipok-Prinzip zu folgen.

Hindernisse für Denken und Handeln

Angesichts dieses Ergebnisses, das ja darauf hindeutet, wie lohnenswert es sein dürfte, existentielle Risiken zu studieren und potentielle Gegenmaßnahmen zu analysieren, ist es erstaunlich, wie wenig akademische Aufmerksamkeit diesen Problemen im Vergleich zu weniger wichtigen Fragen geschenkt wurde (siehe Abb. 6).[44]

Umstände zu fördern, die uns schließlich die Wahrheit bezüglich zentraler normativer Fragen herausfinden lassen, als auch unwiderrufliche zwischenzeitliche Fehler zu vermeiden.

44 Sowohl existentielle Risiken *per se* als sogar Risiken, die nur das Überleben der Menschheit betreffen, werden in der akademischen Literatur kaum behandelt (siehe aber N. Bostrom, »Existential Risks: Analyzing Human Extinction Scenarios and Related Hazards«, in: *Journal of Evolution and Technology* 9:1 [2002]; J. Leslie, *The End of the World: The Science and Ethics of Human Extinction*, London 1996: Routledge; Matheny, »Reducing the Risk«; W. Wells, *Apocalypse When? Calculating How Long the Human Race Will Survive*, Chichester 2009: Praxis), einzelne existentielle Risiken oder Fragen, die für viele dieser Risiken (von denen einige im vorliegenden Aufsatz genannt werden) relevant sind, allerdings schon. Zudem befassen sich einige neuere Arbeiten in allgemeiner Form mit globalen katastrophalen Risiken, ohne sich dabei jedoch auf existentielle Risiken zu konzentrieren – siehe z. B. N. Bostrom, M. M. Cirkovic (Hg.), *Global Catastrophic Risks*, Oxford 2008: Oxford University Press; J. M. Diamond, *Collapse: How Societies Choose to Fail or Succeed*, New York 2005: Viking (dt.:

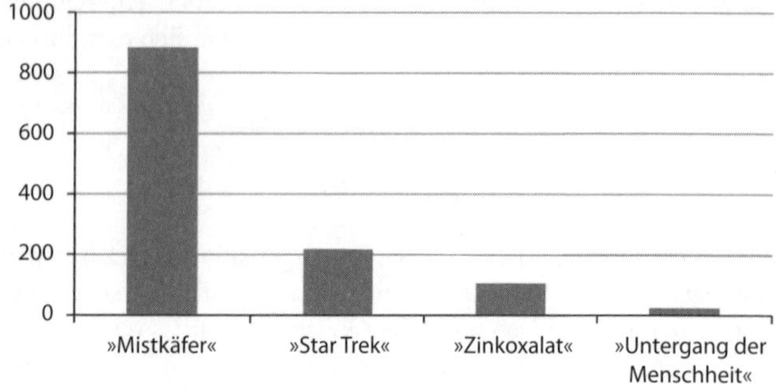

Abb. 6: Akademische Priorisierung.
Quelle: Autor.
Anmerkung: Anzahl der akademischen Aufsätze zu verschiedenen Themen (aufgeführt in *Scopus*, August 2012).

Gegen das Studium und die Eindämmung existentieller Risiken sprechen viele verschiedene Faktoren. Hemmend auf die Forschung wirken sich vermutlich nicht nur die multidisziplinäre Natur des Problems, sondern auch tiefe erkenntnistheoretische Fragen aus. Die größten existentiellen Risiken lassen sich mit herkömmlichen wissenschaftlichen Untersuchungsmethoden nicht fassen; darüber hinaus bestehen ungelöste Grundsatzprobleme, die insbesondere die Beobachtungs-Auswahl-Theorie sowie die Populationsethik betreffen und die für die Bewertung existentieller Risiken entscheidend sind; verschärft werden diese Schwierigkeiten dann noch durch psychologische Faktoren, die ein klares Nachdenken über solche Fragen wie das Ende der Menschheit erschweren.[45]

Kollaps. Warum Gesellschaften überleben oder untergehen, Frankfurt/M. 2005: S. Fischer); T. Homer-Dixon, *The Upside of Down: Catastrophe, Creativity and the Renewal of Civilization*, London 2007: Souvenir Press; Posner, *Catastrophe*; C. Sunstein, *Worst-Case Scenarios*, Cambridge, MA 2009: Harvard University Press; Weltwirtschaftsforum, *Global Risks*, 2011, ⟨http://reports.weforum.org/global-risks-2011/⟩, letzter Zugriff 10.06.2018.

45 Mit Beobachtungs-Auswahl-Effekten zusammenhängende relevante Fragen betreffen unter anderem das Carter-Leslie-Doomsday-Argument, das Simulationsargument sowie die »Großer-Filter«-Argumente; siehe N. Bostrom, *Anthropic Bias: Observation Selection Effects in Science and Philosophy*, New York 2002: Routledge; ders., »Are you Living in a Computer Simulation?«, in: *Philosophical*

Stünden der Erforschung existentieller Risiken mehr Ressourcen zur Verfügung, würden diese am Ende womöglich zum allergrößten Teil nur in das Studium relativ harmloser Risiken fließen, die sich mit etablierten Methoden leichter studieren lassen. Zu kurz kämen dagegen wesentlich wichtigere Bereiche, die aber ganz neue Forschungsansätze erfordern: maschinelle Superintelligenz, fortgeschrittene molekulare Nanotechnologie, Totalitarismus, mit der Simulationshypothese zusammenhängende Risiken oder auch künftige Fortschritte in der synthetischen Biologie. Zudem würde die entsprechende Forschung sich vermutlich in erster Linie mit globalen katastrophalen Risiken beschäftigen, die kein oder kaum ein existentielles Risiko beinhalten.

Der Verringerung existentieller Risiken steht aber nicht nur mangelndes Verständnis, sondern auch fehlender Enthusiasmus im Weg. Die Senkung existentieller Risiken ist ein globales öffentliches (also nichtexklusives und nichtkonkurrierendes) Gut, was der Wirtschaftswissenschaft zufolge dafür spricht, dass es auf dem Markt kaum angeboten werden wird, da jeder Produzent des Gutes (selbst wenn es sich um eine große Nation handelt) nur einen kleinen Teil von dessen Wert abschöpfen könnte.[46] Tatsächlich ist die Situation hier noch problematischer als bei vielen anderen globalen öffentlichen Gütern, da es sich bei der Reduktion existentieller Risiken um ein stark *transgenerationales* (ja sogar pangenerationales) öffentliches Gut handelt: Selbst ein Weltstaat würde nur diejenigen Vorteile für sich nutzen können, die seinen gerade existierenden

Quarterly 53:211 (2003), S. 243-255 (= Text 6 in diesem Band); ders., »Where are They? Why I Hope the Search for Extraterrestrial Life Finds Nothing«, in: MIT *Technology Review* (Mai/Juni 2008), S. 72-77; B. Carter, »The Anthropic Principle and its Implications for Biological Evolution«, in: *Philosophical Transactions of the Royal Society* A 310 (1983), S. 347-363; Circovic u. a., »Anthropic Shadow«; Hanson, »Burning the Cosmic Commons«; Leslie, *The End of the World*; M. Tegmark, N. Bostrom, »How Unlikely is a Doomsday Catastrophe?«, in: *Nature* 438 (2005), S. 754. Zu einigen einschlägigen Problemen in der Moralphilosophie siehe z. B. Bostrom, »Infinite Ethics« und ders., »Moral Uncertainty«; zu einem Überblick über die Literatur zu kognitiven Verzerrungen im Zusammenhang mit katastrophalen Risiken siehe schließlich E. Yudkowsky, »Cognitive Biases Potentially Affecting Judgment of Global Risks«, in: Bostrom, Cirkovic, *Global Catastrophic Risks*, S. 91-119.

46 [A. Feldman, *Welfare Economics and Social Choice Theory*, Boston 1980: Martinus Nijhoff; I. Kaul, *Global Public Goods*, Oxford 1999: Oxford University Press.]

Bürgern zugutekämen. Die Billiarden von zukünftigen glücklichen Menschen, die existieren werden, falls es zu keiner existentiellen Katastrophe kommt, würden uns astronomische Summen zahlen, wenn wir ihre Zukunft auch nur ein klein wenig sicherer machten, doch dieser für beide Seiten vorteilhafte Handel wird leider durch die offenkundigen Schwierigkeiten vereitelt.

Auch moralisch gesehen können wir wohl oft nicht ermessen, was tatsächlich auf dem Spiel steht. Die mangelnde Umfangssensitivität unserer moralischen Empfindungen wird besonders deutlich, wenn es um sehr große Zahlen geht:

> Wesentlich größere Zahlen, 500 Millionen Tote beispielsweise, und insbesondere qualitativ verschiedene Szenarien, die Auslöschung der gesamten Menschheit etwa, scheinen eine andere Denkweise hervorzurufen, mit der man sich in einer »anderen Domäne« bewegt. Menschen, die nicht im Traum daran dächten, einem Kind etwas anzutun, hören von einem existentiellen Risiko und sagen: »Na, vielleicht verdient es die Menschheit eben nicht besser.«[47]

Existentielle Risiken erfordern einen proaktiven Ansatz, denn ein reaktiver Ansatz – das Geschehen beobachten, Schäden begrenzen und dann Verbesserungen vornehmen, die ein erneutes Auftreten verhindern sollen –, ist zum Scheitern verurteilt, wenn man aus seinen Fehlern nicht mehr lernen kann. Es gilt stattdessen, Gefahren zu antizipieren und auf sie aufmerksam zu machen, um Gegenmaßnahmen ergreifen zu können, die schon beim ersten Mal wirksam sind – ein äußerst schwieriges Unterfangen. Nur wenige Institutionen funktionieren dauerhaft derart vernünftig, während proaktive Bemühungen unvollkommenerer Institutionen leicht nach hinten losgehen können, denn mittels spekulativer Panikmache lassen sich auch eigennützige Agenden rechtfertigen: Aggressives Handeln, Ausbau kostspieliger und potentiell repressiver Überwachungsapparate oder Einschränkungen derjenigen Bürgerrechte, die dafür sorgen, dass Gesellschaften frei und vernünftig bleiben. Eine derartige Korruption des rationalen Ideals könnte schnell zu einem höheren existentiellen Gesamtrisiko führen.[48]

47 [Yudkowsky, »Cognitive Biases«, S. 114.]

48 Dieses Problem lässt sich möglicherweise umgehen, indem man die Gesamtsorge in etwa konstant hält, aber versucht, mehr von den insgesamt im Pott liegenden »Befürchtungschips« für existentielle Risiken abzuzweigen. So sollte man

Herausforderungen multidisziplinärer und erkenntnistheoretischer Art, akademische Ablenkungen und Zerstreuungen, kognitive Verzerrungen, Trittbrettfahrer-Probleme, moralische Trägheit und fehlende Umfangssensitivität, institutionelle Inkompetenz sowie die politische Instrumentalisierung nichtquantifizierbarer Bedrohungen sind somit einige der Hindernisse, die der effektiven Risikoverringerung entgegenstehen. Hinzu kommt noch die Schwierigkeit, die benötigte globale Koordination zu bewerkstelligen. Einige existentielle Risiken lassen sich nämlich zwar unilateral angehen – jede Nation mit einer Raumfahrtindustrie könnte ein globales Asteroidenabwehrprogramm auflegen –, doch andere Risiken können Staaten nur gemeinsam bewältigen. Das Weltklima etwa dürfte sich nur durch eine Kooperation der allermeisten Industrie- und Schwellenländer unter Kontrolle bringen lassen, und der Verhinderung von Rüstungswettläufen oder gefährlichen Forschungsvorhaben müssten sich wohl sogar alle Staaten verschreiben, da ein einziger Abweichler alles zunichtemachen würde. Einige zukünftige Bedrohungen mögen es sogar erfordern, dass jede Nation alle bedeutsamen Gruppen oder Einzelpersonen auf ihrem Territorium überwacht und reglementiert.[49]

Gibt es Grund zum Optimismus?

Eine wohlüberlegte und effektive Strategie gegen die uns drohenden existentiellen Risiken hat demnach hohe Hürden zu überwinden. Statt die Flinte ins Korn zu werfen, sollten wir jedoch auch einige der ermutigenden Anzeichen wahrnehmen.

Zunächst lässt sich konstatieren, dass viele der relevanten Schlüsselbegriffe und Ideen relativ neuen Datums sind.[50] Bevor die begrifflichen und theoretischen Fundamente gelegt waren,

vielleicht darauf hinarbeiten, dass wir einerseits besorgter auf diese reagieren und andererseits unbesorgter hinsichtlich kleinerer Risiken wie etwa dem Umkommen einiger tausend Menschen bei einer seltenen Terrorattacke oder einer Naturkatastrophe bleiben.

49 Eine solche Kontrolle von Staaten über ihr eigenes Territorium wird mit fortschreitender Überwachungstechnik möglich. Es wird wie erwähnt eigene Probleme bereiten, solche Staaten am Missbrauch dieser Mittel zu hindern.

50 Darunter der Begriff des existentiellen Risikos selbst (Bostrom, »Existential Risks«).

ließ sich für die Erforschung und Minderung existentieller Risiken auch nicht effektiv werben. In zahlreichen Fällen stehen uns erst seit kurzem die grundlegenden wissenschaftlichen, technologischen und methodologischen Ideen zur Verfügung, die für das gewinnbringende Studium existentieller Risiken nötig sind. Diese Verzögerung trug ihren Teil dazu bei, dass wir heute noch ganz am Anfang stehen.

Wohl erst seit dem Bau der Atombombe im Jahr 1945 und dem anschließenden Wettrüsten im Kalten Krieg scheint es bedeutende naturalistische (das heißt säkulare) existentielle Risiken zu geben – zumindest, wenn wir nur solche Risiken gelten lassen, die der Mensch irgendwie beeinflussen kann.[51] Die meisten wirklich großen existentiellen Risiken scheinen zudem immer noch viele Jahre in der Zukunft zu liegen, weswegen es bis vor kurzem wohl kaum einen Anlass gab, generell über sie nachzudenken, und in jedem Fall auch nur wenige Chancen zur Risikoreduktion vorhanden waren.

Die Öffentlichkeit scheint allmählich zu bemerken, welchen Einfluss der Mensch auf das Weltgeschehen hat. Viele Forscher – darunter Umweltwissenschaftler, Ökonomen, Epidemiologen oder Demografen – untersuchen Systeme, Prozesse und Risiken heute unter globalen Gesichtspunkten. Probleme wie Klimawandel, grenzüberschreitender Terrorismus und internationale Finanzkrisen haben den Blick für globale Verflechtungen und Bedrohungen

51 Man könnte die im Lauf der Geschichte wiederholt auftretenden und für Weltuntergangsstimmung sorgenden Pandemien und Kometen als frühe und große existentielle Risiken betrachten. Angesichts der damals verfügbaren Informationen dürfte es nicht unvernünftig gewesen sein, das nahende Weltende für relativ wahrscheinlich zu halten. Für religiöse Untergangsszenarien gilt womöglich das Gleiche, wobei es hier vielleicht plausibel war zu glauben, das drohende Schicksal durch Buße, Gebete, Opfer oder auch Hexenverfolgungen abwenden zu können. Das erste klarerweise wissenschaftliche existentielle Risiko dürfte dann mit der Entwicklung der Atombombe aufgetreten sein. Vor dem Trinity-Test ordnete Robert Oppenheimer, der wissenschaftliche Leiter des Manhattan-Projekts, eine Untersuchung an, um zu bestimmen, ob die nukleare Detonation eine nukleare Kettenreaktion in der Erdatmosphäre auslösen würde. Der daraus hervorgegangene Bericht stellt wohl die erste quantitative Einschätzung des Risikos des Untergangs der Menschheit dar (Manhattan-Projekt, *LA-602: Ignition of the Atmosphere with Nuclear Bombs*, Library Without Walls Project, Los Alamos National Laboratory 1946, 〈http://www.fas.org/sgp/othergov/doe/lanl/docs1/00329010.pdf〉, letzter Zugriff 10.06.2018).

der Weltordnung geschärft, ja der Vorstellung von Risiko scheint heute überhaupt mehr Interesse geschenkt zu werden.[52] Angesichts dieser Fortschritte von Erkenntnis, Methode und Einstellung sind die Bedingungen dafür, den existentiellen Risiken die ihnen gebührende Aufmerksamkeit zu verschaffen, so günstig wie nie zuvor.

Ebenfalls zunehmen dürften die Handlungschancen. Einige Projekte zur Risikoverringerung, lassen sich wie gesagt einseitig angehen, und deren Zahl dürfte mit zunehmendem weltweitem Wohlstand noch wachsen. Andere Projekte erfordern zwar Koordination in größerem – und oft weltweitem – Maßstab, auch das scheint einigen Trends zufolge aber zunehmend plausibel. Es gibt einen langfristigen Geschichtsverlauf hin zu immer stärkerer politischer Integration: von steinzeitlichen Gruppen über Stämme, Stadt- und Nationalstaaten bis hin zu unseren heutigen multinationalen Organisationen, regionalen Allianzen, internationalen Institutionen und anderen Aspekten der Globalisierung.[53] Die Extrapolation dieses Trends deutet auf die letztliche Erschaffung eines Singletons hin.[54] Eine weitere Möglichkeit besteht darin, dass einige der weltweiten Bewegungen, die in den letzten 50 Jahren entstanden sind – insbesondere die Friedensbewegung, die Umweltbewegung sowie verschiedene Bewegungen, die sich für Menschenrechte und weltweite Gerechtigkeit einsetzen –, allgemeinere Probleme, die mit existentiellen Risiken zusammenhängen, immer mehr in den Blick nehmen werden.[55]

Insofern die Verringerung existentieller Risiken tatsächlich von überragender Bedeutung ist, darf man außerdem erwarten, dass

52 Manche Soziologen sind sogar so weit gegangen, im Risiko ein zentrales Thema unserer Ära zu sehen; siehe z. B. U. Beck, *The World Risk Society*, Cambridge 1999: Polity.

53 [R. Wright, *Nonzero: The Logic of Human Destiny*, New York 1999: Pantheon Books.]

54 [Bostrom, »What is a Singleton?«.]

55 Viele Friedensaktivisten, die sich gegen das atomare Wettrüsten im Kalten Krieg aussprachen, wetterten explizit gegen ein die ganze Menschheit bedrohendes nukleares Armageddon. In jüngerer Zeit haben sich Umweltschützer angesichts des Klimawandels einer ähnlich apokalyptischen Rhetorik bedient. Unklar bleibt allerdings, welche Rolle die Möglichkeit des Untergangs der Menschheit hier tatsächlich spielte. Vielleicht bliebe die Sorge in etwa die gleiche, selbst wenn absolut sicher wäre, dass die fragliche Katastrophe nicht alle Menschen umbringen würde.

die generelle Verbesserung unserer Fähigkeit, wichtige Wahrheiten zu erkennen und ihnen gemäß zu handeln, auch entsprechende Ressourcen aus vielen verschiedenen Quellen freisetzen wird. Dazu gehören verbesserte Lehrmethoden und Hilfsmittel der Online-Zusammenarbeit, institutionelle Innovationen wie Prognosemärkte, Fortschritte in Wissenschaft und Philosophie ebenso wie eine um sich greifende Kultur der Rationalität sowie das biologische kognitive Enhancement.

Eine letzte Möglichkeit wäre das Auftreten einer großen (aber nichtexistentiellen) Katastrophe, die der Menschheit ihre eigene Verletzlichkeit zu Bewusstsein bringen würde. Das wäre zweifellos die schlimmstmögliche Art und Weise, auf die dies geschehen könnte – und dennoch eine, die, über die nächsten Jahrzehnte gesehen, nicht vernachlässigt werden darf.[56]

56 Für Kommentare und Diskussionen danke ich Seth Baum, Nick Beckstead, Milan Cirkovic, Olle Häggström, Sara Lippincott, Gaverick Matheny, Toby Ord, Derek Parfit, Martin Rees, Rebecca Roache, Anders Sandberg und Carl Shulman.

3.
Plädoyer für eine posthumane Würde

Die Positionen zur Ethik des Enhancement (also der Technologien zur Verbesserung des Menschen) reichen (grob gesagt) vom Transhumanismus bis zum Biokonservatismus. Transhumanisten zufolge sollten entsprechende Enhancement-Technologien allgemein verfügbar gemacht werden, Individuen sollten größtenteils selbst entscheiden können, welche dieser Technologien sie bei sich selbst anwenden, und Eltern sollten in der Regel das Recht haben, solche Verbesserungen für ihre künftigen Kinder auszusuchen. Biokonservative Denker (zu denen so unterschiedliche Autoren wie Leon Kass, Francis Fukuyama, George Annas, Wesley Smith, Jeremy Rifkin und Bill McKibben gehören) sind im Allgemeinen gegen die Nutzung von Technologien zur Modifikation der menschlichen Natur. Ein Grundgedanke des Biokonservatismus lautet, dass Enhancement-Technologien die menschliche Würde untergraben. Um solche Entwicklungen hin zu einem letztlich entwürdigten »posthumanen« Zustand bereits im Keim zu ersticken, plädieren biokonservative Denker häufig für umfassende Verbote eigentlich vielversprechender Technologien. Dieser Aufsatz unterscheidet zwischen zwei häufig anzutreffenden Ängsten bezüglich des Posthumanen und argumentiert für die Wichtigkeit eines Begriffs von Würde, der inklusiv genug ist, um auch auf viele mögliche posthumane Wesen zuzutreffen. Erkennt man die Möglichkeit einer posthumanen Würde an, lässt sich ein gewichtiger Einwand gegen das Enhancement entkräften und eine verzerrende Doppelmoral entlarven.

Transhumanisten versus Biokonservative

Der Transhumanismus ist eine Sammelbewegung, die sich in den vergangenen zwei Jahrzehnten schrittweise entwickelt hat und die man vielleicht als Kind des säkularen Humanismus und der Aufklärung bezeichnen kann. Ihm zufolge ist die aktuelle menschliche Natur mithilfe der angewandten Wissenschaft und anderer rationaler Methoden verbesserungsfähig. Es könnte möglich sein, die menschliche Gesundheitserwartung zu erhöhen, unsere körperlichen und intellektuellen Fähigkeiten zu erweitern und zunehmend mehr Kontrolle über unsere Stimmungen und geistigen Zustände zu erlangen.[1] Die dazu nötigen Technologien umfassen nicht nur die heutige Gentechnik oder Informatik, sondern auch absehbare künftige Entwicklungen wie etwa komplett virtuelle Umgebungen, Nanotechnologie und Künstliche Intelligenz.

Transhumanisten machen sich dafür stark, dass Enhancement-Technologien allgemein verfügbar gemacht werden, dass jeder weitgehend selbst entscheiden kann, welche Technologien er bei sich anwendet (morphologische Freiheit) und dass Eltern in der Regel entscheiden dürfen, welche reproduktiven Technologien sie beim Kinderkriegen nutzen möchten (reproduktive Freiheit).[2] Transhumanisten glauben, dass hier zwar Gefahren lauern, die erkannt und vermieden werden müssen, dass Enhancement-Technologien aber vor allem ein enormes Potential für eine zutiefst wertvolle und segensreiche Nutzung haben. Letztlich könnten solche Enhancements uns (oder unsere Nachkommen) zu »posthumanen« Wesen machen, die vielleicht unbegrenzt lange leben, weit größere geistige Fähigkeiten als jeder heute lebende Mensch besitzen, ihre Gefühle vollkommen unter Kontrolle haben und vielleicht sogar über ganz neue Empfindungen und Sinnesmodalitäten verfügen werden. Angesichts dieser Aussichten ist es am klügsten, so sagen die Transhumanisten, den technischen Fortschritt zu begrüßen, zugleich aber Menschenrechte und individuelle Entscheidungsfreiheit auf Äußerste zu verteidigen und gegen konkrete Bedrohungen wie etwa den militärischen und terroristischen Missbrauch biologischer Waffen oder gegen unerwünschte ökologische oder soziale Nebenwirkungen entschlossen vorzugehen.

Im Gegensatz zu dieser transhumanistischen Sichtweise lehnt das biokonservative Lager den Einsatz von Technologien zur Modifikation der menschlichen Natur strikt ab. Zu den prominentesten biokonservativen Denkern gehören Leon Kass, Francis Fukuyama, George Annas, Wesley Smith, Jeremy Rifkin und Bill McKibben. Eine ihrer größten Befürchtungen ist es, dass Enhancement-Technologien »entmenschlichend« wirken könnten. Dieser

1 N. Bostrom u. a., *The Transhumanist FAQ v. 2.1*, ⟨https://nickbostrom.com/views/transhumanist.pdf⟩, letzter Zugriff 10.06.2018.

2 N. Bostrom, »Human Genetic Enhancements: A Transhumanist Perspective«, in: *Journal of Value Inquiry* 37:4 (2003), S. 493-506.

verschiedentlich zum Ausdruck gebrachten Sorge zufolge könnten jene Technologien unsere Menschenwürde untergraben oder versehentlich etwas zutiefst Wertvolles zunichtemachen, das sich nur schwer in Worte fassen oder einer Kosten-Nutzen-Analyse unterziehen lässt. In einigen Fällen (etwa bei Leon Kass) scheint sich dieses Unbehagen aus religiösen oder kryptoreligiösen Quellen zu speisen, während es bei anderen (etwa bei Francis Fukuyama) säkulare Gründe hat. Am besten sei es, so die Biokonservativen, alle – auch die vielversprechenden – Enhancement-Technologien rundheraus und weltweit zu verbieten, um ein Abgleiten auf einer schiefen Ebene hin zu einem letztlich minderwertigen posthumanen Zustand zu verhindern.

Obwohl jede Kurzbeschreibung zwangsläufig wichtige Nuancen übergehen muss, die die Mitglieder innerhalb der beiden Lager unterscheidet, glaube ich doch, dass die obige Charakterisierung eine grundsätzliche Verwerfungslinie in einer der großen Debatten unserer Zeit betont: die Debatte darüber, welche Einstellung wir zur Zukunft der Menschheit haben und ob wir versuchen sollten, uns »mehr als menschlich« zu machen. Dieser Aufsatz wird zwischen zwei häufigen Ängsten bezüglich des Posthumanen unterscheiden und dafür argumentieren, dass beide zum Teil unbegründet sind, und dass es da, wo sie echten Risiken entsprechen, geeignetere Reaktionen gibt als umfassende Technologieverbote. Ich werde einige Bemerkungen zum Begriff der Würde machen, die Biokonservative ja durch die kommenden Enhancement-Technologien gefährdet sehen, und ich werde behaupten, dass wir uns bewusst machen müssen, dass nicht nur Menschen in ihrer gegenwärtigen Form, sondern auch posthumane Wesen eine Würde haben können.

Zwei Befürchtungen bezüglich des Posthumanen

Die Aussicht auf eine posthumane Zukunft ruft aus mindestens zwei Gründen Ängste hervor. Laut dem ersten ist der posthumane Zustand vielleicht an sich entwürdigend, so dass wir uns schaden würden, wenn wir uns zu posthumanen Wesen machten. Dem zweiten Grund zufolge könnten posthumane Wesen eine Gefahr für die »normalen« Menschen darstellen. (Auf einen dritten möglichen Grund, dass nämlich die Entwicklung posthumaner Wesen ein übernatürliches Wesen beleidigen könnte, werde ich nicht weiter eingehen.)

Leon Kass ist der bekannteste derjenigen Bioethiker, die von der ersten Angst umgetrieben werden:

> Die meisten Schenkungen der Natur haben ihr gegebenes speziesspezifisches Wesen: Sie alle sind von einer bestimmten *Art*. Kakerlaken und Menschen sind gleichermaßen damit beschenkt, aber anders geartet. Einen Mann zu einer Kakerlake zu machen, wäre entmenschlichend – um das zu wissen, brauchen wir keinen Kafka. Einen Mann zu mehr machen zu wollen als zu einem Mann, dürfte auf das Gleiche hinauslaufen. Wir brauchen mehr als nur allgemeine Anerkennung für die Gaben der Natur; wir sollten besonderen Respekt für das ganz spezielle Geschenk empfinden, das unsere eigene, uns gegebene Natur darstellt.[3]

Transhumanisten halten dem entgegen, dass die Gaben der Natur manchmal vergiftet sind und nicht immer angenommen werden müssen. Krebs, Malaria, Demenz, Altern, Hunger, unnötiges Leid und kognitive Defizite: alles Geschenke, die wir dankend ablehnen sollten. Auch unsere eigene speziesspezifische Natur ist eine reiche Quelle des ganz und gar Inakzeptablen – wir haben eine Schwäche sowohl für Krankheiten als auch für Mord, Vergewaltigung, Genozid, Betrug, Folter und Rassismus. Die Schrecken der Natur im Allgemeinen und die unseres eigenen Wesens im Besonderen sind so gut belegt,[4] dass es doch erstaunt, wenn jemand, der so angesehen ist wie Leon Kass, hier und heute noch der Versuchung erliegt, die Natur zur Richtschnur des Wünschenswerten oder normativ Richtigen zu machen. Wir sollten dankbar sein, dass unsere Vorfahren nicht ebenso dachten wie er, sonst würden wir uns heute noch gegenseitig die Läuse aus dem Pelz pflücken. Anstatt auf die natürliche Ordnung der Dinge zu vertrauen, bestehen Transhumanisten darauf, dass wir uns und unsere Natur legitimer Weise reformieren dürfen, wenn dies im Einklang mit humanen Werten und persönlichen Zielen geschieht.

Natürlich kann man es – wie die meisten umsichtigen Menschen heutzutage – ablehnen, die Natur zum Kriterium des Guten zu machen, und dennoch zugeben, dass einige Veränderungen der

3 L. Kass, »Ageless Bodies, Happy Souls: Biotechnology and the Pursuit of Perfection«, in: *The New Atlantis* 1 (2003), S. 9-28, hier S. 1.

4 Siehe z. B. J. Glover, *Humanity: A Moral History of the Twentieth Century*, New Haven 2001: Yale University Press.

menschlichen Natur entwürdigend wären. Nicht jede Veränderung ist ein Fortschritt, und nicht jeder technologische Eingriff in unsere Natur wäre insgesamt von Vorteil, so gut gemeint er auch sein mag. Kass schießt allerdings weit über diese Plattitüden hinaus, wenn er erklärt, dass uns am Ende der technischen Beherrschung unserer Natur unvermeidlich die völlige Entmenschlichung erwartet:

> [D]ie endgültige technische Bezwingung ihrer eigenen Natur würde die Menschheit so gut wie sicher vollkommen entkräftet zurücklassen. Diese Form der Herrschaft wäre identisch mit vollkommener Entmenschlichung. Lesen Sie Huxleys *Schöne Neue Welt*, lesen Sie C. S. Lewis' *Die Abschaffung des Menschen*, lesen Sie, was Nietzsche über den letzten Menschen schreibt – und lesen Sie dann die Zeitung. Homogenisierung, Mittelmaß, Pazifizierung, Behagen auf Rezept, Verderben des Geschmacks, Seelen ohne Liebe und Sehnsucht – das sind die unvermeidlichen Konsequenzen, wenn man das Wesen der menschlichen Natur zum letzten Ziel der technischen Herrschaft macht. Im Augenblick seines Triumphs wird der prometheische Mensch zur zufriedenen Kuh werden.[5]

Zugegeben: Den fiktiven Bewohnern der Schönen Neuen Welt – um Kass' bekanntestes Beispiel zu nehmen – fehlt es tatsächlich (zumindest in einem Sinn des Wortes) an Würde. Die Behauptung, dies sei die *unvermeidliche* Folge des Bestrebens, unsere Natur unter Kontrolle zu bekommen, ist jedoch viel zu pessimistisch – und unbegründet –, wenn man sie als Zukunftsprognose versteht; und sie ist falsch, wenn sie eine metaphysische Notwendigkeit unterstellt.

In der fiktiven Gesellschaft, die Huxley entworfen hat, läuft vieles schief: Sie ist statisch, totalitär und nach Kasten getrennt; ihre Kultur liegt völlig brach. Die schönen neuen Weltenbewohner sind ein entmenschlichter und würdeloser Haufen – doch eines sind sie nicht: posthuman. Ihre Fähigkeiten sind nicht übermenschlich, sondern in vielerlei Hinsicht deutlich geringer als unsere eigenen. Ihre Lebenserwartung und ihr Körperbau sind ziemlich normal, doch ihre geistigen, emotionalen, moralischen und seelischen Vermögen sind verkümmert, und die meisten von ihnen werden so gezüchtet, dass sie unterschiedliche Grade geistiger Behinderung aufweisen. Niemand, ausgenommen die zehn Weltaufsichtsräte (und eine Ansammlung von »Eingeborenen« und sozialen Außenseitern,

5 L. Kass, *Life, Liberty, and Defense of Dignity: The Challenge for Bioethics*, San Francisco 2002: Encounter Books, S. 48.

die in Reservaten oder auf abgelegenen Inseln leben müssen), kann oder darf Individualität entwickeln, unabhängiges Denken oder Initiative zeigen, und alle sind darauf konditioniert, dies auch gar nicht zu wollen. *Schöne Neue Welt* ist keine Geschichte des außer Kontrolle geratenen Enhancements, sondern eine Tragödie, in der Technologie und Social Engineering dazu dienen, Moral und Intellekt absichtlich zu verkrüppeln – die Antithese des transhumanistischen Projekts.

Transhumanisten glauben, dass sich eine Schöne Neue Welt am ehesten verhindern lässt, indem man die morphologischen und reproduktiven Freiheiten mit aller Kraft gegen jeden Möchtegern-Weltaufsichtsrat verteidigt. Die Geschichte hat gezeigt, was passiert, wenn man Regierungen diese Freiheiten beschneiden lässt, und die im letzten Jahrhundert staatlich verordneten Eugenik-Programme, einst von links wie rechts favorisiert, sind heute gründlich diskreditiert. Weil die Menschen sich in ihren Einstellungen gegenüber dem Enhancement wohl grundlegend unterscheiden, ist es sehr wichtig, keine Patentlösung »von oben« verordnet zu bekommen, sondern mit seinem eigenen Gewissen abzumachen, was für einen selbst und für die eigene Familie das Richtige ist. Informieren, Aufklären und öffentliches Debattieren sind die geeigneten Mittel, mit denen man Leute dazu bringt, kluge Entscheidungen zu treffen, im Gegensatz etwa zu einem globalen Verbot einer breiten Palette potentiell vorteilhafter medizinischer oder anderweitiger Enhancement-Optionen.

Der zweiten Befürchtung zufolge könnte es zu gewalttätigen Auseinandersetzungen zwischen nichtverbesserten Menschen und »Posthumanen« kommen. George Annas, Lori Andrews und Rosario Isasi denken, wir sollten das Klonen von Menschen und alle vererbbaren genetischen Modifikationen als »Verbrechen gegen die Menschlichkeit« betrachten, um die Wahrscheinlichkeit des Auftretens einer posthumanen Spezies zu verringern, da diese eine existentielle Bedrohung für uns Menschen darstellen würde:

> Die neue, posthumane Spezies dürfte die alten, »normalen« Menschen als minderwertig, ja sogar als Wilde ansehen, die man versklaven oder abschlachten darf. Die Normalen könnten die Posthumanen andererseits als Bedrohung wahrnehmen und – wenn möglich – zu einem Präventivschlag ausholen, das heißt die Posthumanen töten, bevor sie selbst von ihnen getötet oder versklavt werden. Letztlich ist es diese absehbare Möglichkeit

des Genozids, die speziesverändernde Experimente zu potentiellen Massenvernichtungswaffen und den unverantwortlichen Gentechniker zu einem potentiellen Bioterroristen macht.[6]

Unstrittig ist, dass der Bioterrorismus wie auch der unverantwortliche Gentechniker, der immer leistungsstärkere Massenvernichtungswaffen entwickelt, unsere Zivilisation vor ernsthafte Bedrohungen stellen. Es ist allerdings nicht hilfreich, Bioterrorismus und Massenvernichtungswaffen mit den therapeutischen Anwendungsmöglichkeiten der Biotechnologie zur Verbesserung von Gesundheit, Lebensdauer und anderen menschlichen Fähigkeiten in einen Topf zu werfen, denn dabei handelt es sich um ganz verschiedene Dinge. Vernünftige Menschen können für eine strikte Reglementierung biologischer Waffen sein und sich gleichzeitig für medizinische Anwendungen der Gentechnik und anderer Enhancement-Technologien aussprechen, darunter auch für vererbbare und »speziesverändernde« Modifikationen.

In einer menschlichen Gesellschaft besteht immer die Gefahr, dass eine Gruppe sich dazu entschließt, eine andere zu versklaven oder abzuschlachten. Um solchen Tendenzen vorzubeugen, haben moderne Gesellschaften Gesetze und Institutionen geschaffen, die das verhindern sollen. Die Wirksamkeit dieser Institutionen hängt nicht von den gleichen Fähigkeiten aller Bürger ab. In modernen, friedlichen Gesellschaften kann eine große Zahl von Menschen mit eingeschränkten körperlichen oder geistigen Fähigkeiten mit vielen anderen Leuten zusammenleben, die besonders kräftig, gesund oder talentiert sind. Fügt man diesem Schmelztiegel nun noch Menschen mit technisch verbesserten Fähigkeiten hinzu, dann folgt daraus weder automatisch das Auseinanderbrechen der Gesellschaft noch Genozid oder Sklaverei.

Ferner ist es fraglich, ob die vererbbaren genetischen Veränderungen oder andere Enhancement-Technologien zu zwei verschiedenen und getrennten Spezies führen würden. Wesentlich wahrscheinlicher ist ein Kontinuum von unterschiedlich modifizierten oder verbesserten Individuen, das sich mit dem Kontinuum der bislang noch nicht verbesserten Menschen überschnitte. Das Szenario, in dem »die Verbesserten« sich zusammenschließen und

6 G. Annas, L. Andrews, R. Isasi, »Protecting the Endangered Human: Toward an International Treaty Prohibiting Cloning and Inheritable Alterations«, in: *American Journal of Law and Medicine* 28:2-3 (2002), S. 151-178, hier S. 162.

dann zum Angriff auf »die Natürlichen« blasen, klingt zwar nach spannender Science-Fiction, aber nicht unbedingt nach dem plausibelsten Resultat. Schon heute könnten sich die 90 Prozent der Bevölkerung, die die restlichen 10 Prozent an Körpergröße überragen, im Prinzip dazu entschließen, diese restlichen 10 Prozent zu töten oder zu unterjochen. Dass dies nicht geschieht, spricht dafür, dass eine gut organisierte Gesellschaft zusammenhalten kann, selbst wenn sie viele mögliche Koalitionen von Leuten enthält, die sich zusammenrotten und die Übrigen auslöschen könnten.

Auch wenn der Extremfall eines Krieges zwischen Menschen und posthumanen Wesen also unwahrscheinlich ist, gibt es allerdings noch berechtigte Sorgen hinsichtlich der Schritte, die uns dem Posthumanen näherbringen könnten. Ungerechtigkeit, Diskriminierung und Stigmatisierung – ob gegenüber dem modifizierten oder dem nichtmodifizierten Teil der Bevölkerung – könnten zu einem echten Problem werden. Transhumanisten würden sagen, dass diese (potentiellen) gesellschaftlichen Probleme nach gesellschaftlichen Lösungen verlangen. Ein Beispiel dafür, wie heutige Technologien wichtige Aspekte von Identität verändern können, ist die Geschlechtsangleichung. Die Erfahrungen von Transsexuellen zeigen, dass die westliche Kultur immer noch Probleme mit der Akzeptanz von Diversität hat. Diese Aufgabe können wir aber heute schon angehen, indem wir ein Klima der Toleranz und Akzeptanz gegenüber denjenigen schaffen, die anders sind als wir. Es gibt jedenfalls bessere Wege, als hysterisch vor einer zukünftigen modifizierten Spezies zu warnen oder schon einmal deren notwendigerweise entwürdigte Natur zu verurteilen.

Wie steht es um den hypothetischen Fall, in dem jemand ein Wesen erschaffen oder sich selbst in ein solches verwandeln will, das so immens verbessert ist, dass es ganz allein – oder zusammen mit wenigen ihm Ebenbürtigen – dazu in der Lage wäre, die Weltherrschaft zu übernehmen? Offensichtlich dürfte es in unmittelbarer Zukunft nicht dazu kommen, aber möglicherweise stehen wir mit dem Bau superintelligenter Maschinen in einigen Jahrzehnten vor ebendiesem Problem. Der angehende Schöpfer einer neuen Lebensform mit solch überragenden Fähigkeiten müsste dann dafür Sorge tragen, dass dieses Wesen frei von psychopathischen Zügen wäre und generell humane Neigungen verspürte. Beispielsweise sollte jeder künftige KI-Programmierer sehr gute Argumente dafür vorbringen können, dass seine superintelligente Maschine tatsächlich menschenfreundlich ist, bevor er sie einschalten darf. Auch dieses Szenario ist allerdings (noch) Science-Fiction und muss klar unterschieden werden von der gegenwärtigen Situation und unserem dringlicheren Anliegen, nämlich der schrittweisen Verbesserung der menschlichen Fähigkeiten und Gesundheit.

Sind menschliche und posthumane Würde unvereinbar?

Manchmal dient die Rede von der Menschenwürde nur als polemischer Ersatz für klare Argumente. Das soll nicht bedeuten, dass die Würde keine wichtigen moralischen Fragen aufwirft, aber es heißt, dass man definieren muss, was man mit diesem Begriff meint. Im Folgenden werden wir zwei verschiedene Bedeutungen von Würde unterscheiden:

1. Würde als moralischer Status, insbesondere als das unveräußerliche Recht, mit einem Mindestmaß an Respekt behandelt zu werden.
2. Würde im Sinne der Eigenschaft, achtbar beziehungsweise ehrenhaft zu sein: Würdigkeit, Wert, Edelmut, Vortrefflichkeit.[7]

Beiden Definitionen nach ist Würde etwas, das einem posthumanen Wesen zukommen könnte. Francis Fukuyama scheint dies jedoch zu bestreiten. Ihm zufolge hätte es verheerende Konsequenzen, die Vorstellung aufzugeben, dass Würde einzig und allein menschlichen Wesen zukommen kann (definiert als jene Wesen, die eine mysteriöse, essentielle menschliche Eigenschaft besitzen, die er »Faktor X« nennt[8]):

> Die Ablehnung des Begriffs der Menschenwürde, also der Vorstellung, daß die menschliche Gattung über irgendeine Besonderheit verfügt, die jedem

7 J. A. Simpson, E. Weiner (Hg.), *The Oxford English Dictionary*, Oxford ²1989: Oxford University Press.

8 F. Fukuyama, *Our Posthuman Future: Consequences of the Biotechnology Revolution*, New York 2002: Farrar, Straus and Giroux (dt.: *Das Ende des Menschen*, Darmstadt 2002: Wissenschaftliche Buchgesellschaft, S. 210).

ihrer Mitglieder einen höheren moralischen Status als dem Rest der natürlichen Welt verleiht, führt uns auf einen sehr gefährlichen Weg. Vielleicht werden wir einmal gezwungen sein, diesen Pfad einzuschlagen, aber wir sollten es nur mit offenen Augen tun. Wenn wir wissen wollen, was uns auf diesem Wege erwartet, dann ist Nietzsche ein weit besserer Führer als die Legionen von Bioethikern und akademischen Darwinisten, die uns heute gern Ratschläge zu diesem Thema erteilen.[9]

Fukuyama scheint zu befürchten, das Auftauchen neuer Arten von verbesserten Personen in der Welt könne dazu führen, dass manche Menschen (vielleicht Kleinkinder, geistig Behinderte oder gar alle nichtverbesserten Menschen) einen Teil ihres gegenwärtigen moralischen Status einbüßen und dass somit eine fundamentale Voraussetzung der liberalen Demokratie, nämlich das Prinzip der gleichen Würde für alle, zerstört würde.

Die zugrunde liegende Intuition lautet wohl, dass wir es nicht mit dem berühmten »sich erweiternden moralischen Kreis« zu tun haben, sondern mit etwas, das mehr einem Oval gleicht, dessen Form wir zwar verändern können, dessen Fläche aber konstant bleiben muss. Glücklicherweise fehlt diesem vorgeblichen Erhaltungssatz der moralischen Anerkennung die empirische Grundlage. In Wirklichkeit ist die Zahl der Individuen, denen westliche Gesellschaften den vollen moralischen Status zusprechen, immer weiter angewachsen, zuerst um Männer ohne Eigentum oder adlige Vorfahren, dann auch um Frauen und Menschen nichtweißer Hautfarbe. Es spricht wohl nichts dagegen, künftig auch posthumane Wesen – und eigentlich auch einige höhere Primaten sowie Mensch-Tier-Chimären, falls solche erschaffen werden sollten – in diesen Kreis aufzunehmen, ohne dadurch Einbußen an anderer Stelle befürchten zu müssen. (Über den moralischen Status problematischer Grenzfälle wie etwa Föten, Alzheimerpatienten im Endstadium oder Hirntote sollte vermutlich getrennt von der Problematik technologisch modifizierter Menschen oder neuer, künstlicher Lebensformen entschieden werden.) Unsere eigene Rolle in diesem Prozess braucht sich dabei nicht auf die des unbeteiligten Zuschauers zu beschränken. Wir können an inklusiveren Sozialstrukturen arbeiten, die allen die moralische Anerkennung und diejenigen einklagbaren Rechte verschaffen, die sie brauchen, ob

9 Fukuyama, *Das Ende des Menschen*, S. 224f.

männlich oder weiblich, schwarz oder weiß, aus Fleisch oder aus Silizium.

Würde im zweiten Sinn, also bezogen auf eine besondere Vortrefflichkeit oder moralische Würdigkeit, ist etwas, das heutige Menschen in ganz unterschiedlichem Ausmaß besitzen. Einige sind weitaus vortrefflicher als andere; manche sind moralisch bewundernswert, andere niederträchtig und bösartig. Es gibt keinen Grund anzunehmen, posthumane Wesen könnten nicht ebenso über eine Würde in diesem zweiten Sinn verfügen; möglicherweise könnten sie sogar höhere Ebenen der moralischen und anderweitigen Vortrefflichkeit erreichen als jeder von uns. Die fiktiven Bewohner der Schönen Neuen Welt sind eher sub- als posthuman – sie besitzen nicht sehr viel von dieser zweiten Art von Würde, und auch daher können sie uns keinesfalls als Vorbild dienen. Doch sicherlich können wir uns erbaulichere und reizvollere Zukunftsvisionen ausmalen. Es mag zwar Menschen geben, die sich absichtlich in entwürdigte posthumane Wesen verwandeln würden, doch schon heute gibt es bereits Leute, die kein besonders würdevolles Leben in diesem zweiten Sinn von Würde führen. Das ist bedauerlich, aber die Tatsache, dass einige Menschen schlechte Entscheidungen treffen, ist im Allgemeinen kein hinreichender Grund dafür, die Entscheidungsfreiheit der übrigen zu beschränken. Außerdem stehen uns legitimere Gegenmittel zur Verfügung: Bildung, Ermutigung, Überredungskunst sowie soziale und kulturelle Reformen. Das – und keine Generalverbote – sind die Mittel, zu denen jene greifen sollten, die die Aussicht auf entwürdigte posthumane Wesen schreckt. Eine liberale Demokratie sollte Einschränkungen der morphologischen und reproduktiven Freiheiten im Normalfall nur erlauben, wenn eine Person diese Freiheiten missbraucht, um einer anderen zu schaden.

Das Prinzip, dem zufolge Eltern weitgehend selbst entscheiden können sollten, ob sie ihre Kinder genetisch verbessern lassen, wurde mit der Begründung in Frage gestellt, dass diese Form der reproduktiven Freiheit einer Art elterlicher Tyrannei gleichkäme, die die Würde des Kindes ebenso untergrabe wie seine Entscheidungsfreiheit. Hans Jonas etwa schreibt:

> Als technisch beherrschte schließt die Natur jetzt plötzlich den Menschen wieder ein, der sich in der Technik als Herr ihr gegenübergestellt hatte. Aber wessen Macht ist das und über wen und was? Offenbar die Macht

Jetziger über Kommende, welche die wehrlosen Objekte vorausliegender Entscheidungen der Planer von heute sind. Die Kehrseite heutiger Macht ist die spätere Knechtschaft Lebender gegenüber Toten.[10]

Jonas geht davon aus, dass unsere Nachkommen diesen unseren Machenschaften hilflos gegenüberstehen, obwohl sie ja vermutlich technologisch weitaus fortgeschrittener sein werden als wir. Das ist so gut wie sicher falsch; sollten sie aus unerfindlichen Gründen beschließen, lieber weniger intelligent, gesund oder langlebig sein zu wollen, würde es ihnen nicht an den Mitteln fehlen, ihr Ziel zu erreichen und unsere Pläne zu durchkreuzen.

Wie dem auch sei: Wenn es darum geht, entweder die Eltern oder aber die Natur, also den blinden Zufall, für das Kindeswohl sorgen zu lassen, sollte uns die Entscheidung nicht schwerfallen. Wäre Mutter Natur ein echter Elternteil, säße sie längst wegen Kindesmisshandlung und Mordes im Gefängnis. Transhumanisten können selbstredend akzeptieren, dass eine Gesellschaft, die die elterliche Autonomie in Ausnahmefällen wie Vernachlässigung oder Missbrauch beschneidet, per Gesetz auch zukünftige Kinder schützen darf. Dies sollte aber nur dann der Fall sein, wenn es um wirklich schädliche genetische Eingriffe geht, und nicht, weil lieber der Zufall als die Entscheidungsfreiheit herrschen soll.

In einem kürzlich erschienenen Buch äußert Jürgen Habermas ähnliche Bedenken wie Jonas und macht sich Sorgen, dass schon dass bloße *Wissen* darum, absichtlich von jemand anderem gemacht worden zu sein, ruinöse Folgen haben könnte:

> Wir können nicht ausschließen, dass die Kenntnis von einer eugenischen Programmierung der eigenen Erbanlagen die autonome Lebensgestaltung des Einzelnen einschränkt und die grundsätzlich symmetrischen Beziehungen zwischen freien und gleichen Personen unterminiert.[11]

Eine Transhumanistin könnte erwidern, dass das eigene Leben nicht schon fremdbestimmt ist, nur weil einige (oder alle) Gene von den eigenen Eltern ausgewählt wurden. Hinge das alles vom Zufall ab, hätte man auch nicht mehr Entscheidungsfreiheit. Falls entsprechende Modifikationen die eigenen grundlegenden Fähig-

10 H. Jonas, *Technik, Medizin und Ethik: Zur Praxis des Prinzips Verantwortung*, Frankfurt/M. 1985: Suhrkamp, S. 168.

11 J. Habermas, *Die Zukunft der menschlichen Natur*, Frankfurt/M. 2001: Suhrkamp, S. 45.

keiten erweitern würden, verfügte man vielleicht sogar über deutlich *mehr* Wahlmöglichkeiten und Autonomie. Gesünder, klüger, talentierter oder willensstärker zu sein, eröffnet einem in der Regel zusätzliche Lebenswege.

Selbst wenn einige genetisch veränderte Individuen sich davon womöglich nicht überzeugen ließen und mit dem Wissen um ihre Herkunft schlecht zurechtkämen, müsste man dieses Risiko doch gegen die großen Risiken abwägen, die ein unverändertes Genom mit sich bringt. Bei Vorliegen sicherer und wirksamer Alternativen wäre es unverantwortlich, jemanden mit verringerten grundlegenden Fähigkeiten oder einer erhöhten Anfälligkeit für Krankheiten in die Welt zu setzen.

Warum wir eine posthumane Würde brauchen

In den 1970er Jahren gab es ähnlich unheilvolle Warnungen vor den schweren psychischen Schäden, die »Retortenbabys« davontragen würden, wenn sie von ihrer künstlichen Zeugung erführen – Vorhersagen, die sich als vollkommen falsch erwiesen haben. Man kann sich des Eindrucks kaum erwehren, dass viele Biokonservative aufgrund einer Voreingenommenheit oder eines philosophischen Vorurteils so bereitwillig nach jedem noch so dünnen empirischen Strohhalm greifen, um ganz bestimmte Enhancement-Technologien zu verbieten. Angenommen, die musikalische Begabung von Kindern ließe sich steigern, indem man ihnen noch im Mutterleib Mozart vorspielte – niemand käme doch wohl auf die Idee, das Vorspielen zu verbieten, weil es manchen Kindern zu schaffen machen könnte, wenn sie entdecken, dass ihnen ihre Begabung schon vorgeburtlich von ihren Eltern »einprogrammiert« wurde. Geht es jedoch etwa um genetische Enhancements, dann bringen bedeutende biokonservative Denker ganz ähnliche Argumente allen Ernstes als gewichtige oder gar entscheidende Einwände vor. Für Transhumanisten klingt das nach Doppeldenk. Wie ist es möglich, dass ein Biokonservativer jeden noch so an den Haaren herbeigezogenen Nachteil (den zum Beispiel irgendeine küchenpsychologische Theorie prophezeit) so beflissen als tiefsinnige philosophische Einsicht und schlagenden Einwand gegen das transhumanistische Projekt akzeptiert?

Die unterschiedlichen Einstellungen, die Transhumanisten und Biokonservative zur posthumanen Würde einnehmen, liefern uns vielleicht einen Teil der Antwort. Für gewöhnlich leugnen Letztere die posthumane Würde und sehen im Posthumanen eine Bedrohung der Menschenwürde. Daher sind sie versucht, Maßnahmen zu verteufeln, die auf radikalere künftige Modifikationen hinauslaufen, aus denen die verabscheuungswürdigen posthumanen Wesen letztlich hervorgehen könnten. Legt der Biokonservative diese Fundamentalopposition gegenüber dem Posthumanen jedoch nicht als Prämisse seines Arguments offen, muss er mit zweierlei Maß messen, sobald einzelne Fälle für sich betrachtet werden: Er muss dann beispielsweise einen Standard für Eingriffe in die Keimbahn anlegen und einen anderen für bessere mütterliche Ernährung (eine Maßnahme, die offenbar nicht im Verdacht steht, eine posthumane Ära einzuläuten).

Transhumanisten dagegen halten die menschliche und die posthumane Würde für kompatibel und komplementär. Sie betonen, dass Würde im modernen Sinn darin besteht, was wir sind und werden können, und weder von unserer Herkunft noch von unserer Ursprungsgeschichte abhängt. Wir sind nicht bloß Kinder unserer DNA, sondern auch unserer technologischen und sozialen Umstände. Die menschliche Natur in diesem weiteren Sinne ist dynamisch, zum Teil menschgemacht und verbesserungsfähig. Unsere gegenwärtigen erweiterten Phänotypen (und die Leben, die wir führen) unterscheiden sich deutlich von denen unserer steinzeitlichen Vorfahren. Wir lesen und schreiben, tragen Kleidung, leben in Städten, verdienen Geld und kaufen unser Essen im Supermarkt, wir rufen uns an, sehen fern, lesen Zeitung, fahren Auto, machen die Steuer und wählen Politiker. Frauen gebären in Krankenhäusern, die Lebenserwartung ist dreimal so hoch wie im Pleistozän, wir wissen, dass die Erde rund ist, Sterne große Gaswolken sind, in denen sich Kernfusionen vollziehen, und dass das Universum ungefähr 13,7 Milliarden Jahre alt und ungeheuer groß ist. In den Augen eines Steinzeitmenschen mögen wir jetzt schon »posthuman« erscheinen. Dennoch haben uns diese radikalen Erweiterungen unserer (biologischen und anderweitigen) Fähigkeiten weder unseres moralischen Status beraubt noch uns alle zu würdelosen und niederträchtigen Kreaturen gemacht, sprich: entmenschlicht. Gleichermaßen muss es keinen Würdeverlust bedeuten, wenn wir oder unsere Nachfahren irgendwann zu etwas werden, das in Bezug auf unsere gegenwärtigen Standards als posthuman gelten darf.

Aus transhumanistischer Sicht braucht man nicht so zu tun, als ob es einen profunden moralischen Unterschied zwischen technologischen und anderen Mitteln zur Verbesserung der menschlichen Lebensqualität gäbe. Indem wir die posthumane Würde verteidigen, fördern wir eine inklusivere und humanere Ethik, die sowohl künftige technologisch modifizierte als auch herkömmliche Menschen umfasst; zudem entledigen wir uns einer unsere Sicht verzerrende Doppelmoral und können so klarer erkennen, welche Chancen sich uns für den weiteren menschlichen Fortschritt bieten.[12]

12 Für ihre Kommentare danke ich Heather Bradshaw, John Brooke, Aubrey de Grey, Robin Hanson, Matthew Liao, Julian Savulescu, Eliezer Yudkowsky und Nick Zangwill, den Zuhörern des Seminars am Ian Ramsey Center von 6. Juni in Oxford, der Transvision-2003-Konferenz in Yale und des 2003 European Science Foundation Workshop on Science and Human Values, bei denen frühere Versionen dieses Aufsatzes vorgestellt wurden, sowie zwei anonymen Gutachtern.

4.
Würde und Enhancement

Stellt das menschliche Enhancement tatsächlich eine Bedrohung unserer Würde dar, wie einige prominente Kommentatoren befürchten? Oder lässt sich diese Würde vielleicht sogar auf technologischem Wege mehren? Nach der Entwirrung verschiedener Würdebegriffe konzentriert sich dieser Aufsatz auf die Vorstellung von Würde als einer Qualität, einer Art von Vortrefflichkeit, die Abstufungen zulässt und Entitäten sowohl innerhalb als auch außerhalb des menschlichen Spektrums zukommen kann. Ich werde behaupten, dass diese Art von Würde mit dem Enhancement auf eine komplexe Weise interagiert, die einige grundlegende Fragen der Werttheorie ans Licht bringt, und dass die Auswirkungen jedes Enhancements im jeweils angemessenen empirischen Kontext bewertet werden müssen. Das Enhancement könnte uns dazu befähigen, viele Formen der Würde, die in den gegenwärtigen Umständen übersehen werden oder fehlen, besser wertzuschätzen beziehungsweise uns allererst zu sichern. Außerdem lege ich nahe, dass Würde als Qualität in einer posthumanen Welt als moralisches/ästhetisches Organisationsprinzip an Bedeutung gewinnen könnte.

Die Bedeutungen von Würde und Enhancement

Die Idee der Würde spielt in der öffentlichen Moral der Nachkriegszeit eine große Rolle. Die Menschenwürde hat in zahlreichen nationalen und internationalen Erklärungen und Verfassungen ihren festen Platz. Genau wie einige erfolgreiche Politiker schnürt auch die Würdevorstellung ein allgemeines Wohlgefallen, eine Art von Gravität und eine tiefe Vagheit zu einem Gesamtpaket, dem jedermann zustimmen kann, ohne sich damit auf etwas Bestimmtes zu verpflichten.

Hinter der Vorstellung von Würde steht allerdings auch eine lange und philosophisch gehaltvolle Tradition. Für viele Menschen der Antike bestand die Würde in einer Art persönlicher Vortrefflichkeit, über die nur ein paar wenige in nennenswertem Ausmaß verfügten. Der in den Fußstapfen der griechischen Stoiker wandelnde

Marcus Tullius Cicero (106 bis 43 v. Chr.) sprach allen Menschen Würde zu, indem er sie als Merkmal (menschliche Vernunft) wie auch als Anforderung (das eigene Leben auf diese Vernunftfähigkeit zu gründen) verstand.[1] Im mittelalterlichen Christentum lag der Menschenwürde die Überzeugung zugrunde, Gott habe den Menschen nach seinem Bilde geschaffen und ihm so einige Aspekte der göttlichen Vernunft und Macht zuteilwerden lassen.[2] Für die Theologen spiegelte sich die Würde des Menschen in seiner aufrechten Körperhaltung, seinem freien Willen, seiner unsterblichen Seele und seinem Platz im Mittelpunkt des Universums. Sie galt als Wesensmerkmal, das jedem von uns, unabhängig von sozialem Rang und persönlicher Vortrefflichkeit, zukommt.

Die (hier teilweise ebenfalls an die Stoiker erinnernde) Philosophie Immanuel Kants löste die intrinsische Würde des Menschen von theologischen Annahmen der Gottgegebenheit ab. Kant zufolge kommt allen Personen eine Würde zu, die eine Art absoluten Wert darstellt, der nicht durch irgendeinen Preis oder instrumentellen Nutzen aufgewogen werden kann.[3] Würde ist kein quantitativer Begriff; wir können nicht mehr oder weniger davon besitzen, und die Quelle der Würde einer Person ist deren Fähigkeit zur Vernunft und zum moralischen Handeln. Um diese Würde zu respektieren, müssen wir eine andere Person immer als Zweck und dürfen sie nie ausschließlich als Mittel behandeln. Um unsere eigene Würde zu wahren, dürfen wir auch uns selbst nicht als bloßes Mittel ansehen (beispielsweise durch unterwürfiges Verhalten oder freiwillige Knechtschaft) oder unsere Möglichkeit zum rationalen Handeln untergraben (etwa durch den Gebrauch von Rauschmitteln oder durch Selbstmord).[4]

In den europäischen Erklärungen oder Verfassungen des 18. und 19. Jahrhunderts findet sich der Ausdruck »Menschenwürde« noch

1 F. J. Wetz, »The Dignity of Man«, in: G. v. Hagens, A. Whalley (Hg.), *Anatomy Art – Fascination Beneath the Surface*, Heidelberg 2000: Institut für Plastination, S. 239-258, hier S. 241 f.

2 Ebd., S. 242.

3 Diese Verankerung der Würde im Personsein und im vernünftigen, moralischen Handeln schließt kleine Kinder und einige geistig behinderte Menschen aus. Das kann man als großes (und von Kant weitgehend ignoriertes) Problem ansehen.

4 Die Stoiker behaupteten, dass wir Selbstmord begehen *sollten*, wenn unsere Vernunftfähigkeit in Frage steht. Kants würdebasiertes Argument gegen den Selbstmord ist komplexer, aber weniger überzeugend.

nicht. Zum ersten Mal erwähnt wird er laut Franz Josef Wetz in der von der Weimarer Nationalversammlung vorgelegten Verfassung des Deutschen Reichs von 1919 – und auch dort nur mehr oder weniger nebenbei –, bevor er dann 1933 in der ständestaatlich-faschistischen Verfassung Portugals auftaucht. Erst nach und infolge des Zweiten Weltkriegs beginnt die Blütezeit des Begriffs. Im Zeitraum von 1900-1945 kommt er in ca. vier Verfassungen vor, zwischen 1945 und 1997 in mehr als 37.[5] Außerdem spielt er eine prominente Rolle in der UN-Charta von 1945, der Allgemeinen Erklärung der Menschenrechte von 1948 sowie in zahlreichen späteren Erklärungen, Proklamationen und Konventionen.

In der angewandten Ethik war der Würdebegriff besonders für die Medizin- und Bioethik wichtig.[6] Bei medizinischen Versuchen an Menschen diente er zur Legitimation des Konzepts der Einwilligungserklärung; ebenso Gebrauch von ihm gemacht wurde (von beiden Seiten) in Debatten über lebensverlängernde Maßnahmen und aktive Sterbehilfe, in Diskussionen zu Organhandel und Organspenden, künstlicher Befruchtung, Mensch-Tier-Chimären, Pornographie, Folter, Patentierung von menschlichen Genen und dem menschlichen Klonen. In jüngster Zeit wurde auch in den Diskussionen um die Ethik des menschlichen Enhancements auf Würdevorstellungen zurückgegriffen, wobei sich meist die biokonservative Seite des Begriffs bediente, um gegen das Enhancement zu argumentieren.[7]

Eine Untersuchung der verschiedenen Gebrauchsweisen des Ausdrucks in den letzten Jahren lässt auf mehrere unterschiedliche Begriffe schließen. Um verständlich über »Würde« sprechen zu

5 D. Shultziner, »Human Dignity – Functions and Meanings«, in: *Global Jurist Topics* 3:3 (2003), S. 1-21, Iglesias zitierend (T. Iglesias, »Bedrock Truths and the Dignity of the Individual«, in: *Logos* 4:1 [2001], S. 114-134).

6 Manche halten diese besondere Bedeutung für unverdient, siehe z. B. R. Macklin, »Dignity is a Useless Concept«, in: *British Medical Journal* 327 (2003), S. 1419 f.; D. Birnbacher, »Human Cloning and Human Dignity«, in: *Reproductive Biomedicine Online* 10, Ergänzung 1 (2005), S. 50-55. Siehe auch D. Beyleveld, R. Brownsword, *Human Dignity in Bioethics and Biolaw*, Oxford 2001: Oxford University Press; R. Ashcroft, »Making Sense of Dignity«, in: *Journal of Medical Ethics* 31 (2005), S. 679-682; T. Caulfield, R. Brownsword, »Human Dignity: A Guide to Policy Making in the Biotechnology Era?«, in: *Nature Reviews Genetics* 7 (2006), S. 72-76.

7 So etwa. L. Kass, Life, *Liberty, and the Defense of Dignity: The Challenge for Bioethics*, San Francisco 2002: Encounter Books.

können, müssen wir den Ausdruck daher zunächst disambiguieren, wozu ich die folgende Taxonomie vorschlage:

Würde als Qualität: Eine Art von Vortrefflichkeit; würdig, edel oder ehrenhaft sein. Personen kommt diese Eigenschaft in unterschiedlichem Ausmaß zu. Eine Form der Würde als Qualität kann auch Nichtpersonen zugeschrieben werden. Beim Menschen kann man sich Würde als Qualität als eine Tugend oder ein Ideal vorstellen, das kultiviert, gefördert, respektiert, bewundert oder auch gepflegt werden kann. Es braucht jedoch nicht mit moralischer Tugendhaftigkeit oder Vortrefflichkeit im Allgemeinen gleichgesetzt zu werden.[8]

Menschenwürde: Das Fundament, auf dem – einigen Philosophen zufolge – der volle moralische Status von Menschen beruht. Oft wird angenommen, dass zumindest allen normalen Menschen dieselbe Art von Menschenwürde zukommt. Eine gewisse Uneinigkeit besteht darüber, worin die Menschenwürde genau besteht, und das wiederum zeigt sich an Meinungsverschiedenheiten bezüglich der Frage, welche Individuen sie besitzen: Nur Personen (wie Kant glaubte)? Oder alle nicht hirntoten menschlichen Wesen mit einem entwickelten Nervensystem? Auch Föten im Mutterleib? Ja, könnten sogar einige nichtmenschliche Primaten über diese Art von Würde verfügen?[9]

Zwei weitere, damit zusammenhängende Vorstellungen sind die folgenden:

Menschenrechte: Eine Menge unveräußerlicher Rechte, die alle Wesen besitzen, die den vollen moralischen Status haben. Als Basis des vollen moralischen Status könnte dabei die Menschenwürde fungieren. Menschenrechte können verletzt oder aber respektiert werden. Wir könnten die strikte Pflicht haben, keine Menschenrechte zu verletzen, und die unvollkommene Pflicht, den Respekt vor ihnen zu fördern.

(Würde als) Sozialer Status: Eine relationale Eigenschaft von Individuen, die Abstufungen zulässt. In einer Gesellschaft kann

8 Aristoteles dachte Vortrefflichkeit und Tugend zusammen; sein Ausdruck dafür war *kalon*, das Edle. In der davor herrschenden »homerischen Ethik« bestand allerdings kein derart enger Zusammenhang zwischen Tugend und Ehre oder Vortrefflichkeit. (Für diesen Hinweis danke ich Guy Kahane.)

9 Diese ersten beiden Bedeutungen werden diskutiert in A. Kolnai, »Dignity«, in: *Philosophy* 51:197 (1976), S. 251-271, hier S. 259.

es mehrere Statussysteme geben. Würde als sozialer Status ist ein begehrtes Gut. Unsere Gründe, nach ihm zu streben, sind nicht eindeutig moralisch, doch die Standards und Umstände, die ihn zuweisen, sind Gegenstand moralischer Kritik. Der soziale Status ist zum Teil verdient, doch traditionell glaubte man auch, dass er einigen Individuen – Aristokraten oder Brahmanen etwa – von Geburt an zukommt.[10] Obwohl das lateinische Wort *dignitas* sich ursprünglich auf einen respektgebietenden sozialen Status bezog, sollten wir diese Eigenschaft wohl einfach als Sozialen Status bezeichnen, um Unklarheiten zu vermeiden. Das Wort »Würde« behalten wir anderen Verwendungsweisen vor.

Auch wenn alle diese Begriffe für die Ethik relevant sind, so doch auf verschiedene Art und Weise.[11] In diesem Aufsatz konzentriere ich mich auf Würde als Qualität sowie auf die Arten und Weisen, auf die dieser Begriff mit dem des menschlichen Enhancements zusammenspielt.[12] Bevor dieser Zusammenhang erläutert werden kann, benötigen wir jedoch einen reichhaltigeren Begriff von Würde als Qualität, weswegen ich auf die feinfühlige sprachliche und phänomenologische Analyse von Aurel Kolnai zurückgreife.[13] Über

10 Insofern er sich auf eine Eigenschaft bezieht, die teilweise erworben und teilweise inhärent ist, lässt sich der ursprüngliche Begriff der Würde als Sozialer Status als Kreuzung zwischen dem Begriff der Würde als Qualität und dem Begriff der Menschenwürde ansehen.

11 Siehe zu einer Diskussion verschiedener Arten von Würde auch L. Nordenfelt, »The Varieties of Dignity«, in: *Health Care Analysis* 12:2 (2004), S. 69-81. Drei seiner Würdebegriffe entsprechen grob der Würde als Qualität, der Menschenwürde und der Würde als Sozialem Status. Darüber hinaus behandelt Nordenfelt auch den Begriff der *Würde der Identität*, »die Würde, die wir uns selbst als einheitliche und autonome Personen geben – Personen mit einer Geschichte, mit einer Zukunft und mit all unseren Beziehungen zu anderen Menschen« (S. 75). Siehe auch Adam Schulmans Enleitung in *Human Dignity and Bioethics: Essays Commissioned by the President's Council on Bioethics*, Washington, D. C. 2008, sowie Shultziner, »Human Dignity«. Man kann »Würde« auch auf eine Kombination von sozialem Status und Selbstachtung beziehen. Jonathan Glover (*Humanity: A Moral History of the Twentieth Century*, London 1999: Cape) beispielsweise beschreibt, wie es häufig zu noch schlimmeren Gräueltaten kommt, sobald man die Opfer erst einmal ihrer Würde (in diesem Sinn) beraubt hat.

12 Zu einer früheren Diskussion zum Verhältnis zwischen Enhancement und Menschenwürde siehe N. Bostrom, »In Defence of Posthuman Dignity«, in: *Bioethics* 19:3 (2005), S. 202-214 (= Text 3 in diesem Band).

13 Kolnai, »Dignity«. Karl Popper und Bernard Williams zufolge war der in Ungarn geborene Kolnai (1900-1973) einer der originellsten, provokantesten und fein-

die Vorstellung der Würde als einer Qualität dessen, was würdevoll ist, hat Kolnai Folgendes zu sagen:

> Würde bedeutet Wert oder Würdigkeit in einem »absoluten«, autonomisierten und objektivierten, gewissermaßen »charakteristischen« Sinne. [...] [Dennoch hat] sie einen *deskriptiven Gehalt*. [...] In dieser Hinsicht unterscheidet sie sich nicht von den basalen moralischen Tugenden wie Gerechtigkeit, Wahrhaftigkeit, Güte, Keuschheit, Mut etc., ja nicht einmal von Integrität und Gewissenhaftigkeit. Keine von diesen ist mit Moralischer Güte oder Tugend als solcher synonym, und jede ist, trotz des möglicherweise eingebauten Bezugs auf die Moral (und die moralische Bewertung) als solcher, einer inhaltlichen Beschreibung zugänglich.[14]

Nach diesem Verständnis ist Würde als Qualität ein dichter moralischer Begriff: Er enthält sowohl deskriptive als auch evaluative Bestandteile und lässt sich nicht so einfach auf basalere moralische Prädikate reduzieren. Außerdem hat Würde als Qualität gewisse ästhetische Untertöne. Vielleicht hat der Ausdruck einen eigenen Platz in unserem normativen Vokabular verdient, er sollte jedoch nicht mit Moral verwechselt werden. Wenn Würde als Qualität eine Tugend ist, dann eine von vielen. Der Begriff kann wohl kaum die zentrale und grundlegende Rolle innerhalb eines Moralsystems spielen, den die Idee der Menschenwürde in der kantischen Philosophie und so mancher internationalen Erklärung einnimmt.[15]

Als Nächstes können wir beschreiben, wie auf diese Würde als Qualität angemessen zu reagieren ist, wobei hier sowohl ästhetische als auch moralische Einstellungen von Bedeutung zu sein scheinen. Folgt man Kolnai, schwingt in dem Ausdruck eine Vorstellung von Vertikalität mit, die allerdings auch durch eine gewisse Reziprozität gemildert wird:

> Lässt sich Würde (oder das »Würdige«) überhaupt und auch nur ansatzweise bestimmen? Wie auch immer eine solche Bestimmung ausfiele, aufwei-

fühligsten Philosophen des 20. Jahrhunderts. Seine Schriften wurden ziemlich vernachlässigt und sind unter heutigen analytischen Philosophen relativ unbekannt. Kolnais Explikation des Begriffs der Würde als Qualität ist besonders interessant, da sie eine Idee einfängt, die viele heutige biokonservative Kritiken des menschlichen Enhancements motiviert.

14 Ebd., S. 251 f.

15 Dem damit verwandten Begriff von *kalon* kommt in der aristotelischen Ethik allerdings eine solch grundlegende Rolle zu.

sen müsste sie einerseits eine große Ähnlichkeit mit unserer ergebenen und bewundernden Anerkennung der Schönheit (zumindest in ihren »hohen« Ausprägungen) und andererseits mit unserer ehrfürchtigen Akzeptanz moralischer Güte (und Bewunderung etwa für heroische Tugenden). Würde gebietet einen emphatischen Respekt, eine ehrfürchtige Art von Reaktion, eine »aufschauende« Form von *Pro*-Einstellung – eine Geste der »Verbeugung«, wenn ich das so nennen darf.[16]

Prüfen wir als Nächstes, welche Merkmale solche Reaktionen hervorrufen sollen. Welche Charakteristika sind typischerweise würdevoll oder würdig zu nennen? Ohne Anspruch auf Vollständigkeit legt Kolnai die folgenden nahe:

> Erstens – die Qualitäten von Gelassenheit, Ruhe, Zurückhaltung und Reserviertheit; Emotionen oder Leidenschaften, die gebändigt und unter Kontrolle gebracht sind, ohne negiert oder aufgelöst worden zu sein [...]. Zweitens – die Qualitäten von Eigenständigkeit, Abgrenzung und Distanz; etwas, das den Gedanken nahelegt, unangreifbar, unverwundbar und dem Zugriff destruktiver, korrumpierender oder subversiver Einflüsse entzogen zu sein. [...] Drittens, und in Übereinstimmung damit, führt Würde tendenziell auch die Merkmale eines selbstgenügsamen Gleichmuts mit sich, eine gewisse innere und abgeschwächte, aber gleichwohl durchscheinende und wahrnehmbare Selbstgewissheit [...]. Mit seiner unerschütterlichen Haltung trotzt das Würdevolle still der Welt.[17]

Schließlich sagt Kolnai noch etwas zu den Trägern einer solchen Würde:

> Die Prädikate [...] kommen in erster Linie sogenannten menschlichen Wesen, das heißt Personen, zu, wenn auch wieder nicht ausschließlich: Würde in diesem Sinne scheint mir die Katze ebenfalls reichlich verdient zu haben, und auch dem Stier oder dem Elefanten dürfte – wenn vielleicht auch unter anderen Vorzeichen – nicht wenig davon zukommen. [...] Ist die karge Hochebene Altkastiliens denn keine ehrwürdige Landschaft [...]? Und können Kunstwerke (insbesondere des »klassischen«, wenn auch nicht gerade des »klassizistischen« Typs) keine eigene Würde besitzen (auch wenn sie vom Menschen geschaffen wurden)?[18]

Auch der Ausdruck »Enhancement« muss erläutert werden. Ich werde dazu die folgende grobe Charakterisierung verwenden:

Enhancement: Ein Eingriff, der die Funktionsweise von einem

16 Kolnai, »Dignity«, S. 252.

17 Ebd., S. 253 f.

18 Ebd., S. 254.

Subsystem eines Organismus über den Referenzzustand hinaus verbessert oder eine ganz neue Funktionsweise (bzw. ein ganz neues Subsystem) schafft, die dem Organismus vorher fehlte.

Die Funktion eines Subsystems versteht man entweder als *natürliche* (diese wird dann mit der evolutionären Rolle identifiziert, die dieses Subsystem spielt, falls es sich um eine Adaption handelt) oder als *intentionale* (in diesem Fall ergibt sich die Funktion aus dem Beitrag, den das Subsystem zum Erreichen der relevanten Ziele und Absichten des Organismus leistet). Die Funktionsweise eines Subsystems »verbessert« sich, wenn es seine Funktion effizienter erfüllt. Der »Referenzzustand« wird in der Regel der normale, gesunde Zustand des Subsystems sein, also das Leistungsniveau des nicht »erkrankten« oder »defekten« Subsystems. Diese Definition bestimmt den Referenzzustand nicht ganz eindeutig. Sie kann sich entweder auf einen Zustand beziehen, der für ein bestimmtes Individuum ohne bestimmte Verletzungen oder Krankheiten typisch ist, und wäre dann entweder an das Alter oder an die leistungsfähigsten Lebensjahre gekoppelt. Alternativ lässt sich der Referenzzustand aber auch als das »arttypische« Leistungsniveau definieren.

Wenn wir diese und andere Unbestimmtheiten nicht näher spezifizieren, ist mit »Enhancement« keine ganz bestimmte Vorstellung gemeint. Für das Folgende hat es jedoch keine große Bedeutung, wie man diesen Definitionsansatz genau ausarbeitet.

Größere Fähigkeiten

Wir sind jetzt so weit, mit unserer Erforschung der Zusammenhänge zwischen Würde und Enhancement beginnen zu können. Die Merkmale, die Kolnai mit der Würde als Qualität verbindet – Gelassenheit, Eigenständigkeit, dem Zugriff destruktiver, korrumpierender oder subversiver Einflüsse entzogen sein, selbstgenügsamer Gleichmut etc. –, scheinen sich durch bestimmte Enhancements stärken zu lassen. Denken wir etwa an die Steigerung der exekutiven Funktionen, der Selbstbeherrschung und der Konzentration oder an die Fähigkeit, Stresssituationen zu bewältigen; darüber hinaus an mögliche Steigerungen geistiger Energiereserven, die uns leichter die Initiative ergreifen ließen und unsere Abhängigkeit von äußeren Reizen wie etwa dem Fernsehen verringern würden; denken wir vielleicht auch an ein Enhancement unserer Fähigkeit, leichten Schmerzen und Unbequemlichkeiten standzuhalten und unseren Ernährungs-, Schlaf- und Bewegungsbedarf effektiver zu regulieren. All diese Enhancements dürften unsere als Qualität verstandene Würde auf ziemlich direkte und offensichtliche Weise steigern.

Andere Verbesserungen hingegen könnten diese Würde verringern. Eine stark gesteigerte Fähigkeit zu Empathie und Mitgefühl zum Beispiel könnte (angesichts des Zustands der Welt) unsere Gelassenheit und unseren selbstgenügsamen Gleichmut mindern und so unsere Würde als Qualität reduzieren. Auch Verbesserungen, die die Motivation, den Antrieb oder das emotionale Reaktionsvermögen verstärken, hätten vielleicht eine destabilisierende Wirkung auf ein würdevolles inneres Gleichgewicht. Enhancements, durch die wir uns schneller an veränderte Umstände anpassen, könnten uns anfälliger für »destruktive, korrumpierende oder subversive Einflüsse« machen und unsere Fähigkeit untergraben, der Welt still zu trotzen.

Einige Verbesserungen würden unsere Würde als Qualität also vergrößern, während andere sie verringern könnten. Ob eine bestimmte Verbesserung – etwa eine stark erhöhte Sensibilität für das Leid anderer – die Würde aber auch wirklich verringerte, hinge von den Umständen und insbesondere vom Charakter des verbesserten Individuums ab. Ein extrem gesteigertes Mitgefühl ist mit einem sehr hohen Maß an Würde als Qualität vereinbar, falls die betreffende Person bestimmte andere Fähigkeiten wie etwa Zielbewusstsein und Selbstachtung besitzt, die geistige Aufwallungen zügeln und in den Dienst des mitfühlenden Handelns stellen können. Das in der Bibel geschilderte Leben Jesu ist ein Musterbeispiel dafür.

Selbst wenn eine Verbesserung die Würde als Qualität reduzierte, wäre die betreffende Person insgesamt nicht automatisch weniger tugendhaft, denn auch wenn es sich bei der Würde als Qualität um eine Tugend handeln mag, so wäre sie doch nicht die einzige. Ein Würdeverlust könnte daher durch einen Zugewinn bei anderen Tugenden ausgeglichen werden. Dies würde nicht folgen, falls die Würde als Qualität doch die einzige Tugend darstellt; das ist angesichts des hier zugrunde gelegten, von Kolnai inspirierten Verständnisses von Würde als Qualität allerdings nicht plausibel.[19]

19 Im Gegensatz etwa zum aristotelischen Begriff von *kalon*.

Alternativ könnte man die Ansicht vertreten, dass ein gewisses Maß an Würde als Qualität notwendig dafür ist, irgendeine andere Tugend zu besitzen. Doch selbst in diesem Fall würde eine Verringerung unserer Würde als Qualität noch nicht unbedingt einen Gesamtverlust an Tugend bedeuten, da das Enhancement die Würde nicht unter die angenommene Untergrenze drücken müsste.

Der Verbesserungsvorgang

Unsere Würde als Qualität wäre tatsächlich größer, wenn einige unserer Fähigkeiten größer wären, als sie es sind. Womöglich vermindert jedoch der *Vorgang der Verbesserung* unserer Fähigkeiten selbst unsere Würde als Qualität? Und vielleicht tragen diese *auf künstliche Weise erworbenen Fähigkeiten* auch nichts zu unserer Würde bei – oder jedenfalls weniger, als wenn sie auf »natürliche« Art erworben worden wären?

Die Fähigkeit, unter Stress ruhig zu bleiben, könnte beispielsweise etwas zu unserer Würde als Qualität beitragen, wenn sie Ausdruck unseres angeborenen Temperaments wäre. Noch mehr beitragen könnte diese Fähigkeit womöglich, wenn sie das Ergebnis eines spirituellen Wachstumsprozesses wäre, einer langen, aber erfolgreichen psychologischen Entwicklung, die es einem ermöglicht, triviale Alltagssorgen zu überwinden. Wie sieht es jedoch mit dem Einfluss auf unsere Würde aus, wenn die Gelassenheit einfach durch eine Beruhigungspille wie etwa Paxil hervorgerufen wird?[20]

Das Bewahren der Ruhe scheint unsere Würde als Qualität nur dann wirklich mehren zu können, wenn wir es als authentische Reaktion, als echten Impuls unseres autonomen Selbst verstehen. Falls man nur ruhig bleibt, weil man eine Pille geschluckt hat, ist

20 Damit das Beispiel funktioniert, sollten wir davon ausgehen, dass die resultierenden psychischen Zustände in allen Fällen identisch sind. Angenommen, man ist der Meinung, es habe eine besondere Würde, auch beim Gefühl von Stress noch ruhig und überlegt zu *handeln*, indem man seine Charakterstärke und Willenskraft ausspielt. Dann erfordert das Gedankenexperiment, dass wir *entweder* davon ausgehen, dass in allen drei Fällen (angeborenes Temperament, psychologische Entwicklung, Pille) kein Gefühl des Gestresstseins vorliegt, *oder* dass wir (wiederum in allen Fällen) davon ausgehen, dass die Betroffenen zwar unter Stress stehen, aber dank ihrer (erneut auf eine der drei möglichen Arten hervorgerufenen) Selbstkontrolle ruhig bleiben.

unklar, ob dies dann Ausdruck der eigenen Persönlichkeit oder bloß einem äußeren Umstand geschuldet ist. Inwieweit die Pillen-Persönlichkeit der betreffenden Person als ihre wahre Persönlichkeit zählt, hängt von mehreren Faktoren ab.[21] Je regelmäßiger ihr das Anxiolytikum zur Verfügung steht, je regelmäßiger sie es unter den entsprechenden Umständen einnimmt, je mehr es ihre eigene Entscheidung ist, und je mehr diese Entscheidung ihren tiefsten Wünschen entspricht und von einer Menge von Einstellungen, Überzeugungen und Werten begleitet wird, denen zufolge die Einnahme des Medikaments Teil ihres Selbstbildes ist, umso eher dürften wir ihre Pillen-Persönlichkeit als ihre wahre Persönlichkeit und ihre Ohne-Pillen-Persönlichkeit als Abweichung gelten lassen.

Beim Vergleich eines von Natur aus gelassenen Menschen mit einem, der diese Fähigkeit durch eine psychologische und spirituelle Entwicklung erworben hat, scheint uns Ersterer zunächst eher die Ruhe in Person zu sein. Vielleicht ist sein Gemüt stabiler, beständiger und robuster als das eines Menschen, der seine Beherrschtheit dem Lernen und der Erfahrung verdankt. Andererseits spricht auch etwas dafür, die als Qualität verstandene Würde der zweiten Person *ceteris paribus* (das heißt auch ganz davon abgesehen, dass diese sich im Laufe ihrer »Reise« wohl noch viele weitere Attribute angeeignet hat, die ihre Würde als Qualität steigern) als die größere anzusehen. Eine Eigenschaft oder ein Attribut, das wir uns durch unsere eigenen Entscheidungen, Überlegungen und Erfahrungen aneignen, gehört in gewisser Weise vielleicht eher zu uns als selbst eine angeborene Eigenschaft oder ein angeborenes Attribut.

Diese Überlegung deutet nun auch darauf hin, dass ein durch technologisches Enhancement erworbener Wesenszug eher der unsere sein könnte als ein angeborener oder sich ohne unser Zutun in uns entwickelnder Wesenszug. Könnte man also nicht nur durch geistiges Wachstum, sondern auch durch eine bewusste Entscheidung für das entsprechende Enhancement ein Merkmal authentischer sein Eigen nennen als jemand, der damit geboren wurde oder es unwillentlich besitzt? Wenn wir andere Dinge konstant halten – etwa die Beständigkeit des Merkmals und den Grad seiner Integration und Harmonisierung mit anderen Merkmalen der Person –, dann scheint das tatsächlich der Fall zu sein.

21 Vgl. P. D. Kramer, *Listening to Prozac*, New York 1993: Viking.

Diese Behauptung ist mit der Überzeugung vereinbar, dass der Erwerb einer positiven Charaktereigenschaft durch geistiges Wachstum und Erfahrung noch einmal *mehr* zu unserer Würde als Qualität beiträgt – vielleicht im Sinne einer würdevollen Anstrengung und Überwindung von Schwächen und Hindernissen. Hier vergleichen wir nur angeborene Eigenschaften, Fähigkeiten oder Möglichkeiten mit solchen, die uns die Enhancement-Technologien verfügbar machen könnten.[22]

Der Gedanke, unsere Selbstgestaltung könne etwas zu unserer Würde als Qualität beitragen, findet sich schon in Pico della Mirandolas *Über die Würde des Menschen* (1486):

> Wir haben dir keinen festen Wohnsitz gegeben, Adam, kein eigenes Aussehen noch irgendeine besondere Gabe, damit du den Wohnsitz, das Aussehen und die Gaben, die du dir selber ausersiehst, entsprechend deinem Wunsch und Entschluß habest und besitzest. Die Natur der übrigen Geschöpfe ist fest bestimmt und wird innerhalb von uns vorgeschriebener Gesetze begrenzt. Du sollst dir deine ohne jede Einschränkung und Enge, nach deinem Ermessen, dem ich dich anvertraut habe, selber bestimmen. […] Weder haben wir dich himmlisch noch irdisch, weder sterblich noch unsterblich geschaffen, damit du wie dein eigener, in Ehre frei entscheidender, schöpferischer Bildhauer dich selbst zu der Gestalt ausformst, die du bevorzugst.[23]

Obwohl Pico nicht zwischen verschiedenen Formen der Würde unterscheidet, scheint er doch sagen zu wollen, dass unsere Menschenwürde in unserer Fähigkeit zur Selbstgestaltung besteht und dass wir durch die Ausübung dieser Fähigkeit außerdem an Würde als Qualität gewinnen.

Es lässt sich also durchaus dafür argumentieren, dass der Akt des freiwilligen, bewussten Enhancements eines Charakterzugs diesem eine *zusätzliche* Würde verleiht.

22 Meine Behauptung ist also auch mit der Sichtweise von Leon Kass vereinbar, dem zufolge die »Natürlichkeit« der Mittel zählt. Kass denkt, dass wir bei unseren gewöhnlichen Selbstoptimierungsversuchen eine Art direkte Erfahrung oder ein »Verständnis in menschlichen Begriffen« der Mittel-Zweck-Relationen haben, die uns im Fall des technologischen Enhancements fehlen (L. Kass, »Ageless Bodies, Happy Souls: Biotechnology and the Pursuit of Perfection«, in: *The New Atlantis* 1 [2003], S. 9-28).

23 [G. Pico della Mirandola, *Über die Würde des Menschen*, Hamburg 1990: Meiner, S. 5 f.]

An dieser Stelle ist eine wichtige Einschränkung angebracht: Unter gleichen Bedingungen scheint Widerstand würdevoller zu sein als Konformität und Anpassung. Wie Kolnai bemerkt, sind »Flexibilität, widerstandslose Anpassung und uneingeschränkte Angleichung prototypische Gegensätze der Würde«. Ausführlicher:

Man könnte sagen, dass das manchmal als »trügerisch« bezeichnete Merkmal den Höhepunkt der Unwürde verkörpert. [...] Die trügerische Einstellung ist durch die innige Einheit von abstrakter Selbstsucht und qualitativer Selbstauslöschung gekennzeichnet. Der idealtypischen trügerischen Person ist zugleich nichts wichtiger als das eigene Leben und nichts unwichtiger als dessen Inhalte. Sie weidet sich an ihrer Abhängigkeit von ihrer Umgebung – in scharfem Gegensatz zur Würde des Mannes, der äußeren Einflüssen Grenzen setzt und sie auf eine distanzierte und gefilterte Weise erduldet –, stellt sich fremden Wünschen und Interessen anheim, ohne sie sich organisch (also auch selektiv) zu eigen zu machen. [...] Den Spannungen der Entfremdung entkommt sie durch hastige Anbindung und augenblickliche Kapitulation, und der Selbsttranszendenz entzieht sie sich durch die ungebremste Mobilität eines gewichtslosen Selbst.[24]

Auf der einen Seite kann die »Self-made-Person« also an Würde als Qualität gewinnen, indem sie sich zum Autor (oder Koautor) ihres eigenen Charakters und ihrer Situation macht, auf der anderen Seite könnte sich diese Person durch ihre Umgestaltungsversuche aber stattdessen auch unwürdiger machen. Diese Möglichkeit einer solchen Unwürde bzw. eines Verlusts an Würde als Qualität treibt so manchen Kritiker des Enhancements um. Leon Kass formuliert es kompromisslos:

[D]ie endgültige technische Bezwingung ihrer eigenen Natur würde die Menschheit so gut wie sicher vollkommen entkräftet zurücklassen. Diese Form der Herrschaft wäre identisch mit vollkommener Entmenschlichung. Lesen Sie Huxleys *Schöne Neue Welt*, lesen Sie C. S. Lewis' *Die Abschaffung des Menschen*, lesen Sie, was Nietzsche über den letzten Menschen schreibt – und lesen Sie dann die Zeitung. Homogenisierung, Mittelmaß, Pazifizierung, Behagen auf Rezept, Verderben des Geschmacks, Seelen ohne Liebe und Sehnsucht – das sind die unvermeidlichen Konsequenzen, wenn man das Wesen der menschlichen Natur zum letzten Ziel der technischen

24 Kolnai, »Dignity«, S. 265 f.

Herrschaft macht. Im Augenblick seines Triumphs wird der prometheische Mensch zur zufriedenen Kuh werden.[25]

In dieser Passage zeigt sich wohl die Furcht vor dem Totalverlust der Würde als Qualität, deren Platz die Unwürde einzunehmen droht.

Wir sollten zwei verschiedene Weisen unterscheiden, auf denen es dazu kommen könnte. Der offensichtlicheren zufolge entscheidet man sich gerade für diejenigen Enhancements, die einen zu einem würdelosen Menschen machen. Hier kommt es darauf an, dass man dann in jedem Fall würdelos wäre, ob es nun aufgrund von Enhancements oder auf irgendeine andere Weise dazu käme. Diese Thematik habe ich oben bereits behandelt, wo ich zu dem Schluss kam, dass einige Enhancements unsere Würde als Qualität steigern und andere sie möglicherweise schmälern würden. Zudem sprach ich mich dafür aus, in der Regel nicht nur darauf zu achten, wie ein bestimmtes Enhancement unsere Würde beeinflusst, um zu entscheiden, ob es insgesamt von Nutzen ist.

Eine subtilere Quelle der Unwürde könnte dem Verbesserungsvorgang selbst entspringen. In diesem Fall wäre der Endzustand selbst nicht unbedingt würdelos, doch der Weg dorthin würde unsere Würde als Qualität schmälern. Oben habe ich dafür argumentiert, dass ein Wesenszug unter den richtigen Umständen noch würdevoller sein kann, wenn er statt auf den Zufall auf ein selbstgewähltes Enhancement zurückgeht. Ich will aber nicht verschweigen, dass der Akt der Selbsttransformation unter *ungünstigen* Umständen würdelos sein und in der Tat die »trügerische« Einstellung zum Ausdruck bringen könnte, von der Kolnai gesprochen hat.

Wann mehrt ein selbsttransformativer Akt unsere Würde und wann verringert er sie? Das Kolnai-Zitat bietet eine Antwort. Wenn die Transformation auf eine Kombination von »abstrakter Selbstsucht und qualitativer Selbstauslöschung« zurückgeht, wenn sie von fremden Wünschen und Interessen bestimmt wird, die sich das betreffende Individuum nicht organisch und selektiv zu eigen gemacht hat, wenn sie aus Bequemlichkeit vollzogen wird und nicht aus der autonomen Realisierung eines inhaltsreichen persönlichen Ideals heraus – dann ist der Akt des Enhancements nicht würdevoll und vielleicht sogar würdelos, und zwar auf genau die gleiche Weise, auf die andere, ähnlich motivierte Handlungen es

25 Kass, *Life, Liberty, and the Defense of Dignity*, S. 48 [siehe auch oben, Text 3, S. 95, A.d.Ü.].

nicht schaffen, unsere Würde als Qualität zu verwirklichen oder zu ihr beizutragen.[26]

Betrachten wir ein Beispiel. Angenommen, jemand nimmt ein die Kognitionsfähigkeiten verbesserndes Medikament ein, weil es gerade in Mode ist oder ansprechend beworben wurde. Daran ist dann nichts besonders Würdevolles, im Gegenteil: Von einer Person, die über Würde als Qualität verfügt, dürfte man insbesondere bei Substanzen, die auf den Geist einwirken, etwas mehr Umsicht erwarten. Letztlich könnte die Person durch die Einnahme zwar immer noch an Würde gewinnen; vielleicht wird ihr die größere Kraft und Klarheit ihres Denkens helfen, sich nicht länger von Werbungen, Trends und Moden überrumpeln zu lassen. Dennoch dürfte der Akt des Enhancements selbst würdelos sein und der Person vielleicht etwas von ihrer Würde als Qualität nehmen. Das Problem besteht darin, dass ihre Motivation dafür, sich dem Enhancement zu unterziehen, unangemessen ist: Ihre Haltung und das daraus entstehende Verhalten sind würdelos.

Hier sollten wir jedoch nicht die symmetrische Möglichkeit unerwähnt lassen, dass es ebenso würdelos sein kann, von der Möglichkeit des Enhancements *keinen* Gebrauch zu machen, und zwar in genau der gleichen Weise und aus den gleichen Gründen. Wer aufgrund von Vorurteilen, gedankenloser Konformität oder Gleichgültigkeit die Chance verstreichen lässt, seine Fähigkeiten zu vergrößern, der verliert an Würde als Qualität. Ablehnung und Akzeptanz des Enhancements gleichen sich folglich insofern, als beiden ein Einstellungsproblem zugrunde liegen kann.

Ist die Emotionsveränderung besonders problematisch?

»Enhancements« von Trieben, Emotionen, Launen und Charakterzügen könnten die Würde besonders gefährden, indem sie uns dazu verführen, »den Spannungen der Entfremdung durch has-

26 Der Verbesserungsvorgang könnte auch noch unter einigen anderen Umständen würdelos sein. So ist zum Beispiel denkbar, dass es eine Maßnahme entwürdigt, wenn sie unmoralisch ist oder sich »vergifteter Mittel« (etwa Informationen, die in grausamen Experimenten gewonnen wurden) bedient. Wiederum gilt allerdings, dass dieses Problem nicht nur Handlungen betrifft, die mit dem Enhancement zu tun haben.

tige Anbindung und augenblickliche Kapitulation« entfliehen zu wollen. Man könnte sich selbst umgestalten, um mit dem Status quo zufrieden zu sein, statt ihn mutig zu bekämpfen. Eine solche Entscheidung könnte selbst eine trügerische Einstellung verraten, schlimmer noch: Am Ende der Transformation mag eine Persönlichkeit stehen, die einen Großteil ihrer früheren Würde als Qualität verloren hat.

Man kann sich Modifikationen ausmalen, die unsere Ambitionen dämpfen, unsere Fähigkeit zum emotionalen und spirituellen Wachstum beschneiden und unser Aufbegehren gegen schlechte Lebensbedingungen oder eigene Charakterschwächen zügeln. Derartige Maßnahmen wären eine akute Bedrohung unserer Würde als Qualität. Genau solche Effekte ruft die fiktive Droge »Soma« in Huxleys *Schöne Neue Welt* hervor: Sie scheint die Konturen des Lebens und Strebens der Charaktere des Romans aufzulösen und aus ihnen zufriedene, einförmige Bürger-Klumpen zu machen, die fast schon Musterbeispiele der Würdelosigkeit abgeben.

Ein anderes prototypisches Beispiel für Würdelosigkeit stammt aus der Wissenschaft: Es geht um Ratten, deren Belohnungszentrum im Gehirn mittels Elektroden gereizt wird.[27] Das Bild einer sich selbst stimulierenden Ratte, die unablässig einen Hebel drückt – statt sich zu paaren, auszuruhen, ja sogar, anstatt zu fressen oder zu trinken –, bis sie erschöpft zusammenbricht oder stirbt, beschwört nicht gerade »eine ehrfürchtige Art von Reaktion« oder eine »›aufschauende‹ Form von *Pro*-Einstellung« herauf. Hätten wir anstelle der Ratte einen Menschen vor uns, würden wir ihn für würdelos halten oder zumindest sagen, dass er sich äußerst würdelos verhält.[28]

Wäre ein solch würdeloses Leben dem unseren vorzuziehen (falls das verspürte Vergnügen nicht nachließe und wir die gesellschaft-

27 A. Routtenberg, J. Lindy, »Effects of the Availability of Rewarding Septal and Hypothalamic Stimulation on Bar Pressing for Food Under Conditions of Deprivation«, in: *Journal of Comparative and Physiological Psychology* 60:2 (1965), S. 158-161.

28 Die Stoiker haben diesen Punkt verallgemeinert und darauf bestanden, »daß das sinnliche Vergnügen der Vorzüglichkeit der menschlichen Natur nicht recht angemessen ist [und] daß es sich geziemt dasselbe zu verachten und zu verwerfen« (Cicero, *De officiis/Vom pflichtgemäßen Handeln*, Stuttgart 1986: Reclam, Buch 1, Kap. 30). Die Tugend und Würde der Askese sowie umgekehrt die Sündhaftigkeit und Abwertung der Fleischeslust tauchen auch in einigen religiösen Traditionen immer wieder auf.

lichen Folgen einmal außen vor lassen)? Das hängt offensichtlich von dem Leben ab, das wir führen. Manchen Alternativen ist die Gehirnstimulation sicher vorzuziehen, zum Beispiel dem Schicksal von todkranken Krebspatienten, die unter unerträglichen und anders nicht zu lindernden Schmerzen leiden.[29] Bei diesen Menschen könnten die Hirnstimulation und ähnliche Methoden die Würde als Qualität sogar steigern (von anderen Komponenten ihres Wohlergehens ganz zu schweigen).[30] In früheren Zeiten verabreichte so mancher barmherzige englische Arzt seinen sterbenden Krebspatienten den sogenannten Brompton-Cocktail, eine Mischung aus Kokain, Heroin und Alkohol:

> Sein Leben mit einem großen orgasmischen Knall und keinem gotterbärmlichen Winseln zu beschließen, kann das Sterben von einem langen und unschönen Tiefpunkt in den Höhepunkt der eigenen Existenz verwandeln [...]. Unter Freuden wird man gezeugt, und daher darf man vernünftigerweise auch darauf hoffen, ebenso zu sterben.[31]

Auf diese Art abzutreten, wäre wohl nicht nur wesentlich angenehmer, sondern auch *würdevoller*.

Legen wir aber keine unerträglichen Qualen, sondern stattdessen den Alltag eines Durchschnittsmenschen zugrunde, dann käme es sicher einem katastrophalen Verlust an Würde gleich, sich wie die pausenlos den Hebel drückende Ratte zu verhalten. Ob solch ein Leben dem normalen gleichwohl vorzuziehen wäre (auch hier wieder unter der Annahme, dass sich das Vergnügen aufrechterhalten lässt, und unter Absehung der gesellschaftlichen Folgen), hängt von Antworten auf grundlegende werttheoretische Fragen ab. Dem Hedonismus zufolge wäre ein derartiges Leben wünschenswerter, und das Gleiche dürfte gemäß einigen anderen Ansätzen gelten (wenn das Vergnügen nur groß genug wäre), während in vielen anderen Werttheorien ein solches Leben natürlich wesentlich schlech-

29 Zu diesem Zweck kommt die Methode auch beim Menschen zum Einsatz, siehe K. Kumar, C. Toth u. a., »Deep Brain Stimulation for Intractable Pain: A 15-Year Experience«, in: *Neurosurgery* 40:4 (1997), S. 736-746.

30 Siehe D. Pullman, »Human Dignity and the Ethics and Aesthetics of Pain and Suffering«, in: *Theoretical Medicine* 23 (2002), S. 75-94, zu einer Diskussion der Zusammenhänge zwischen Würde und Leid.

31 D. Pearce, »When Is It Best To Take Crack Cocaine?«, in: *LA Weekly*, 6.-12. Juli 2001.

ter abschnitte. Eine Behandlung dieser axiologischen Fragen würde jedoch den Rahmen dieses Aufsatzes sprengen.[32]

Konzentrieren wir uns nun wieder auf die Würde als Qualität. Verglichen mit dem normalen wäre das »Rattenleben« zwar ein enorm entwürdigtes, allerdings ist dieses Szenario nicht einmal als Karikatur unbedingt repräsentativ für ein Leben mit emotionalen Enhancements. Einige hedonische Enhancements würden uns nicht zu passiven, selbstzufriedenen, lieb- und antriebslosen Klumpen machen, im Gegenteil: Sie könnten unsere Lebenslust steigern, uns Energie und Tatkraft einflößen und unser Lieben, Begehren und Streben verstärken. Angenehme Geisteszustände nehmen verschiedene Formen an – manche sind passiv, entspannt und angenehm, andere dagegen aktiv, spannend, enthusiastisch und voll freudiger Erregung. Die Ratte im Experiment ist ein völlig irreführendes Beispiel dafür, wie schon ein auf simple Weise hedonisch verbessertes Leben aussehen könnte – ganz zu schweigen von den emotionalen Enhancements, die über eine Erhöhung des subjektiven Wohlbefindens oder Vergnügens noch hinausgehen.

Jemand, dessen Lebensfreude und Lebenslust durch irgendein Medikament über das heutige Durchschnittsniveau hinaus gesteigert wird, scheint dadurch nicht offensichtlich an Würde als Qualität zu verlieren. Ein manischer Zustand ist kein würdevoller, doch eine kontrollierte Lust am Leben und seinen Möglichkeiten wäre durchaus mit einem hohen Maß an Würde zu vereinbaren. Meiner Überzeugung nach könnte ein solcher Zustand problemlos deutlich würdevoller sein als der Alltagstrott des Durchschnittsmenschen.

Vielleicht wäre es vom Standpunkt der Würde als Qualität vorzuziehen, wenn die bessere Laune einem sonnigeren Gemüt geschuldet oder durch einen Akt der Selbstüberwindung erworben worden wäre. Ich glaube allerdings nicht, dass das Schlucken einer wirksamen und ungefährlichen Pille tatsächlich einen großen Unterschied für die Würde des Geisteszustands bedeutet, der am Ende dabei herauskommt.

Wichtig für die Würde unserer Emotionen ist unter anderem,

32 Wer annimmt, Würde als Qualität habe einen intrinsischen Wert, gibt den strikten Hedonismus bereits auf. Allerdings kann man ihr den intrinsischen Wert absprechen und dennoch glauben, dass sie auf andere Art wichtig ist – sie könnte etwa instrumentellen Wert besitzen, Wert haben, weil jemand sie anstrebt, oder als Begriff verbreitete Sorgen benennen oder bündeln.

inwiefern diese angemessene Reaktionen auf Aspekte der Welt darstellen. Viele Emotionen haben eine evaluative Komponente, und um Würde als Qualität zu besitzen, scheint eine Emotion auf Situationen oder Phänomene antworten zu müssen, die diese Wertschätzung auch verdienen. Wut beispielsweise scheint nur dann würdevoll sein zu können, wenn es etwas gibt, auf das man zu Recht wütend sein kann und auf das die Wut sich dann auch richtet. Erfüllen könnten dieses Kriterium im Prinzip nicht nur spontan auftretende, sondern auch auf affektives Enhancement zurückgehende Emotionen. Derartige Maßnahmen könnten unser evaluatives Spektrum verbreitern und so den Rahmen für Reaktionen auf Werte bereitstellen, denen wir andernfalls blind oder gleichgültig gegenüberstünden. Zudem mag es zwar Situationen geben, in denen bestimmte emotionale Reaktionen objektiv angebracht sind, doch selbst dann dürften noch eine ganze Reihe verschiedener Reaktionen in Frage kommen. Insbesondere für Grundstimmungen und subjektives Wohlbefinden ist das eine plausible Annahme: Manche Leute sind von Natur aus pessimistisch und niedergeschlagen, andere hingegen sprühen vor Optimismus und Heiterkeit. Ist eine dieser Gemütslagen wirklich objektiv angemessener? Und wenn ja, welche? Traurige Menschen dürften sich für Erstere aussprechen, glückliche für Letztere. Ich bezweifle, dass es darauf überhaupt eine objektive Antwort gibt.

Meiner Überzeugung nach geht die größte Gefahr für die Würde als Qualität in Bezug auf das emotionale Enhancement nicht von Stimmungsaufhellern, sondern von zwei anderen Faktoren aus. Der eine betrifft die soziokulturelle Dimension, die dann im nächsten Abschnitt besprochen wird; die zweite Gefahr besteht darin, sich mittels emotionaler »Verbesserungen« vieler eigener Möglichkeiten zu berauben. Am Ende ist man so gut angepasst, dass man seine Ideale, seine Liebe, seinen Hass und auch seine Fähigkeit verliert, spontan und mit allen menschenmöglichen Gefühlen auf die Unwägbarkeiten des Lebens zu reagieren.

Kritiker betonen gerne, welche Gefahren für die Würde von Enhancements ausgehen, lassen aber gerne ungesagt, welche Chancen sie eröffnen. Halten wir einmal einen Moment inne und fragen uns, wie viel Würde als Qualität eine Person besitzt, die jeden Tag vier oder fünf Stunden vor dem Fernseher sitzt, deren Leidenschaften sich auf Essen, Trinken, Einkaufen, Sex, Sportübertragungen und Schlafen beschränken, die niemals einen originellen Einfall hatte, nie vom vorgegebenen Weg abgewichen ist und sich nie ernsthaft mit irgendetwas beschäftigt hat, das ihr nicht auf dem Silbertablett serviert wurde. Vielleicht hat die Würde als Qualität mehr Luft nach oben als nach unten?

Soziokulturell vermittelte Effekte

Über die direkten Folgen für die betroffenen Individuen hinaus dürften Enhancements auch noch indirekten Einfluss auf Kultur und Gesellschaft haben. Diese soziokulturellen Veränderungen würden sich wiederum auf die Einzelnen und insbesondere darauf auswirken, wie viel Würde als Qualität sie in ihrem Leben entwickeln und zeigen. Bildung, Medien, kulturelle Normen sowie die allgemeinen sozialen und physischen Gegebenheiten unseres Lebens können uns dabei helfen, unser Potential für die Entwicklung und Aufrechterhaltung unserer Würde auszuschöpfen, sie können uns dabei aber auch im Weg stehen.

Die heutige westliche Konsumgesellschaft steht der Würde als Qualität weniger aufgeschlossen gegenüber als frühere spirituelle Strömungen, Ehrkulturen, die Romantik und sogar der ritterliche Ehrenkodex des Mittelalters. Im Prinzip könnten immerhin einige kulturelle Elemente von heute – insbesondere der Individualismus – einer würdevollen Persönlichkeit als wichtige Bausteine dienen. Vielleicht braucht es zur Kultivierung der Würde als Qualität aber eine Art von elitärem oder aristokratischem Zug, der nicht recht zur Massenkultur und den egalitären Ansprüchen der Moderne passt. Und vielleicht besteht auch eine Spannung zwischen der gegenwärtigen Wertschätzung von instrumentellem Denken und wissenschaftlicher Rationalität einerseits und dem (würdevollen) Vertrauen auf Ideale und persönliche Standards andererseits. Die vollkommene bayesianische Rationalistin, die keine Überzeugungen, sondern nur ein Netzwerk revidierbarer Meinungen hat, deren Wahrscheinlichkeit sie sich anhand einer vorgegebenen Kinematik anzupassen gezwungen sieht, wann immer neue Belege sie dazu reizen, opfert ihre Autonomie wohl ein Stück weit einem Algorithmus.[33]

33 Und das sage ich als Anhänger des Bayesianismus. Man könnte aber auch dafür argumentieren, dass unsere einzige kohärente Vorstellung von Autonomie darin

Inwiefern würde die allgemeine Verbreitung und Akzeptanz von Enhancement-Technologien sich auf die Bedingungen für die Entwicklung individueller Würde als Qualität auswirken? Diese Frage lässt sich nicht a priori entscheiden, und auch a posteriori ist das momentan leider nur auf die spekulativste Art und Weise möglich, denn für genauere Prognosen fehlen uns sowohl die Theorie als auch die Daten. Soziale und kulturelle Veränderungen sind insbesondere über längere Zeiträume hinweg schwer vorauszusehen, da sich die technologischen Bedingungen grundlegend ändern können. Jede Antwort wird vermutlich mehr über unsere eigenen Hoffnungen, Ängste und Vorurteile offenbaren als darüber, was tatsächlich geschehen wird.

Leon Kass behauptet, dass Homogenisierung, Mittelmaß, Pazifizierung, Behagen auf Rezept, Verderben des Geschmacks wie auch Seelen ohne Liebe und Sehnsucht unvermeidlich sind, falls wir die Gestaltung der menschlichen Natur der Technologie übertragen. Soweit ich das seinen Schriften entnehmen kann, beruht diese Überzeugung allerdings weder auf einem tragfähigen sozialwissenschaftlichen Modell noch auf überhaupt einer Art von Theorie, Datensatz oder plausiblem Argument. Eine agnostischere Haltung wäre den verfügbaren Belegen angemessener. Es gibt vorstellbare Szenarien, in denen Kass' Vorahnungen Wirklichkeit werden, und andere, in denen das Gegenteil passiert, daher tappen wir im Dunkeln, bis jemand bessere Argumente vorbringt. Da beide Arten von Szenarien möglich sind, ist es am vernünftigsten, sich für ein Szenario einzusetzen, in dem Enhancement-Optionen verfügbar sind und dazu genutzt werden, sowohl unsere Würde als Qualität als auch andere wichtige Werte zu fördern.

Die Würde von Zivilisationen

Würde als Qualität kann nicht nur Personen, sondern auch Bevölkerungen, Gesellschaften, Kulturen und Zivilisationen zugesprochen werden, und einige der von Kass prognostizierten negativen

besteht, aus Gründen zu handeln, weshalb die vollkommene bayesianische Rationalistin (zumindest epistemisch gesehen) geradezu eine Ausgeburt der Würde wäre. Diese Ansicht würde besser mit vielen früheren Positionen zusammenstimmen, unter anderen mit derjenigen Kants.

Konsequenzen des Enhancements würden eher solche Kollektive betreffen. »Homogenität« kommt keinem Einzelnen, sondern einer Gruppe zu. Worin genau soll die Würde als Qualität jedoch bestehen, wenn es um Kollektive geht? Da wir uns hier von der prototypischen Verwendung des Würdebegriffs entfernen, dürften die Zuschreibungen von Würde als Qualität zu Kollektiven eher auf Werturteilen und weniger auf deskriptiven Komponenten des Begriffs beruhen als im Fall von Individuen.

Viele Menschen glauben heute beispielsweise, dass in einer Gesellschaft verschiedene Formen von *Gleichheit* herrschen müssen, damit sie Würde als Qualität besitzt. Man könnte denken, eine soziale Ordnung habe etwas Unwürdiges an sich, wenn sie strikt hierarchisch geordnet ist und ihre Mitglieder aufgrund von Umständen, für die sie nichts können, äußerst ungleich behandelt werden. Viele von uns sind der Ansicht, dass es einer Gesellschaft eindeutig an Würde fehlt, wenn dort Limousinen an Bettlern vorbeirasen und es Kindern reicher Eltern an nichts mangelt, während die Kinder armer Eltern täglich Elend und Entbehrungen ausgesetzt sind.

Ein Mensch aus einer anderen Epoche würde die Dinge vielleicht anders sehen. Beförderte man einen englischen Adligen aus dem 17. Jahrhundert per Zeitmaschine ins Hier und Jetzt, würde man ihm wohl einen ziemlichen Schock versetzen. Beeindruckt wäre er vielleicht noch von unseren modernen Annehmlichkeiten, unserem enormen wirtschaftlichen Wohlstand oder unseren medizinischen Möglichkeiten, doch der damit einhergehende Verlust an Würde könnte ihn durchaus entsetzen. Kaum der Zeitmaschine entstiegen, bietet sich ihm das Bild einer vulgären, frivolen und moralisch verkommenen Gesellschaft. Er schaudert, als ihm bewusst wird, dass das kunstvolle soziale Gewebe seiner Ära zerrissen ist: Zu seiner Zeit kannte vom König bis zum niedrigsten Knecht jeder seinen Platz und Rang, und alle waren durch ein Netz aus Aufgaben, Pflichten, Rechten und Patronage verbunden. An die Stelle dieser vollkommenen Kathedrale ist nun eine *homogenisierte* Gesellschaft getreten, in der Adel und Loyalität kaum noch etwas gelten, die Familie zerfällt und wo nun statt der Krone nur noch König Kunde herrscht.

Selbst wenn für unseren imaginären Besucher insgesamt die Vorteile unseres Zeitalters überwögen, so würde er doch höchstwahrscheinlich immer noch von tragischen Verlusten sprechen, zu denen er unter anderem auch einen Verlust an Würde als Qualität für die Individuen, aber besonders für die ganze Gesellschaft zählen würde. Darüber hinaus ginge dieser Verlust an gesellschaftlicher Würde gerade auf einige derjenigen Veränderungen zurück, die viele von uns als Zugewinne an gesellschaftlicher Würde als Qualität ansehen.

Wir verwickeln den Zeitreisenden also in ein Gespräch und versuchen ihn davon zu überzeugen, dass seine Auffassung von Würde als Qualität falsch ist; er jedoch versucht wiederum uns einen Irrtum nachzuweisen. Es sieht so aus, als ginge es bei diesem Streit um wertende und in gewissem Umfang auch um ästhetische Urteile, wobei ungewiss bleibt, ob eine Seite die andere umstimmen könnte.

Vorstellbar sind auch noch viele weitere Zeitreisen, so könnten wir etwa jemanden aus dem antiken Athen ins Mittelalter oder von dort ins Zeitalter der Aufklärung senden. Vielleicht verfrachten wir auch einen Steinzeitmenschen in irgendeine dieser späteren Epochen oder schicken umgekehrt jemanden in die Vergangenheit. Obwohl jeder Zeitreisende bestimmten *Individuen* jeder Epoche wahrscheinlich eine Würde als Qualität zuerkennen würde, könnte er allen fremden *Gesellschaften* diese Würde durchaus absprechen. Selbst wenn wir uns auf die Gegenwart beschränken, finden es die meisten von uns wahrscheinlich leichter, Würdelosigkeit in Gesellschaften zu verorten, die von der unseren ganz verschieden sind – auch wenn uns beigebracht wurde, fremden Kulturen gegenüber aufgeschlossen zu sein.

Ich will mit diesen Überlegungen auf Folgendes hinaus: Wenn Sie oder ich einige Jahrhunderte in die Zukunft blicken könnten, dann dürfte uns die dort zu sehende Gesellschaft im Vergleich zu unserer eigenen vermutlich in wichtigen Hinsichten würdelos vorkommen, und zwar ganz unabhängig von allen dann gebräuchlichen Enhancement-Technologien. Genau darin liegt eine dieser hübschen Ironien der Geschichte: Die eine Generation entwirft einen wunderschönen Plan und legt den Grundstein für eine bessere Zukunft – doch dann stirbt sie, und die nächste Generation entscheidet sich dafür, den Entwurf abzuändern und auf den gelegten Fundamenten eine Struktur zu errichten, die ihr besser zu sein scheint, ihren Vorgängern jedoch abscheulich vorgekommen wäre.

Die ursprünglichen Architekten können keinen Einspruch mehr erheben, doch wenn sie das noch mit ansähen, würden sie sich im Grab herumdrehen. *O tempora, o mores*, klagen die Alten, und unsere Ahnen würden ihnen nur zu gern recht geben!

Man kann potentielle gesellschaftliche und kulturelle Veränderungen allerdings auch positiver betrachten. Manche sehen in der Menschheitsgeschichte Anzeichen eines moralischen Fortschritts, der – wenn auch langsam und auf Umwegen – zu immer mehr Gerechtigkeit und immer weniger Grausamkeit führt; und wer keinen solchen Trend erkennt, der kann immer noch darauf hoffen, dass uns die Zukunft eindeutigere Verbesserungen der *conditio humana* bescheren wird. Unsere Bewertung möglicher Kulturen und Gesellschaften hängt aber von wesentlich mehr Variablen als nur von der Würde als Qualität ab (nicht zuletzt auch davon, wie sehr die Menschenwürde respektiert wird). Möglicherweise müssen wir uns mit Fortschritten bei diesen anderen Variablen zufriedengeben, wenn sich herausstellt, dass die auf Kollektive bezogene Würde als Qualität ein so unbestimmter – und vielleicht so kulturrelativer – Begriff ist, dass sogar ein Optimist nicht davon ausgehen kann, dass eine zukünftige Gesellschaft oder Kultur unseren heutigen Maßstäben nach sehr würdevoll sein wird.

Aus diesem Grund werde ich zu der Frage, wie man die Würde als Qualität einer gegenwärtigen oder zukünftigen Gesellschaft steigern könnte, nur noch anmerken, dass das Enhancement dabei möglicherweise eine Rolle spielen kann. Falls etwa die Homogenisierung im Widerspruch zu einer würdevollen Gesellschaft steht, dann könnten Enhancements, die die Fähigkeiten des Einzelnen verbessern, dem Gruppendruck zu widerstehen, und die seine Kreativität, Originalität und vielleicht sogar sein exzentrisches Verhalten fördern, nicht nur die Würde von Individuen stärken, sondern durch die so erreichte kulturelle Diversifizierung sogar diejenige der ganzen Gesellschaft.

Eine relationale Komponente?

Kehren wir zur Würde als Qualität von Individuen oder Einzeldingen zurück. Man könnte ihnen diese Würde nicht nur wegen ihrer intrinsischen, sondern unter Umständen auch aufgrund ihrer relationalen Eigenschaften zuschreiben. Zum Beispiel könnte man denken, dass der älteste Baum eine Würde als Qualität besitzt, die er nicht hätte, wenn es einen noch älteren Baum gäbe, oder dass dem letzten Mohikaner eine größere Würde zukam als dem vorletzten.

Wir Menschen sind stolz darauf, die klügste und fortschrittlichste Spezies auf der Welt zu sein. Vielleicht verleiht uns das eine Art von Würde als Qualität, die allen Menschen zukommt, auch den Mittelmäßigen und sogar denen, die kognitiv gesehen weniger leisten können als einige nichtmenschliche Tiere? Diese spezielle Art von Würde hätten wir dann als Angehörige einer Art, zu der auch solche Geistesgrößen wie Michelangelo und Einstein zählen. Könnte uns diese spezielle Würde verlorengehen, wenn wir mittels radikaler Enhancement-Technologien eine andere Spezies (oder intelligente Maschinen) erschaffen, die uns in allen Belangen übertrifft? Zur zweitfortschrittlichsten Art der Welt zu gehören (vorausgesetzt, man ist nicht selbst unter den radikal Verbesserten), klingt nicht mehr ganz so toll.

Wir dürfen Würde als Qualität hier nicht mit anderen Konzepten wie Stellung oder Status verwechseln. Mit der Geburt uns kognitiv überlegener posthumaner Wesen würden die Menschen zwar ihre Vorrangstellung verlieren (zumindest dann, wenn diese sich nach kognitiven Fähigkeiten bemisst), doch daraus folgt nicht, dass unsere Würde als Qualität darunter leiden müsste; das ist eine andere Frage. Vielleicht nähme unsere Würde als Qualität sogar eher zu, da wir dann einem anderen Kollektiv angehörten – dem Club des Tellurischen Lebens. Dieser wäre zwar weniger exklusiv als der alte Menschheitsclub, könnte sich dafür aber einiger äußerst illustrer Mitglieder rühmen.

Für einzelne Menschen könnte es trotzdem zu einem Würdeverlust kommen, denn die bislang auf einem Gebiet Führenden würden ihre Spitzenposition verlieren, und falls mit einer solchen Position eine besondere Würde als Qualität einhergeht (und das nicht nur den sozialen Status betrifft), käme diese nun den neuen Spitzenreitern zu.

Da wir hier nicht alle Weisen diskutieren können, auf denen das Enhancement sich auf relationale Eigenschaften auswirken mag, möchte ich hier nur noch auf die relationale Eigenschaft der Einzigartigkeit eingehen. Reproduktives Klonen ist zwar kein prototypisches Enhancement,[34] veranschaulicht jedoch gut die Frage, ob die Einzigartigkeit einer Person etwas zu ihrer Würde als Qualität beiträgt. Wenn ja, ließe sich gegen das Klonen von Menschen einwenden, dass ein geklontes Kind *ceteris paribus* weniger Würde als Qualität besäße als ein auf herkömmliche Weise gezeugtes. Natürlich dürfen wir hier keinem genetischen Essenzialismus oder Determinismus aufsitzen, aber genauso wenig sollten wir denken, dass die Gene hier gar keine Rolle spielen. Leute mit den gleichen Genen ähneln sich tendenziell mehr als Leute, die nicht genetisch identisch sind. In diesem Zusammenhang kommt die »Einzigartigkeit« in Graden, so dass mehrere Klone einer durchschnittlichen Person in der Regel »weniger einzigartig« wären als die meisten Menschen.[35]

Zwei Klone würden sich genetisch so sehr gleichen wie eineiige Zwillinge. (Diese teilen sich aber normalerweise auch einen Mutterleib und wachsen in der gleichen Umgebung auf, was für Klone nicht gelten müsste.) Da Zwillinge kein besonders hartes Los zu treffen scheint, können wir *entweder* schließen, dass der Verlust der Einzigartigkeit, der sich aus der Existenz eines genetischen Doppelgängers ergibt, nicht zu einem erheblichen Verlust an Würde als Qualität führt, *oder* schließen, dass der Würdeverlust kein besonders hartes Los wäre (oder beides).

Sorgen bereiten könnten einem jedoch immer noch extremere Fälle. Wie sieht es aus, wenn es nicht nur um wenige, sondern um viele Millionen geklonte Menschen geht? Oder denken wir an die noch radikalere Möglichkeit, dass Millionen von Kopien eines Individuums geschaffen werden, die sich alle deutlich mehr gleichen als eineiige Zwillinge.[36] In diesen Szenarien scheint ein Verlust an Würde als Qualität plausibler zu sein, was vielleicht gegen die Realisierung solcher Szenarien spräche.

34 Man könnte allerdings sagen, dass das reproduktive Klonen ein Enhancement unserer reproduktiven Fähigkeiten darstellt, da es uns die Möglichkeit gibt, uns auf eine zuvor unmögliche Weise fortzupflanzen.

35 Außer wenn das Klonen vielleicht so selten vorkäme, dass man gerade als Klon eine besonders ungewöhnliche und »einzigartige« Art von Person wäre.

36 Das »Hochladen« von Menschen ist eine mögliche Zukunftstechnologie, die ein solches Szenario Wirklichkeit werden lassen könnte (H. Moravec, *Mind Children: The Future of Robot and Human Intelligence*, Cambridge, MA 1988: Harvard University Press). Eine andere wäre die Erschaffung vieler Kopien derselben Künstlichen Intelligenz.

Würde jenseits der Menschenwelt: leise Werte

Würde als Qualität ist nicht unbedingt auf Menschen und deren Kollektive beschränkt:

> Hat man die Redwoods einmal gesehen, hinterlassen sie einen Eindruck oder erzeugen eine Vision, die man nie wieder loswird. Niemand hat einen Mammutbaum jemals überzeugend gemalt oder fotografiert. Das Gefühl, das sie hervorrufen, ist nicht übertragbar. Sie gebieten Stille und heilige Scheu. Es ist nicht nur ihre unglaubliche Statur, auch nicht ihre Farbe, die zu schillern und sich vor unseren Augen zu verändern scheint, nein, sie gleichen keinem anderen Baum, den wir kennen, sie sind Botschafter aus einer anderen Zeit. Sie teilen das Mysterium der Farne, die vor einer Million Jahren in der Kohle des Karbonzeitalters verschwanden. [...] Der eitelste, oberflächlichste und respektloseste Mensch fällt in Gegenwart von Redwoods unter einen Bann des Staunens und der Ehrfurcht. [...] Man hat das Bedürfnis, sich vor diesen unbestrittenen Souveränen zu verbeugen.[37]

Die hier von John Steinbeck beschriebene Reaktion ist leicht nachzuvollziehen, und sie passt auch gut zu der Einstellung zur Würde, die Kolnai vorschwebte.

Ein weiteres Beispiel:

> [Einer] meiner Kollegen [erzählte davon], wie er seinen kleinen Sohn einmal mit in den Zirkus nahm. Vor dem Zelt trafen sie auf einen einzelnen Demonstranten, der wortlos ein Schild hochhielt, auf dem »DENKT AN DIE WÜRDE DER ELEFANTEN« stand. Er war wie vom Blitz getroffen. Der Standpunkt des Demonstranten ist sicherlich ein verständlicher, wenn sich auch darüber streiten lässt, ob er einem Grund genug gibt, alle Arten von Zirkussen zu meiden.[38]

Wir brauchen einen Namen für die Eigenschaft, die aus Beispielen wie den obigen zu uns zu sprechen scheint, und »Würde als Qualität« passt. Der Begriff lässt sich auch auf bestimmte Handlungen, Tätigkeiten und Leistungen anwenden, und darüber hinaus

37 J. Steinbeck, *Travels with Charley: In Search of America*, New York 1962: Viking (dt.: *Meine Reise mit Charley*, Konstanz 1963: Diana Verlag, S. 200 f.).

38 C. Duncan, »Respect for Dignity: A Defense«, Manuskriptentwurf, ⟨https://webcache.googleusercontent.com/search?q=cache:9X4hG3Us7ncJ:https://faculty.ithaca.edu/cduncan/docs/web_papers/respect.doc+&cd=1&hl=de&ct=clnk&gl=de&client=firefox-b-ab⟩, letzter Zugriff 10.06.2018.

vielleicht auch noch auf bestimmte menschliche Beziehungen und viele weitere Dinge, auf die ich hier nicht eingehen werde.

Die Würde als Qualität, die wir Nichtmenschen (oder genauer gesagt: Nichtpersonen) zuschreiben, unterscheidet sich von derjenigen, die wir Menschen zuschreiben. Diese Differenz lässt sich unter anderem durch eine Unterscheidung charakterisieren, die Stephen Darwall getroffen hat.[39] Darwall beschreibt zwei verschiedene Einstellungen, die beide mit dem Ausdruck »Respekt« bezeichnet werden. Die erste Art nennt er *Anerkennungsrespekt*, und diese Haltung drückt sich darin aus, Merkmale eines beliebigen Objekts bei der eigenen Entscheidungsfindung angemessen zu berücksichtigen oder anzuerkennen. Der *Bewertungsrespekt* besteht dagegen in einer Haltung der positiven Bewertung einer Person entweder als Person an sich oder als Person, die ein bestimmtes Ziel verfolgt. Der Bewertungsrespekt ist angemessen, wenn eine Person positive – und insbesondere moralische – Eigenschaften hat oder eine Vortrefflichkeit zeigt, die wir ihrem Charakter zuschreiben können.

Sprechen wir beispielsweise davon, dass die Menschenwürde respektiert werden muss, dann meinen wir damit vermutlich, dass ihr Anerkennungsrespekt gezollt werden sollte. Diesen Respekt schulden wir allen Menschen gleichermaßen und unabhängig von ihrem Charakter oder jeglichen besonderen Vortrefflichkeiten, die ihnen zukommen oder aber fehlen. Wollen wir hingegen Gandhi für seine Großherzigkeit Respekt zollen, dann beziehen wir uns wahrscheinlich auf den Bewertungsrespekt (obwohl seine Großherzigkeit unter bestimmten Umständen auch Anerkennungsrespekt verdient). Gleichermaßen ist auch da Bewertungsrespekt angebracht, wo jemand (vielleicht wieder Gandhi) sehr viel Würde als Qualität besitzt.

Diejenige Art von Würde als Qualität, die wir Nichtakteuren zusprechen, fordert keinen Bewertungsrespekt, da nur Akteure auch über Moral verfügen. Auf diese Weise können wir eine Unterscheidung treffen zwischen Würde als Qualität im engeren Sinne – eine Eigenschaft, die nur (einige) Akteure besitzen und die Bewertungsrespekt erheischt – und Würde als Qualität im weiteren Sinne – eine Würde, die beliebigen Arten von Objekten zukom-

39 S. L. Darwall, »Two Kinds of Respect«, in: *Ethics* 88:1 (1977), S. 36-49. Es folgt eine simplifizierende Beschreibung von Darwalls Ansatz, die einige Feinheiten außer Acht lässt.

men kann und die bloß nach Anerkennungsrespekt verlangt. Wir müssen die Redwoods nicht buchstäblich dafür *bewundern*, dass sie so groß und alt geworden sind; dennoch können wir immer noch anerkennen, dass sie bestimmte Merkmale haben, die wir in unserem Handeln ihnen gegenüber in Betracht ziehen sollten. Falls wir wirklich von ihrer Würde als Qualität beeindruckt sind, sollten wir ihnen insbesondere anerkennenden Respekt zollen – vielleicht dadurch, dass wir sie nicht fällen oder auf sie urinieren.

In diesem weiten Sinne ist Würde als Qualität allgegenwärtig – begrenzt vermutlich nur durch unsere Fähigkeit, sie wertzuschätzen. Sie kann selbst unbelebten Objekten zukommen, wie das simple Beispiel des langen, langsamen und traurigen Niedergangs eines im Hinterhof vor sich hin schmelzenden Schneemanns zeigt. Würde ein feinsinniger Beobachter nicht auch diesem eine gewisse Art von Würde zusprechen wollen?

Hier geht das Moralische ins Ästhetische (und vielleicht auch ins Sentimentale) über, und die Grenzen sind womöglich fließend. Aber wo auch immer wir diese begrifflichen Grenzen zu ziehen versuchen: Unser normativer Diskurs muss einfangen können, um was es in solchen Fällen geht. Eventuell können wir eine Kategorie von *leisen Werten* nicht nur für Würde als Qualität in diesem weiteren Sinne reservieren, sondern auch für andere geringfügige, subtile oder nichtdominierende Werte. Gegenüberstellen können wir diesen dann die *lauten Werte*: Werte der Moral oder der Klugheit, die die leisen Werte im direkten Vergleich so gut wie immer übertrumpfen. Umfassen würde die Kategorie der lauten Werte solche Dinge wie das Lindern von Leiden, Gerechtigkeit, Gleichheit, Freiheit, Fairness, Respekt für die Menschenwürde, Gesundheit oder das Überleben.[40]

Die angewandte Ethik tut nicht unbedingt schlecht daran, sich für politische und gesellschaftliche Zwecke fast ausschließlich auf

40 Es ist natürlich eine substantielle normative Frage, in welche dieser Kategorien wir einen Wert einordnen sollten. Nietzsche etwa hätte Würde als Qualität wohl für einen lauten Wert gehalten und Gleichheit für überhaupt keinen. Man muss Nietzsches Sicht nicht teilen, um es für eine wichtige Frage zu halten, wie sich Würde als Qualität von einem objektiven Standpunkt aus beurteilen lässt: Ist es besser, wenn es nur ein paar äußerst würdevolle Menschen sowie viele Menschen mit ziemlich wenig Würde gibt, oder sollte ein gewisses Maß an Würde gleichmäßig verteilt sein?

die lauten Werte zu konzentrieren. Wenn es um das Bewahren der Würde des Schneemanns oder aber eine Impfung für ein notleidendes Kind geht, wird sich die Waagschale immer zugunsten des Letzteren neigen.

Gleichwohl könnte den leisen Werten schließlich doch noch eine große Bedeutung zukommen. Einzeln sind sie zwar unbedeutend, doch die Masse macht's; sie sind sozusagen die dunkle Materie der Werttheorie (oder für alle Unternehmensberaterinnen unter meinen Lesern: *der lange Schwanz der Axiologie*). Lässt man einen leisen Wert mal unbeachtet, bleibt das folgenlos, doch missachtet oder vernichtet man immer alle leisen Werte, verwandelt man die Erde in einen sterilen, öden und ärmeren Ort. Mit den leisen Werten kommen Glanz, reichere Bedeutungen, Staunen, Ehrfurcht und viel von der Schönheit und Vornehmheit des menschlichen Handelns in die Welt. Dieser Mehrwert ist größtenteils ästhetischer Natur und mag entscheidend von unseren subjektiven bewussten Reaktionen abhängen. Zumindest bei der Würde als Qualität, um die es uns hier ja vorrangig geht, lassen sich Moral und Ästhetik allerdings kaum trennen, und die Möglichkeit, auf leise Werte zu reagieren (oder diese durch Gefühl oder Vorstellungskraft erst hervorzubringen), kann moralische Folgen zeitigen.

Die Eschatologie der Würde

Aurel Kolnai denkt, eine bestimmte Art des utopischen Denkens sei der Würde als Qualität abträglich:

> Vielleicht glauben [einige Leute], dass sich durch einen kollektiven Akt der »Menschenwürde« (wozu auch eine Art von Selbstbehauptung und Selbstverwirklichung gehört) auch garantieren lässt, dass jedem eine Würde als Qualität zukommt, oder – was auf das Gleiche hinausläuft – dass der Begriff der »Würde als Qualität« dann seinen Sinn verliert. Andeutungen dazu finden sich schon bei Condorcet, dem ersten großen Fortschrittsapostel. Er sah eine rationalistisch und wissenschaftlich reorganisierte Welt voraus, in der keine Chance auf die Ausübung heroischer Tugenden besteht und deren Verehrung keinen Sinn mehr ergibt. [...] Man kann es auch so zusammenfassen: Die Unwürde besteht im Kern aus einer Verweigerungshaltung; weder erkennen noch erfahren noch ertragen will man das Spannungsverhältnis zwischen Wert und Wirklichkeit, zwischen dem, wie

die Dinge sein sollten, könnten und müssten und dem, wie die Dinge sind, sein können und sein dürfen.[41]

Es stellt sich also die Frage, ob der Würde als Qualität noch irgendeine Rolle zukäme, falls die Welt dank allerlei politischer, medizinischer, wirtschaftlicher und technologischer Fortschritte wesentlich vollkommener wäre, als sie heutzutage ist. Diese Frage könnte besonders dringlich werden, wenn es dem Transhumanismus gelingt, einige unserer basalen biologischen Grenzen zu überschreiten – fällt die Spannung zwischen Wert und Wirklichkeit dann so weit ab, dass die Würde als Qualität bedeutungslos oder überflüssig wird?

Machen wir einen Gedankensprung in eine posthumane Zukunft, deren Technologie bis zu den Grenzen des Möglichen reicht. Die superintelligenten Bewohner dieser Welt sind *autopotent*, das heißt, sie haben die komplette Kontrolle über und ein vollständiges Verständnis von sich selbst, sind also in der Lage, jeden beliebigen inneren und äußeren Zustand einzunehmen. Ein autopotentes Wesen könnte sich beispielsweise problemlos in eine Frau, einen Mann oder einen Baum verwandeln, und jeder subjektive Zustand wäre ihm zugänglich, sei es nun Lust, Empörung oder die visuellen und taktilen Erfahrungen eines sich im Wasser tummelnden Delfins. Wir wollen ebenfalls davon ausgehen, dass diese posthumanen Wesen ihre Umwelt umfassend unter Kontrolle haben, so dass sie nicht nur exakte molekulare Kopien von Objekten herstellen können, sondern auch jede Art von physischer Konstruktion, für die sie einen genauen Entwurf entwickelt haben. Es wäre ihnen möglich, einen Wald von Mammutbäumen verschwinden zu lassen und dann woanders eine exakte Kopie davon zu errichten, bloß dass er nun vielleicht von Dinosauriern oder Drachen bewohnt wäre. Sie hätten ebenso viel Kontrolle über die physikalische Realität, wie Programmierer und Designer heute über die virtuelle Realität ausüben, könnten sich jedoch noch weit detailliertere (etwa biologisch realistische) Strukturen ausdenken und diese verwirklichen. Wir könnten sagen, dass die autopotenten Superintelligenzen in einer »Plastikwelt« leben, weil sie ihre Umwelt ganz leicht so umgestalten können, wie es ihnen beliebt.

41 Kolnai, »Dignity«, S. 262. Kolnai betont, dass der Kern der Unwürde *nicht* darin besteht, »sich entweder in die bestehende Ordnung einzufügen beziehungsweise sich in Geduld zu üben oder aber die Dinge fortwährend reformieren, verbessern oder erleichtern zu wollen«.

Jedes technologische Utopia, das sich tatsächlich verwirklichen lässt, dürfte all seinen Bewohnern allerdings auch starke Beschränkungen auferlegen. Zu den physikalischen Grenzen, die in die Tiefen des Alls hinausgeschoben werden dürften, während die posthumane Zivilisation über ihre Heimatwelt hinauswächst, kämen noch diejenigen Grenzen, die sich die posthumanen Wesen gegenseitig setzen, mit anderen Worten: Es gäbe soziale Einschränkungen. Selbst die Ressourcen einer Plastikwelt würden bei exponentiellem Bevölkerungswachstum bald zur Neige gehen, doch davon abgesehen wäre jeder einzelne Akteur durch die Entscheidungen und Handlungen der anderen Akteure eingeschränkt. Soweit unsere Ziele irreduzibel sozial sind – geliebt, respektiert, besonders geachtet oder bewundert zu werden, Zeit und enge Bande mit bestimmten Menschen verbringen beziehungsweise knüpfen zu dürfen, ein Wörtchen bei den Entscheidungen anderer mitreden zu können –, wären wir nach wie vor nicht uneingeschränkt in der Lage, unsere Ziele zu erreichen. Aus diesem Grund wären die Bewohner der Plastikwelt wohl keineswegs omnipotent. Trotzdem dürfen wir vermuten, dass viele der heutigen Einschränkungen nicht länger gelten würden und sowohl unsere inneren Zustände als auch die Welt um uns herum sich unseren Wünschen und Begierden deutlich stärker anschmiegen würden.

In der Plastikwelt ließen sich viele der heute so problematischen moralischen Imperative leicht befolgen. Mit dem Verstummen der lauten wären dann die leisen Werte leichter vernehmbar.[42] Nach dem technologisch bedingten Wegfall der meisten externen Einschränkungen treten die Zwänge, *die wir uns selbst auferlegen*, an deren Stelle.

In diesem Rahmen könnte die Würde als Qualität als Organisationsprinzip dienen. Unbelebten Dingen kommt zwar keine Menschenwürde zu, doch eine Art von Würde als Qualität lässt sich ihnen verleihen. Die autopotenten Einwohner der Plastikwelt könnten sich dafür entscheiden, dieser Würde wie auch den anderen leisen Werten Gehör zu schenken. Mit der Anerkennung dieser

42 Das heißt nicht, dass die leisen Werte tatsächlich gehört oder beachtet werden würden, wenn und falls die lauten Werte verstummen. Ob das geschehen würde, ist schwer zu prognostizieren. Ein *idealer* moralischer Akteur würde den leisen Werten unter diesen Umständen allerdings mehr Aufmerksamkeit schenken und sich eher von ihnen leiten lassen.

Werte und dem entsprechenden Handeln akzeptieren sie einige Beschränkungen, und indem sie das tun, können sie aus ihrer Plastikwelt etwas bauen – oder besser gesagt: etwas aufbauen –, das von bleibendem Wert ist und nicht nur ein Tagtraum. Indem sie derartige Beschränkungen akzeptieren – und vielleicht auch nur dann –, können sie ihre eigene Würde als Qualität bewahren. Diese Würde bestünde nicht darin, sich der Welt zu widersetzen oder ihr zu trotzen, sondern wäre vielmehr eine Würde der Starken, beruhend auf Selbstbeherrschung und willentlicher Kultivierung interner wie externer Werte.[43]

43 Für ihre Kommentare danke ich Robin Hanson, Rebecca Roache, Anders Sandberg, Julian Savulescu sowie den Teilnehmern des James Martin Advanced Research Seminar (20. Oktober 2006 in Oxford) und des Enhance Workshops (27. März 2007 in Stockholm), wo frühere Versionen dieses Aufsatzes vorgestellt wurden. Besonderen Dank schulde ich Guy Kahane für Diskussionen und Einsichten, die vielfach Eingang in diesen Aufsatz gefunden haben, und Rebecca Roache für ihre Unterstützung bei der Recherche. Für hilfreiche editorische Anregungen möchte ich außerdem Tom Merrill danken.

5.
Warum ich posthuman werden will, wenn ich groß bin

> Aber wenn wir wüßten, was das heißt, nur eine Stunde lang ein Engel zu sein, so würden wir wohl in diese Welt mit mehr Ekel und Widerstreben zurückkehren, auch wenn wir hier den glänzendsten Thron einnehmen sollten, als wir jetzt in ein widerliches Gefängnis oder ein ebensolches Grab hineingehen würden. – George Berkeley[1]

Extremformen des menschlichen Enhancements könnten zu »posthumanen« Seinsweisen führen. Nach einigen Definitionsversuchen und begrifflichen Klärungen werde ich mich für zwei Thesen aussprechen. Erstens: Einige posthumane Seinsweisen wären äußerst erstrebenswert. Zweitens: Es könnte für Menschen äußerst gut sein, posthuman zu werden.

1. Vorbemerkungen

Der Ausdruck »posthuman« wurde von verschiedenen Autoren auf ganz verschiedene Weise verwendet,[2] und es spricht einiges dafür, dass das Wort oft mehr Verwirrung als Klarheit schafft und wir es daher vielleicht besser durch alternative Begrifflichkeiten ersetzen sollten. Da ich in diesem Aufsatz allerdings nicht für terminologische Reformen werben, sondern für gewisse substantielle normative Thesen argumentieren möchte (nach denen man in der Literatur normalerweise unter dem Label »posthuman« suchen würde), werde ich mich stattdessen verständlich zu machen versuchen, indem ich *meinen* Gebrauch des Wortes ausbuchstabiere. Eine solche begriffliche Klärung ist sicherlich eine Minimalbedingung jeder sinnvollen Diskussion darüber, ob es gut für uns wäre, posthuman zu werden.

Unter einem *Posthumanen* verstehe ich ein Wesen, das min-

1 G. Berkeley, *Alciphron oder der Kleine Philosoph*, Hamburg 1996: Meiner Verlag, S. 189.

2 Die hier verwendete Definition entspricht dem Geist nach N. Bostrom, *The Transhumanist FAQ* v 2.1, ⟨https://nickbostrom.com/views/transhumanist.pdf⟩, letzter Zugriff 10.06.2018. Ein völlig anderes Konzept von »posthuman« verwendet z. B. N. K. Hayles, *How We Became Posthuman: Virtual Bodies in Cybernetics, Literature, and Informatics*, Chicago 1999: University of Chicago Press.

destens eine posthumane Fähigkeit besitzt, und mit einer *posthumanen Fähigkeit* meine ich eine allgemeine zentrale Fähigkeit, die das Maximum, das irgendein Mensch im Moment ohne neuartige technologische Hilfsmittel erreichen kann, weit übertrifft. Mit einer *allgemeinen zentralen Fähigkeit* wiederum beziehe ich mich auf folgende Dinge:

Gesundheitserwartung – die Fähigkeit, sowohl geistig als auch körperlich vollkommen gesund, aktiv und produktiv zu bleiben;

Kognition – allgemeine intellektuelle Fähigkeiten wie etwa das deduktive und analoge Schließen oder das Erinnerungs- und Aufmerksamkeitsvermögen sowie spezielle Vermögen wie etwa die Fähigkeit, Musik, Humor, Erotik, Narration, Spiritualität oder Mathematik zu verstehen und wertzuschätzen;

Emotion – die Fähigkeit, das Leben zu genießen und affektiv angemessen auf Situationen und Menschen zu reagieren.

Die Beschränkung auf diese drei allgemeinen zentralen Fähigkeiten bedeutet nicht, dass es keine andere Fähigkeit gibt, die für menschliche oder posthumane Wesen von grundsätzlicher Wichtigkeit sein könnte. Ebenso wenig möchte ich behaupten, dass die drei Fähigkeiten auf meiner Liste sich ganz sauber trennen lassen oder voneinander unabhängig sind; es gibt zum Beispiel offensichtlich Schnittmengen bei Aspekten von Emotion und Kognition. Hoffentlich kann diese knappe Liste aber zumindest eine grobe und für meine gegenwärtigen Zwecke ausreichende Idee davon vermitteln, was ich unter posthumanen Wesen verstehen will.

In diesem Aufsatz werde ich zwei Hauptthesen stark machen. Der ersten zufolge gibt es mögliche posthumane Seinsweisen, die äußerst gut wären. Das heißt wohlgemerkt nicht, dass *alle* möglichen posthumanen Seinsweisen gut wären; genau wie manche möglichen menschlichen Seinsweisen elend und schrecklich sind, so auch manche der posthumanen Möglichkeiten. Dennoch wäre es von Interesse, wenn wir zeigen könnten, dass es einige posthumane Möglichkeiten gibt, die äußerst gut wären. Wir könnten dann beispielsweise versuchen, genau diese Möglichkeiten zu realisieren.

Der zweiten These zufolge könnte es äußerst gut *für uns* sein, posthuman zu werden. Es ist möglich zu denken, dass es gut sein könnte, posthuman zu sein, ohne zu denken, dass es gut *für uns* wäre, posthuman zu werden. Die zweite These geht daher über die erste hinaus. Mit »gut für uns« will ich nicht sagen, dass es für jeden einzelnen Menschen von heute eine posthumane Seinsweise gibt, deren Instantiierung für dieses Individuum gut wäre. Ich begnüge mich mit einer schwächeren Behauptung, die Ausnahmen zulässt: Für die *meisten* heutigen Menschen gibt es mögliche posthumane Seinsweisen derart, dass es für diese Menschen gut sein könnte, auf eine dieser Weisen posthuman zu werden.

Es mag sich lohnen, die hier vorgebrachten Thesen und Argumente in einem breiteren Diskurs hinsichtlich der Wünschbarkeit des Posthumanen zu situieren. Gegner des Posthumanen treten dafür ein, dass wir keine Enhancements erlauben sollten, die uns oder unsere Nachfahren zu posthumanen Wesen machen könnten. Hierzu lassen sich mindestens fünf verschiedene »Ebenen« unterscheiden, auf denen Einwände gegen das Posthumane vorgebracht werden können:

Ebene 0: »Es geht nicht«	Auf empirischen Behauptungen basierende Einwände, denen zufolge die Erschaffung von posthumanen Wesen unmöglich oder undurchführbar ist und bleiben wird.
Ebene 1: »Es ist zu schwierig/ kostspielig«	Auf empirischen Behauptungen basierende Einwände, denen zufolge es zu riskant, teuer oder geistig herausfordernd wäre, Menschen in posthumane Wesen zu verwandeln oder diese zu erschaffen. In diese Kategorie fallen Bedenken hinsichtlich medizinischer Nebenwirkungen oder auch die Sorge, dass die benötigten Forschungs- und Behandlungsressourcen dann in wichtigeren Bereichen fehlen würden.
Ebene 2: »Es wäre zu schlecht für die Gesellschaft«	Auf empirischen Behauptungen basierende Einwände, die auf die sozialen Folgen der erfolgreichen Schöpfung posthumaner Wesen abstellen; zu nennen wären etwa soziale Ungleichheit, Diskriminierung oder Konflikte zwischen Menschen und Posthumanen.
Ebene 3: »Ein posthumanes Leben wäre schlechter als ein menschliches«	Auf normativen Behauptungen hinsichtlich des Wertes von posthumanen und menschlichen Leben basierende Einwände.

Ebene 4: »Wir könnten nicht davon profitieren«	Auf akteursabhängigen Gründen basierende Einwände, die dagegen sprechen, dass Menschen sich in posthumane Wesen verwandeln oder diese erschaffen sollten. Obwohl posthumane Leben genauso gut wie oder besser als Menschenleben sein könnten, wäre es schlecht *für uns*, zu Posthumanen zu werden oder diese zu erschaffen.

Tab. 1: Ebenen der Einwände gegen das Posthumane.

Dieser Aufsatz konzentriert sich auf die Ebenen 3 und 4, weswegen ich Fragen zu Machbarkeit, Kosten, Risiken, Nebenwirkungen und sozialen Folgen beiseitelasse. Obwohl diesbezügliche Überlegungen ganz offensichtlich eine wichtige Rolle für die Frage spielen, was wir alles in allem am besten tun sollten, werde ich hier nicht weiter auf sie eingehen.

Einige weitere begriffliche Erläuterungen sind angebracht. Mit einer *Seinsweise* meine ich eine Menge von Fähigkeiten und anderen allgemeinen Parametern des Lebens, und eine posthumane Seinsweise ist eine, die mindestens eine posthumane Fähigkeit beinhaltet. Im Folgenden werde ich vom Wert bestimmter Seinsweisen reden. Man kann der Ansicht sein, es handle sich bei den primären Trägern von Werten nicht um Seinsweisen, sondern beispielsweise um mentale Zustände, subjektive Erfahrungen, Aktivitäten, Präferenzbefriedigungen, bestimmte Errungenschaften oder um Leben. Solche Ansichten sind mit der in diesem Aufsatz verteidigten Position ebenso vereinbar wie eine Vielzahl von formalen und substantiellen Werttheorien. Ich spreche vom Wert von Seinsweisen, weil es einfach und bequem ist, möchte mich damit aber auf keine bestimmte und womöglich umstrittene Werttheorie festlegen.

»Die Werte« von Seinsweisen lassen sich als Platzhalter für Werte interpretieren, die von bestimmten Leben realisiert werden, welche die fragliche Seinsweise instantiieren. Wenn wir so vorgehen, erzeugen wir eine gewisse Unbestimmtheit. Eine Seinsweise (und erst recht eine *Klasse* von Seinsweisen) lässt sich durch eine Reihe verschiedener möglicher Leben instantiieren, wobei einige dieser Leben gut und andere schlecht sein können. Wie kann man in einem solchen Fall dann aber der Seinsweise selbst einen Wert zuordnen?

Diese Sorge lässt sich auch anders formulieren: Der Wert der Instantiierung einer bestimmten Seinsweise ist kontextabhängig; in einem Kontext mag der Wert hoch sein, in einem anderen hingegen negativ. Nichtsdestotrotz ist es nützlich, auch über Werte von Elementen reden zu können, denen wir keinen intrinsischen Wert zugestehen. Wir könnten dann zum Beispiel sagen, dass es einen Wert hat, bei bester Gesundheit zu sein und genug Geld zu haben, obwohl weder Gesundheit noch Geld garantieren, dass der Wert des eigenen Lebens steigt. In manchen Umständen ist sogar das Gegenteil der Fall, zum Beispiel könnten Sie wegen Ihres Geldes ausgeraubt und ermordet werden oder aufgrund ihrer blendenden gesundheitlichen Verfassung eine bestimmte Erfahrung des (kurzen und milden) Krankseins verpassen, die aus Ihrem mittelmäßigen Roman ein unsterbliches Meisterwerk gemacht hätte. Wir können trotzdem davon reden, dass Gesundheit und Geld etwas Gutes sind, ohne damit zu unterstellen, dass sie intrinsisch wertvoll sind oder unter allen möglichen Umständen einen Mehrwert haben. Wenn wir sagen, dass sie wertvoll sind, soll das vielleicht nur bedeuten, dass diese Dinge *normalerweise* einen positiven Beitrag zum Wert eines Lebens leisten; sie steigern dessen Wert in sehr vielen verschiedenen plausiblen Kontexten. Genau diese profane Bedeutung habe ich im Sinn, wenn ich vom Wert von Seinsweisen spreche: In sehr vielen plausiblen Kontexten würden Leben, die diese Seinsweise instantiieren, diesen Wert in der Regel haben.[3]

Gut oder schlecht mag ein Leben auch aufgrund seiner kausalen Folgen für andere Menschen sein oder aufgrund des Beitrags, den es zum Gesamtwert einer Gesellschaft oder Welt beisteuert. Hier werde ich mich jedoch auf den Wert konzentrieren, den ein Leben

3 Man vergleiche diesen Ansatz zu »profanen Werten« mit den Prinzipien mittlerer Ebene in der angewandten Ethik. Der Grundsatz der Achtung der Autonomie des Patienten spielt in der Medizinethik eine wichtige Rolle. Das ist akzeptabel, wenn man glaubt, die Achtung vor der Autonomie des Patienten lasse sich aus einem grundlegenden ethischen Prinzip ableiten. Ebenso könnte man die Patienten-Autonomie aber auch als wichtiges Prinzip mittlerer Ebene akzeptieren, selbst wenn man dieses nur für eine nützliche Faustregel, eine vernünftige Richtlinie oder eine abgeleitete ethische Regel hält, die aufgrund verschiedener empirischer Tatsachen in einer Welt wie der unseren wahr ist, dies aber nicht in allen möglichen Welten sein muss. Siehe zur Rolle von Prinzipien mittlerer Ebene in der angewandten Ethik beispielsweise T. L. Beauchamp, J. F. Childress, *Principles of Biomedical Ethics*, New York 2001: Oxford University Press.

für die Person hat, die es führt, also darauf, wie gut (oder schlecht) es für das Subjekt ist, dieses Leben zu haben. Der Ausdruck »Wohlergehen« wird oft in diesem Sinn verwendet.[4]

Wenn ich so über den Wert eines Lebens spreche, beziehe ich mich nicht auf den moralischen Status der betreffenden Person – welchen moralischen Status Menschen und Posthumane hätten, ist noch einmal eine andere Frage. Für unsere Zwecke können wir davon ausgehen, dass ihnen der gleiche moralische Status zukäme. Der Wert eines Lebens bezieht sich eher darauf, wie gut das Leben für denjenigen verläuft, der es führt. Unterschiedliche Menschenleben verlaufen unterschiedlich gut, weshalb sie auch einen unterschiedlichen Wert in unserem Sinne haben. Das Leben einer Person, die mit 15 an einer qualvollen Krankheit stirbt, nachdem sie zuvor in extremer Armut und sozialer Isolation leben musste, ist in der Regel schlechter und weniger wert als das einer Person, die 80 Jahre lang ein freudvolles, kreatives und erfülltes Leben voller Freundschaft und Liebe geführt hat. Wie auch immer wir diesen Unterschied in Worte fassen – es bleibt offensichtlich, dass die zweite Art von Leben lebenswerter ist. Unter anderem können wir dieser Plattitüde Ausdruck verleihen, indem wir das zweite Leben »wertvoller« nennen als das erste[5] – was vollkommen damit vereinbar ist, beiden beteiligten Personen den gleichen moralischen Status zuzusprechen.

Einige Paare von möglichen Leben sind so verschieden, dass es schwierig – und vielleicht unmöglich – ist, ihren Wert zu vergleichen. Wir brauchen uns aber nicht mit der Frage zu befassen, ob für jedes Paar möglicher Leben gilt, dass entweder eines besser ist als das andere oder dass sie gleich gut sind, mit anderen Worten: ob alle Paare möglicher Leben einen kommensurablen Wert besitzen. Wir werden lediglich davon ausgehen, dass zumindest für einige Paare möglicher Leben gilt, dass eines definitiv besser ist als das andere.

4 Daher mache ich mir hier keine Gedanken um globale Bewertungen, in die das Wohlergehen von Individuen als Faktor eingehen könnte, also etwa um Evaluationen, bei denen Werte wie Diversität, Gleichheit oder relative Fairness eine Rolle spielen.

5 Ich nehme nicht an, dass der Wert eines Lebens (oder das Wohlergehen) auf den mentalen Erfahrungen einer Person oder auf einer dünnen Zeitscheibe des Lebens einer Person superveniert. Es könnte um eine breitere und globalere Bewertung der Güte des Lebens einer Person gehen.

Um uns etwas konkreter vorstellen zu können, wie es sein würde, ein posthumanes Wesen zu werden, wollen wir uns nun eine Skizze eines solchen Prozesses etwas genauer ansehen.

2. Posthuman werden

Angenommen, Sie entwickeln sich zu einem Wesen, das über eine posthumane Gesundheitserwartung sowie über posthumane kognitive und emotionale Fähigkeiten verfügt. Zu Beginn dieses Prozesses genießen und schätzen Sie Ihre erweiterten Fähigkeiten, etwa Ihre verbesserte Gesundheit: Sie fühlen sich stärker, energiegeladener und ausgeglichener, Ihre Haut sieht jünger aus und ist elastischer, ein kleineres Leiden in Ihrem Knie verschwindet. Außerdem sehen Sie die Dinge nun klarer. Sie können sich besser auf schwierige Probleme konzentrieren und beginnen, diese zu durchschauen, Sie sehen plötzlich Verbindungen, die Ihnen früher entgangen sind. Erstaunt stellen Sie fest, wie vielen Überzeugungen Sie anhängen, ohne jemals wirklich darüber nachgedacht oder sich gefragt zu haben, was eigentlich für diese spricht. Ohne den Faden zu verlieren, können Sie nun Gedankengängen und komplexen Argumentation nachgehen, und an Fakten, Namen und Konzepte erinnern Sie sich auf der Stelle. In Unterhaltungen flechten Sie geistreiche Bemerkungen und rührende Anekdoten ein, und Ihre Freunde sind von Ihrer neuen Art begeistert. Auch Ihre Erfahrungen kommen Ihnen jetzt intensiver vor. Beim Hören von Musik erkennen Sie strukturelle Ebenen und eine Art von musikalischer Logik, die Ihnen zuvor verschlossen waren und nun große Freude bereiten. Die Klatschpresse ist immer noch amüsant, wenngleich auf andere Art; wichtiger sind Ihnen jetzt aber Proust und *Nature*. Sie beginnen, fast jeden Augenblick Ihres Lebens voll auszukosten. Ihre Arbeit erledigen Sie mit Begeisterung, und für Ihre Lieben fühlen Sie eine tiefere Wärme und Zuneigung. Da, wo es wirklich gerechtfertigt und konstruktiv ist, können Sie sich aber nach wie vor aufregen oder sogar in Wut geraten.

Die Veränderungen, die Sie durchmachen, wirken sich auch darauf aus, wie Sie Ihre Zeit verbringen. Statt täglich vier Stunden vor dem Fernseher zu sitzen, spielen Sie nun lieber Saxophon in einer Jazzband und arbeiten an Ihrem ersten Roman, und statt an den Wochenenden mit Ihren alten Kumpels in der Kneipe über Fußball zu fachsimpeln, finden Sie neue Freunde, mit denen man über Dinge reden kann, die Ihnen nun wichtiger sind als Sport. Zusammen mit einigen dieser neuen Freunde gründen Sie einen Ortsverein einer internationalen Hilfsorganisation, die sich für politische Häftlinge einsetzt.

Jedem vernünftigen Kriterium nach verbessert sich Ihr Leben, während Sie diese ersten Schritte in Richtung Posthumanität unternehmen. Bis hierhin haben Ihre Fähigkeiten jedoch nur innerhalb des normalen menschlichen Rahmens zugenommen; nach wie vor fühlen Sie sich als Teil der menschlichen Kultur und finden Gesprächspartner, mit denen sinnvolle Unterhaltungen möglich sind. Betrachten wir nun ein weiter fortgeschrittenes Stadium Ihres Transformationsprozesses …

Sie haben soeben Ihren 170. Geburtstag gefeiert und sich nie besser gefühlt: Jeder Tag ist ein Fest. Sie haben völlig neue Kunstformen erfunden und sich dabei auf Ihre neu erworbenen Empfindungen und kognitiven Fähigkeiten gestützt. Sie hören immer noch Musik – aber eine, die so hoch über Mozart steht wie dieser über schlechter Fahrstuhlmusik. Mit Ihren Zeitgenossen kommunizieren Sie mittels einer Sprache, die sich im Verlauf des letzten Jahrhunderts aus dem Englischen entwickelt hat und deren Vokabular und Ausdruckskraft es Ihnen gestattet, Gedanken und Gefühle mitzuteilen und zu diskutieren, die unverbesserte Menschen nicht einmal denken oder verspüren könnten. Sie spielen eine bestimmte neue Art von Spiel, das mittels VR Kunst, Tanz, Humor, zwischenmenschliche Beziehungen und verschiedene neue Vermögen sowie die aus all dem entstehenden Phänomene miteinander kombiniert – und es ist besser als alles, was Sie in Ihren ersten 100 Lebensjahren getan haben. Während Sie dieses Spiel mit Ihren Freunden spielen, spüren Sie, wie jede Faser Ihres Körpers und Geistes vor Kreativität und Vorstellungskraft fast zerreißt, und Sie erschaffen dabei neue Reiche von abstrakter und konkreter Schönheit, von denen Menschen nicht einmal (konkret) träumen können. Sie leiden mit denjenigen, denen ein Unglück widerfährt, und arbeiten hart dafür, ihnen wieder auf die Beine zu helfen. Außerdem engagieren Sie sich noch in einer großen Organisation, die das Leid von Tieren in deren natürlicher Umgebung mindern will, ohne zu stark ins Ökosystem einzugreifen; erreicht werden soll das durch eine Kombination von politischer Einflussnahme, fortgeschrittenen Technologien und Informationsverarbeitungsdiensten. Die Dinge werden immer besser, aber schon jetzt ist jeder Tag fantastisch.

Je weiter wir in die posthumane Zukunft zu blicken versuchen, desto unschärfer wird das Bild. Wenn es beim Posthumanen – von einer höheren Gesundheitserwartung einmal abgesehen – vor allem um Gedanken und Erfahrungen geht, die wir mit unseren momentanen Fähigkeiten nicht so einfach denken oder machen können, überrascht es nicht, dass wir uns ein posthumanes Leben kaum vorzustellen vermögen. Mithilfe von Szenarien wie dem gerade präsentierten können wir gleichwohl zumindest die Umrisse einiger näher gelegener Küsten des posthumanen Kontinents wahrnehmen. Hoffentlich reichen solche Gedankenspiele bereits aus, um die Behauptung zu stützen, es könne uns gut bekommen, posthuman zu werden.

In den nächsten drei Abschnitten werden wir uns die drei allgemeinen zentralen Fähigkeiten, die ich eingangs aufgelistet habe, der Reihe nach etwas genauer ansehen. Ich hoffe zeigen zu können, dass die Behauptung, ein posthumanes Leben könne ein äußerst gutes sein, nicht so radikal ist, wie sie so manchem erscheint. Tatsächlich wird sich zeigen, dass Individuen und Gesellschaften in einigen Hinsichten implizit offenbar bereits sehr großen Wert auf posthumane Fähigkeiten legen – oder dass es zumindest starke und weithin akzeptierte Tendenzen gibt, die in diese Richtung weisen. Aus diesem Grund halte ich meine Behauptung für nicht besonders revisionistisch, sondern glaube im Gegenteil sogar, dass deren Bestreitung einen stark revisionistischen Zug hätte, weil wir dann auch viele allgemein akzeptierte ethische Überzeugungen und Verhaltensweisen ablehnen müssten. Ich betrachte meine Position als konservative Erweiterung traditioneller Ethiken und Werte, die ich vertrete, um die Möglichkeit der Verbesserung des Menschen mit technologischen Mitteln berücksichtigen zu können.

3. Gesundheitserwartung

Es gibt ziemlich offensichtliche Gründe dafür, ein posthumanes Wesen werden zu wollen, wenn man darunter ein Wesen versteht, das deutlich bessere Chancen hat, länger gesund und am Leben zu bleiben.[6] Ich vermute, dass die Mehrzahl der Menschen sich das implizit bereits wünscht.

Menschen sind darauf aus, ihre Gesundheitserwartung zu erhöhen, das heißt, gesund, aktiv und produktiv zu bleiben. Das ist einer der Gründe, warum wir Airbags in unseren Autos haben, und es dürfte auch erklären, warum wir zum Arzt gehen, wenn wir krank sind, warum lebensgefährliche Berufe besser bezahlt werden und warum Regierungen und Hilfsorganisationen Geld in die medizinische Forschung stecken.[7] Wenn Selbstmordattentäter, Märtyrer oder auch Drogenabhängige ihr Leben für irgendetwas geben, lässt uns das gerade deshalb aufhorchen, weil ihr Verhalten so ungewöhnlich ist. Wer sein Leben heldenhaft für die Rettung anderer riskiert, den bewundern wir, weil uns klar ist, wie wenige Menschen so etwas tun würden.

Seit rund 30 Jahren versuchen Ökonomen, individuelle Präferenzen hinsichtlich Mortalität und Morbidität auf Arbeits- und Gütermärkten zu bestimmen. Verschiedene Studien kommen dabei zu ziemlich unterschiedlichen Ergebnissen, aber eine neuere Meta-Analyse schätzt den Medianwert des statistischen Lebens eines Angestellten im besten arbeitsfähigen Alter in den USA auf etwa 7 Millionen Dollar,[8] und eine Studie der EU-Generaldirektion Umwelt empfiehlt, zwischen 0,9 und 3,5 Millionen Euro dafür zu veranschlagen.[9] Neuere Studien von Gesundheitsökonomen sprechen dafür, dass Verbesserungen des Gesundheitszustands der US-Bevölkerung im 20. Jahrhundert den Lebensstandard ebenso stark

6 Eine solche Fähigkeit ist vereinbar mit der Fähigkeit, zu jedem gewünschten Zeitpunkt sterben zu können. Man könnte sich somit auch dann eine deutlich höhere Gesundheitserwartung wünschen, wenn man nicht glaubt, länger als z. B. 80 Jahre alt werden zu wollen. Die Fähigkeit zu einer posthumanen Gesundheitserwartung würde einem die Möglichkeit geben, ein viel längeres und gesünderes Leben zu führen, aber man wäre nicht dazu gezwungen, von dieser Fähigkeit auch unbegrenzten Gebrauch zu machen.

7 Siehe hinsichtlich des letzten Punkts zu einer alternativen Sichtweise allerdings R. Hanson, »Showing That You Care: The Evolution of Health Altruism«, 2000, ⟨http://hanson.gmu.edu/showcare.pdf⟩, letzter Zugriff 10.06.2018.

8 W. K. Viscusi, J. E. Aldy (2003), »The Value of a Statistical Life: A Critical Review of Market Estimates Throughout the World«, in: *Journal of Risk and Uncertainty* 27:1 (2003), S. 5-76.

9 P. O. Johansson, »On the Definition and Age-dependency of the Value of a Statistical Life«, in: *Journal of Risk and Uncertainty* 25:3 (2002), S. 251-263.

gesteigert haben wie alle anderen Formen des Konsumwachstums zusammen.[10] Auch wenn die genauen Zahlen umstritten sind, gibt es kaum einen Zweifel daran, dass die meisten Menschen äußerst stark an einem Weiterleben bei guter Gesundheit interessiert sind.

Die eigene Gesundheitserwartung ausdehnen zu wollen, ist zugegebenermaßen nicht das Gleiche wie der Wunsch, posthuman zu werden. Dazu müsste man eine Gesundheitserwartung erlangen, die weit über derjenigen liegt, die ein Mensch ohne neuartige technologische Hilfsmittel erreichen kann. Da zumindest einige Menschen bereits heute bis zum 70. Lebensjahr leidlich gesund, aktiv und produktiv bleiben, müsste man die eigene Gesundheitserwartung deutlich darüber hinaus erhöhen wollen, damit das als Wunsch zählte, posthuman zu werden.[11]

Auf Nachfrage nennen viele Leute ein Wunschalter zwischen 85 und 90 Jahren.[12] In vielen Fällen beruht das zweifellos auf der Annahme, ein noch längeres Leben wäre nur bei immer schlechterer Gesundheit zu haben – ein Faktor, der jedoch keine Rolle spielen darf, wenn es um die Erwünschtheit einer höheren Gesundheitserwartung geht. Die erklärte Bereitschaft von Leuten, für zusätzliche Lebenszeit zu bezahlen, hängt tatsächlich stark davon ab, wie Gesundheitszustand und Lebensqualität dieser Extrajahre aussehen.[13] Da man jenseits der 85 sehr oft mit gesundheitlichen Problemen kämpfen muss, würden viele vielleicht deutlich mehr bezahlen, falls man ihnen eine perfekte Gesundheit garantierte.

Außerdem muss die geäußerte Präferenz für eine bestimmte

10 K. Murphy, R. Topel, »The Economic Value of Medical Research«, in: dies. (Hg.), *Measuring the Gains from Medical Research: An Economic Approach*, Chicago 2003: University of Chicago Press, S. 41-73; W. Nordhaus, »The Health of Nations: The Contribution of Improved Health to Living Standards«, in: Murphy/Topel (Hg.), *Measuring the Gains*, S. 9-40.

11 Bislang ist mindestens ein Mensch, Jeanne Calment, 122 Jahre alt geworden. Auch wenn sie bis kurz vor ihrem Tod bei recht guter Gesundheit war, so war sie doch körperlich (und vermutlich auch geistig) längst nicht mehr so fit wie mit 20. Sie war also nicht die ganzen 122 Jahre lang so gesund, aktiv und produktiv wie möglich.

12 J. Cohen, G. Langer, »Most Wish for a Longer Life – Despite Broad Aging Concerns«, Umfrage von *ABC News/USA Today*, 2005, ⟨http://abcnews.go.com/images/Politics/995a1Longevity.pdf⟩, letzter Zugriff 10.06.2018.

13 F. R. Johnson, W. H. Desvousges u. a., »Eliciting Stated Health Preferences: An Application to Willingness to Pay for Longevity«, in: *Medical Decision Making* 18:2 (1998), S. 57-S. 67.

Lebensspanne nicht der Wahrheit entsprechen. Zuverlässiger sind eventuell Schätzungen, die auf offenbarten Präferenzen beruhen, also etwa Risikoprämien in Arbeitsmärkten oder die Zahlungsbereitschaft für Gesundheitsfürsorge und andere Formen der Reduktion des Sterberisikos. Wie viele von denen, die angeblich kein Interesse an einer Ausdehnung ihrer Gesundheitserwartung haben, würden wohl ihre Meinung ändern, wenn sie dazu bloß eine Pille schlucken müssten? Vor die Wahl gestellt, würden sich die meisten meiner Vermutung nach für längeres Leben, Gesundheit und jugendlichen Elan entscheiden und gegen den üblichen Weg, auf dem Alter, Krankheit und Tod auf sie warten.

In einer Untersuchung wurde Folgendes gefragt: »Basierend auf Ihren Erwartungen, wie das Leben im Alter aussehen wird: Wie lange – bis zu welchem Alter – würden Sie leben wollen, wenn es nach Ihnen ginge?« Nur 27 Prozent der Befragten gaben an, 100 Jahre oder älter werden zu wollen.[14] Eine spätere Frage der gleichen Studie lautete: »Angenommen, Sie könnten 100 Jahre oder älter werden, aber nur, wenn Sie sehr auf Ihre Ernährung achten, regelmäßig Sport treiben sowie Rauchen, Alkohol und Stress vermeiden. Wäre es das wert oder nicht?« Diese Frage bejahten 64 Prozent! Warum sollten *mehr* Menschen älter als 100 werden wollen, wenn sie dazu bestimmte Regeln einhalten müssen? Liegt es daran, dass die Frage dadurch eher wie eine echte Möglichkeit und weniger wie ein Gedankenspiel wirkt? Klingt die Frage rein hypothetisch, wird sie vielleicht eher so beantwortet, wie es sich gehört oder womöglich gern gesehen wird (zum Beispiel, indem man signalisiert, »seinen Frieden« mit der eigenen Sterblichkeit gemacht zu haben), während diese Tendenzen abnehmen, wenn die Frage reale Entscheidungen zu fordern und Konsequenzen zu haben scheint. Bezüglich der zugrunde liegenden Werte herrscht in dieser Frage große Unklarheit, doch die gerade besprochene Art von Unstimmigkeit deutet darauf hin, dass wir die erklärten »Präferenzen« der Leute weniger ernst nehmen sollten als ihre offenbarten Präferenzen.

Von Belang ist auch die Tatsache, dass nur vergleichsweise wenige Menschen Selbstmord begehen, woraus man wohl schließen darf, dass unser Wunsch zu leben fast immer stärker ist als sein Gegenteil;[15] zudem ist unser Lebenswunsch noch einmal stärker,

14 Cohen/Langer, »Most Wish for a Longer Life«.

15 Manchen mag es so vorkommen, als sei die Zurückhaltung in Sachen Selbst-

wenn wir bei guter Gesundheit sind. Tatsächlich ist diese Einstellung zugunsten des Lebens so stark, dass wir jemanden, der in naher Zukunft sterben möchte, obwohl er offenbar völlig gesund ist, noch ein langes Leben vor sich hat und sich nicht in vollkommen hoffnungslosen Umständen befindet, meist für depressiv oder in anderer Hinsicht geisteskrank halten würden. Suizidalität wird von der American Psychiatric Association als eines der Symptome depressiver Störungen aufgeführt.[16]

Selbst wenn die geäußerte Präferenz zuungunsten einer Erhöhung der Gesundheitserwartung aufrichtig wäre, müssten wir genau überprüfen, wie wohlüberlegt und gut informiert sie ist. Diejenigen, die am meisten über die Situation wissen und am direktesten betroffen sind, nämlich ältere Menschen, ziehen üblicherweise das Leben dem Tod vor. Diese Wahl wird üblicherweise auch von denjenigen getroffen, die bei schlechter Gesundheit sind, und von denen, die halbwegs beieinander oder sogar noch topfit sind, entscheidet sich sogar die überwältigende Mehrheit dafür. Nun scheint es so, als könne eine geistig gesunde Person mit 90 besser beurteilen, wie ein weiteres Lebensjahr ihr Leben insgesamt beeinflussen würde, als mit 20 oder 40. Wenn die meisten körperlich und geistig gesunden 90-Jährigen sich für ein weiteres Jahr entschieden (zumindest, wenn man ihnen ein Jahr bei guter Gesundheit und Vitalität verspräche), dann würde das gegen die Behauptung sprechen, ihr Leben solle lieber nur bis 90 dauern.[17] Gleiches gilt natürlich für noch ältere Menschen.

Vergleichen wir diese Situation mit jener, in der jemand eine Querschnittslähmung erleidet. Viele körperlich unbeeinträchtigte Menschen glauben, ihr Leben wäre im Fall einer Querschnittslähmung nicht länger lebenswert, und sie behaupten, lieber sterben als in einem solchen Zustand weiterleben zu wollen. Die meis-

mord eher dem Wunsch geschuldet, sich nicht umzubringen, als dem Wunsch, nicht zu sterben – oder alternativ: eher der Furcht vor dem Tod geschuldet als einer authentischen Präferenz, nicht zu sterben.

16 American Psychiatric Association, *Diagnostic Criteria from DSM-IV-TR*, Washington, D.C. 2000: American Psychiatric Association.

17 Das ist eine Art Bester-Richter-Argument à la Mill. Falls die Angst vor dem Tod allerdings irrational ist, werden diejenigen, die dem Tod näher sind, den Wert ihres zusätzlichen Lebensjahres im Allgemeinen vielleicht schlechter einschätzen können, da ihre Urteile stärker von irrationaler Furcht beeinflusst wären.

ten Querschnittsgelähmten halten ihr Leben jedoch durchaus für lebenswert,[18] und gerade sie können in der Regel besser beurteilen als andere, ob ein querschnittsgelähmtes Leben sich lohnt. In der gleichen Weise können 90-jährige Personen einfach besser beurteilen, ob es sich lohnt, ihre Leben weiterzuleben, als jüngere Menschen (darunter auch die Älteren selbst in jüngeren Jahren).[19]

Eine Studie untersuchte den Lebenswillen von 414 hospitalisierten Patienten im Alter zwischen 80 und 98 Jahren, also von Menschen, die man zum Teil bereits als »uralt« bezeichnen könnte. 40,8 Prozent der Befragten wollten in dieser Verfassung keine Lebenszeit gegen ein kürzeres, aber deutlich gesünderes Leben eintauschen, und 27,8 Prozent hätten höchstens einen von 12 Monaten dafür hergegeben.[20] (Patienten, die ein Jahr später noch lebten, waren dazu noch weniger bereit, wenngleich es auch weiterhin große individuelle Präferenzunterschiede gab.) Bei dieser Studie stellte sich außerdem heraus, dass die Patienten wesentlich weniger Zeit für ein gesundes Leben einzutauschen bereit waren, als ihre Betreuer annahmen.

Forschungen zeigen, dass die Lebenszufriedenheit bis ins hohe

18 Dieses grundsätzliche Ergebnis gilt für viele chronische Erkrankungen (P. A. Ubel, G. Loewenstein u. a., »Whose Quality of Life? A Commentary Exploring Discrepancies Between Health State Evaluations of Patients and the General Public«, in: *Quality of Life Research* 12:6 [2003], S. 599-607). Die Diskrepanz der Einstellungen scheint auf dem Unvermögen der Nichtbetroffenen zu beruhen, sich vorzustellen, wie gut sich die Betroffenen psychologisch an ihre Umstände anzupassen lernen (L. J. Damschroder, B. J. Zikmund-Fisher u. a., »The Impact of Considering Adaptation in Health State Valuation«, in: *Social Science & Medicine* 61:2 [2005], S. 267-277).

19 Die Analogie zur Querschnittslähmung bricht in mindestens einer Hinsicht zusammen: Bei der Erhöhung der Gesundheitserwartung geht es darum, ob ein längeres Leben bei bester Gesundheit und höchster Vitalität lebenswert wäre. Wenn überhaupt etwas, dann stärkt diese Diskrepanz allerdings die Konklusion, denn ein Leben bei bester Gesundheit ist schließlich lebenswerter als eines bei schlechter Gesundheit.

20 J. Tsevat, N. V. Dawson u. a., »Health Values of Hospitalized Patients 80 Years or Older«, in: *Jama – Journal of the American Medical Association* 279:5 (1998), S. 371-375; siehe auch R. McShine, G. T. Lesser u. a., »Older Americans Hold on to Life Dearly«, in: *British Medical Journal* 320:7243 (2000), S. 1206 f. Zu einer methodologischen Kritik siehe T. M. Arnesen, O. F. Norheim, »Quantifying Quality of Life for Economic Analysis: Time Out for Time Trade Off«, in: *Medical Humanities* 29:2 (2003), S. 81-86.

Alter relativ konstant bleibt. Eine Umfrage bei 60000 Erwachsenen aus 40 Ländern ergab einen leichten Aufwärtstrend in der Lebenszufriedenheit der 80-Jährigen gegenüber Menschen in ihren Zwanzigern,[21] obwohl es zu einer Minderung der positiven Gefühle kam. Vielleicht wäre die Lebenszufriedenheit sogar noch größer, wenn diese gesteigert werden könnten (eine Möglichkeit, auf die wir in einem späteren Abschnitt noch zu sprechen kommen). Eine andere, mit einer Querschnittsstichprobe (Alter 70-103 Jahre) arbeitende Studie kam zu dem Ergebnis, dass sich bei Ausschluss von Gesundheitsproblemen die Richtung des Zusammenhangs zwischen Alter und positiven Gefühlen umkehrt und sich ein negativer Zusammenhang zwischen Alter und negativen Gefühlen einstellt.[22] Diese Resultate lassen darauf schließen, dass einige Dimensionen des subjektiven Wohlergehens, darunter auch die Lebenszufriedenheit, mit zunehmendem Alter nicht ab-, sondern sogar leicht zunehmen und dass der Rückgang in einer anderen Hinsicht des subjektiven Wohlergehens (positive Gefühle) nicht auf das Altern an sich, sondern auf Gesundheitsprobleme zurückgeht.

Durch ihr Verhalten offenbaren die meisten Menschen also ihren Wunsch, bei guter Gesundheit am Leben zu bleiben,[23] und die meisten derjenigen, die den Wert eines fortgesetzten gesunden Lebens – egal welchen Alters – am besten beurteilen können, halten es für lebenswert. Dies spricht *prima facie* für die Behauptung, dass ein längeres Leben auch bei beeinträchtigter Gesundheit lebenswert ist. Die Tatsache, dass dies für jedes Lebensalter gilt, nimmt der Sichtweise, der zufolge es für viele Menschen gut sein könnte, mittels einer Erhöhung der Gesundheitserwartung posthuman zu werden, den revisionistischen Anschein. Implizit dürfte sie vielmehr bereits von vielen Menschen gebilligt werden.

21 E. Diener, E. M. Suh, »Subjective Well-being and Age: An International Analysis«, in: *Annual Review of Gerontology and Geriatrics* 17 (1998), S. 304-324.

22 U. Kunzmann, T. Little u. a., »Is Age-related Stability of Subjective Well-being a Paradox? Cross-sectional and Longitudinal Evidence from the Berlin Aging Study«, in: *Psychology and Aging* 15:3 (2000), S. 511-526.

23 Das ist vollkommen damit vereinbar, dass viele Menschen ein riskantes Verhalten wie etwa Rauchen an den Tag legen. Es könnte einfach bedeuten, dass sie nicht mit dem Rauchen aufhören können oder dass sie lieber rauchen, als ein längeres, gesünderes Leben zu führen. Es impliziert nicht, dass sie sich kein längeres, gesünderes Leben wünschen.

Auch die Verbesserung kognitiver Fähigkeiten scheint bei vielen Menschen hoch im Kurs zu stehen. Wer würde sich nicht gern Namen und Gesichter besser merken, abstrakte Gedankengänge schneller verstehen und »die Zusammenhänge« besser begreifen wollen? Wer hätte ernsthaft etwas dagegen, Musik auf profundere Weise wertzuschätzen? Der Wert einer optimalen kognitiven Funktionsfähigkeit ist so offensichtlich, dass man sich vielleicht gar nicht lange damit befassen muss.[24]

Zum Ausdruck kommt dieses Urteil auch in den gewaltigen Ressourcen, die unsere Gesellschaften für die Bildung bereitstellen. Oft soll ausdrücklich nicht nur spezifisches Wissen vermittelt werden, sondern auch allgemeines und kritisches Denkvermögen, Problemlösen und Lernkompetenz.[25] Viele Menschen sind außerdem sehr interessiert daran, ihre verschiedenen (etwa musikalischen oder mathematischen) Begabungen zu entwickeln oder andere spezifische Vermögen wie ästhetisches Verständnis, Erzählkunst, Humor, Erotik oder Spiritualität auszubilden. Der Wunsch, kognitiv möglichst gut zu funktionieren, zeigt sich schon, wenn wir uns mit einer Tasse Kaffee in Schwung bringen oder eine zu kurze Nacht bedauern, weil wir am nächsten Tag nicht schnell genug im Kopf sind.

Wiederum folgt aus einem allgemeinen Wunsch nach kognitiven Verbesserungen aber noch kein allgemeiner Wunsch, posthuman zu werden – dazu müsste man sich schon sehr viele solcher Verbesserungen wünschen. Es ist logisch möglich, dass jede Person statt riesengroßer Zuwächse nur ein klein wenig intelligenter (oder musikalischer oder witziger) werden wollte, als sie es gegenwärtig ist. Dazu möchte ich zwei Dinge anmerken.

Zum einen glaube ich (aufgrund von Anekdoten und persönlichen Beobachtungen), dass Menschen mit überdurchschnittlichen kognitiven Fähigkeiten mindestens ebenso interessiert – ja eigent-

24 Man kann den Wunsch nach kognitiven Verbesserungen sogar als konstitutives Element der menschlichen Rationalität betrachten, doch dieser Hypothese werde ich hier nicht weiter nachgehen.

25 Die *öffentlichen* US-Bildungsausgaben betrugen 2003 5,7 % des BIP (Weltbank, »EdStats – The World Bank's Comprehensive Database of Education Statistics«, ⟨http://datatopics.worldbank.org/education/⟩, letzter Zugriff 10.06.2018).

lich *interessierter* – daran sind, sich in dieser Hinsicht noch weiter zu verbessern, als weniger begabte Menschen. Wer musikalisch begabt ist, wird eher noch mehr Zeit und Mühe darauf verwenden, seine musikalischen Fähigkeiten weiterzuentwickeln, und das Gleiche gilt für andere Arten kognitiver Begabungen. Das mag zum Teil daran liegen, dass die Besten ihres Fachs oft mit zusätzlichen Vergütungen rechnen dürfen. Eine sehr begabte Musikerin dürfte von jeder kleinen Verbesserung ihres Spiels finanziell und gesellschaftlich stärker profitieren als eine musikalisch eher unbegabte Person. Allgemeiner gesagt: Wer seine bereits ausgezeichneten Fähigkeiten noch weiter verbessert, wird dafür manchmal höher belohnt werden als jemand, der sich von einem mittelmäßigen auf ein überdurchschnittliches Niveau hocharbeitet.

Ich würde allerdings zum Zweiten annehmen, dass solche externen Unterschiede nur einen Teil der Erklärung ausmachen: Menschen mit großen kognitiven Kapazitäten sind in der Regel eher (oder zumindest nicht seltener) an einer weiteren Erhöhung dieser Fähigkeiten interessiert als diejenigen mit geringeren Fähigkeiten, selbst wenn man nur die intrinsischen Vorteile in Betracht zieht. Stellen wir uns Menschen vor, die den Rest ihres Lebens in Einzelhaft verbringen müssten, aber Zugang zu Büchern, Musikinstrumenten, Malutensilien und anderen Mitteln hätten, um ihre Fähigkeiten zu entwickeln beziehungsweise weiterzuentwickeln. Ich würde denken, dass es wahrscheinlicher (oder zumindest nicht weniger wahrscheinlich) ist, dass diejenigen mit den höchstentwickelten Fähigkeiten hart an ihren Fähigkeiten arbeiten würden als die übrigen, und zwar um der intrinsischen Vorteile willen, die das Haben und Ausüben dieser Fähigkeiten mit sich brächte.[26] Während 100 Dollar einem Millionär weit weniger nutzen als einem Bettler, scheint der Grenznutzen verbesserter kognitiver Fähigkeiten nicht auf diese Weise abzunehmen.

26 Eine Komplikation: Wenn eine hochentwickelte Fähigkeit allein die Folge davon ist, diese Fähigkeit mit großem Aufwand entwickelt zu haben, dann könnten die Betroffenen gerade diejenigen sein, die von Anfang an den ungewöhnlich starken Wunsch hatten, diese Fähigkeit zu entwickeln. Es wäre dann nicht verwunderlich, dass gerade diejenigen Menschen mit hochentwickelten Fähigkeiten den stärksten Wunsch nach weiteren Leistungssteigerungen hätten. Ihr stärkerer Wunsch danach wäre dann womöglich kein Resultat zusätzlicher Informationen und besseren Wissens über das, worum es geht, sondern bloß die Folge einer ursprünglichen Neigung.

Diese Erwägungen deuten auf anhaltende Zugewinne beim »intrinsischen« (das heißt nichtinstrumentellen, nichtpositionalen) Nutzen der Verbesserung kognitiver Fähigkeiten hin – zumindest dann, wenn wir von der Bandbreite der Fähigkeiten in der gegenwärtigen menschlichen Bevölkerung ausgehen.[27] Ferner wäre es abwegig anzunehmen, dass nur Zunahmen innerhalb dieses Bereichs intrinsisch wertvoll sind, außerhalb dagegen nicht. Erneut haben wir *prima facie* Grund zu der Annahme, dass eine Erweiterung der kognitiven Fähigkeiten bis zum maximalen menschlichen Niveau – und wahrscheinlich auch darüber hinaus, vielleicht bis zur und einschließlich der posthumanen Ebene – für verbesserte Individuen intrinsisch wünschenswert wäre. Diese Schlussfolgerung ergibt sich unter der Annahme, dass diejenigen, die über eine bestimmte hohe Kapazität verfügen, im Allgemeinen besser beurteilen können, welchen Wert der Besitz beziehungsweise die Zunahme dieser Kapazität hat, als jene, die die fragliche Fähigkeit nicht im gleichen Maß besitzen.

5. Emotion

Was als Erhöhung der Gesundheitserwartung zu gelten hätte, lässt sich unschwer bestimmen. Es ist ziemlich eindeutig, was es heißt, gesund, aktiv und produktiv zu sein, und was es im Unterschied dazu bedeutet, krank, körperlich eingeschränkt oder tot zu sein. Eine Verbesserung der Gesundheitserwartung ist einfach eine Maßnahme, die den ersten Zustand verlängert. Eine kognitive Verbesserung ist dagegen schwieriger zu definieren, weil die kognitive Funktionsfähigkeit vielfältiger ist, weil verschiedene kognitive Fähigkeiten auf komplexe Weise zusammenwirken können und weil es normativ gesehen problematischer ist zu entscheiden, welche Kombinationen von kognitiven Kompetenzen in verschiedenen Arten von Umständen von Wert sind. So ist es beispielsweise nicht offensichtlich, welcher Grad an Vergesslichkeit hinsichtlich bestimmter Arten von Tatsachen und Erfahrungen wünschenswert wäre; das dürfte von einer Reihe von Umständen abhängen. Den-

27 Es ist schwieriger zu bestimmen, ob der intrinsische Grenznutzen von Kapazitätszugewinnen auf höheren Ebenen konstant bleibt oder aber abnimmt bzw. zunimmt (und um welchen Wert er das in den letzteren Fällen täte).

noch besitzen wir eine allgemeine Vorstellung davon, wie verschiedene Zu- oder Abnahmen in vielen Aspekten unserer kognitiven Funktionsfähigkeit zu bewerten sind – zumindest ist es meiner Vermutung nach eine hinreichend klare Vorstellung, um ohne große weitere Erklärungen sagen zu können, was mit Formulierungen wie »die musikalischen Fähigkeiten verbessern« oder »die abstrakte Denkfähigkeit verbessern« etc. gemeint ist.

Deutlich schwerer lässt sich angeben, was als »emotionale Verbesserung« zählen würde. Einige Fälle sind zwar noch relativ unkompliziert – wenn man einer aufgrund eines simplen neurochemischen Ungleichgewichts depressiven und suizidalen Person dabei hilft, wieder Freude und Interesse am Leben zu finden, dann würden die meisten Menschen das ohne Weiteres als Hilfe bei der Verbesserung ihrer emotionalen Fähigkeiten werten. Über solche therapeutischen Maßnahmen bei offenkundig schwerwiegenden psychischen Störungen hinaus ist jedoch weniger offensichtlich, was als emotionales Enhancement gelten könnte. Die Bewertung solcher Fälle hängt oft stark vom genauen Wesen der eigenen normativen Überzeugungen hinsichtlich verschiedener Arten von möglichen emotionalen Verfassungen und Charakterzügen ab.

Dementsprechend schwierig ist es zu sagen, wann ein »posthumanes« emotionales Niveau erreicht wäre. Dennoch ist klar, dass sich Menschen oft darum bemühen, ihre emotionalen Fähigkeiten und Funktionsweisen zu verbessern. Wir versuchen vielleicht, weniger Hass, Verachtung oder Wut zu verspüren, wenn uns bewusst wird, dass diese Gefühle Vorurteilen entspringen oder zu nichts führen. Meditations- oder Fitnessübungen sollen uns dabei helfen, ruhiger und gelassener zu werden. Womöglich trainieren wir uns auch darauf, sensibler und einfühlsamer auf diejenigen zu reagieren, denen wir unser Vertrauen und unsere Zuneigung schenken, und wir versuchen, irrationale Ängste und Phobien zu überwinden und Verführungen nicht nachzugeben, die uns von wichtigeren Dingen abhalten. Viele von uns bilden sich und ihren Charakter ein Leben lang; wir versuchen, bessere Menschen zu werden. Durch diese Bestrebungen möchten wir Ziele erreichen, zu denen auch die Modifikation und Verbesserung unserer emotionalen Fähigkeiten gehören.

Eine angemessene Konzeption von emotionaler Kapazität müsste diese Arten von Zielen umfassen oder widerspiegeln, wobei sie eventuell viele unterschiedliche Wege zulassen sollte, auf denen sich eine »hohe emotionale Kapazität« erreichen lässt – viele verschiedene mögliche »Charakterzüge« oder Kombinationen von Neigungen zum Fühlen und Reagieren, die alle auf ihre Weise vortrefflich wären. Wird dies zugestanden, lässt sich unter zahlreichen Umständen sinnvoll von emotionalen Verbesserungen als demjenigen sprechen, das unseren emotionalen Charakter vervollkommnet. Eine posthumane emotionale Fähigkeit wäre dann eine, die *viel* vortrefflicher ist als alles, was ein heutiger Mensch ohne Hilfe neuartiger Technologien erreichen könnte.

Die Existenz solcher Fähigkeiten lässt sich vielleicht in Frage stellen; denkbar wäre eine maximale mögliche Vortrefflichkeit emotionaler Kapazitäten, wobei die emotional reifsten Menschen diesem Ideal heute schon so nahe kommen könnten, dass für ein eigenes posthumanes Reich emotionaler Fähigkeiten gar kein Platz mehr bliebe. Ich bin allerdings skeptisch. Abgesehen vom Potential für die Feinabstimmung und Ausbalancierung unserer unterschiedlichen Gefühlslagen dürfte es auch noch ganz neue psychologische Zustände und Emotionen geben, die unsere Spezies wegen der ihr fehlenden neuronalen Maschinerie gar nicht erfahren kann, und einige davon könnten uns außerordentlich wertvoll erscheinen, wenn wir sie kennenlernten.

Intuitiv lässt sich kaum verstehen, wie solche neuartigen Emotionen und mentalen Zustände aussehen könnten. Da wir davon ausgegangen sind, dass uns die erforderlichen neuronalen Grundlagen fehlen, ist das auch nicht weiter verwunderlich. Ein ähnlich gelagerter Fall aus der normalen menschlichen Erfahrung mag jedoch helfen: Viele von uns messen der Erfahrung romantischer Liebe einen hohen Stellenwert bei, doch ein Kind oder vorpubertärer Teenager hat bekanntlich große Schwierigkeiten, dieses Konzept zu verstehen oder zu begreifen, warum die Erwachsenen so viel Aufhebens darum machen. Im Vergleich zu den Gefühlen, Leidenschaften und mentalen Zuständen posthumaner Wesen sind wir vielleicht alle in derselben Lage: Wir haben womöglich keine Ahnung, was uns entgeht, solange wir selbst nicht über solche Fähigkeiten verfügen.

Eine Dimension emotionaler Fähigkeiten, die wir uns gesteigert vorstellen können, ist das subjektive Wohlbefinden in seinen verschiedenen Ausprägungen: Freude, Komfort, sinnliche Wonnen,

Spaß, freudige Anteilnahme oder gespannte Erwartung. Hedonisten zufolge ist Vergnügen das einzig intrinsisch Gute, doch man braucht keiner zu sein, um es zumindest als wichtigen Bestandteil des Guten wertzuschätzen. Oft macht schon die hedonische Einstellung des Beobachters den ganzen Unterschied zwischen einer düsteren, kalten und entsetzlich schmerzhaften Welt und einer voller Spaß und aufregender Möglichkeiten, übersprudelnd von herrlichen Macken und entzückenden Erfahrungen. Viel hängt von diesem einen Parameter ab.

Es ist eine interessante Frage, wie stark das subjektive Wohlbefinden gesteigert werden könnte, ohne dem andere Fähigkeiten zu opfern, die wir ebenfalls für wertvoll halten. Menschen wie wir könnten vielleicht nur einen gewissen Grad und eine gewisse Dauer an subjektivem Wohlbefinden vertragen, ohne einem Wahn oder einer anderen geistigen Störung zum Opfer zu fallen, die uns von der Welt abschneiden würde. Ein anders gearteter Geist aber könnte solch herrliche Erfahrungen machen, ohne dabei die Fähigkeit einzubüßen, angemessen auf seine Umwelt zu reagieren, und für ein solches Wesen könnten Lustgefälle die gleiche Rolle spielen wie die ganze Bandbreite von Lust bis Schmerz für unsereins.[28] Beim Nachdenken über die Möglichkeit und die psychologischen Eigenschaften von Wesen, die *auf posthumane Weise glücklich* sind, müssen wir von den kontingenten Merkmalen der menschlichen Psyche absehen, denn eine uns völlig verzehrende Erfahrung mag einem posthumanen Geist nur eine Spur lebhafter erscheinen.

Wir müssen an dieser Stelle weder entscheiden, ob posthumane Ebenen der Lust möglich sind, noch, ob es im Allgemeinen posthumane emotionale Fähigkeiten geben kann. Sicher sein können wir jedoch zumindest, dass den meisten Individuen in diesen Hinsichten reichlich Spielraum zur Verbesserung bleibt – schließlich haben manche Menschen schon heute ein Gefühlsleben oder Wohlbefinden, von dem die meisten von uns kaum zu träumen wagen. Da so viele sich heute nach solchen Zuständen sehnen, können wir davon ausgehen, dass auch entsprechende posthumane Fähigkeiten äußerst positiv bewertet werden würden.[29]

28 D. Pearce, »The Hedonistic Imperative«, ⟨https://www.hedweb.com/hedab.htm⟩, letzter Zugriff 10.06.2018.

29 Insbesondere der Wunsch nach subjektivem Wohlbefinden scheint für Milliarden von Menschen eine starke Motivation darzustellen, auch wenn sich wohl

6. Die Struktur des Arguments und zusätzliche Gründe

Es dürfte sich lohnen, die Struktur des bisher präsentierten Arguments kurz zu überdenken. Zu Anfang habe ich drei allgemeine zentrale Fähigkeiten aufgezählt (Gesundheitserwartung, Kognition und Emotion) und ein posthumanes Wesen sodann als eines definiert, das über zumindest eine dieser Fähigkeiten bis zu einem Grad verfügt, den kein heutiger Mensch ohne die Hilfe neuartiger Technologien erlangen kann.

Ich habe einige Plausibilitätsargumente gegeben, denen zufolge es äußerst wünschenswert sein könnte, über diese Fähigkeiten in einem posthumanen Ausmaß zu verfügen. Zum Teil tat ich das, indem ich klärte, was es hieße, über diese Fähigkeiten zu verfügen, und indem ich erklärte, weshalb einige mögliche Einwände an der Sache vorbeigehen und daher nicht zutreffen. Ferner habe ich zu zeigen versucht, dass viele Menschen ein echtes Interesse daran haben, ihre Fähigkeiten in einem oder mehreren dieser Bereiche zu erweitern, und dafür oft weder Kosten noch Mühen scheuen – ein Wunsch, der sich auch in den Prioritäten vieler Gesellschaften widerspiegelt, die erhebliche Mittel in die Gesundheitsfürsorge und die Bildung investieren. Bezeichnenderweise stehen – zumindest in den Fällen der Ausdehnung der Gesundheitserwartung und der kognitiven Verbesserung – gerade diejenigen Personen, die den Wert und die Erwünschtheit zusätzlicher Verbesserungen am positiven Ende des menschlichen Leistungsspektrums am besten beurteilen können, solchen Verbesserungen besonders aufgeschlossen gegenüber. Bei vielen kognitiven Fähigkeiten scheint der Grenznutzen mit den zunehmenden Fähigkeiten *anzusteigen*. Das deutet darauf hin, dass auch Verbesserungen über das momentane menschliche Maß hinaus für wünschenswert gehalten werden würden, wenn kompetentere Wesen als wir die Einschätzung vornähmen.

Dass Menschen X wünschen, impliziert allerdings nicht, dass X wünschenswert ist, und selbst wenn all diejenigen Menschen, die am besten beurteilen können, ob X wünschenswert ist, X für wünschenswert halten, so beweist auch das noch nicht, dass X

keine der bislang erprobten Methoden zu dessen Erlangung als dauerhaft wirksam erwiesen hat. Siehe P. Brickman, D. T. Campbell, »Hedonic Relativism and Planning the Good Society«, in: M. H. Appley (Hg.), *Adaptation-level Theory: A Symposium*, New York 1971: Academic Press, S. 287-301.

wünschenswert oder wertvoll ist. Das folgt nicht einmal aus den Prämissen einer dispositionalen Werttheorie. Eine solche Theorie könnte beispielsweise in etwa Folgendes behaupten:

> X ist genau dann wertvoll für A, wenn A X wertschätzen würde, falls A vollkommen rational, vollkommen informiert und vollkommen mit X vertraut wäre.[30]

Die derzeit besten Richter über die Wünschbarkeit von Verbesserungen der allgemeinen zentralen Fähigkeiten eines Individuums sind weder vollkommen rational noch vollkommen informiert noch vollkommen vertraut damit, was solche Verbesserungen wirklich für Konsequenzen hätten. Wenn diese Leute rationaler, informierter oder mit den fraglichen Verbesserungen besser vertraut wären, würden sie diese vielleicht nicht länger wertschätzen. Selbst wenn jeder es für wünschenswert hielte, posthuman zu werden, bleibt es logisch möglich, dass dies selbst innerhalb einer Werttheorie nicht wertvoll wäre, die Werte in Begriffen von Wertschätzungsdispositionen definiert.

Das in den vorangegangenen Abschnitten präsentierte Argument ist kein deduktives. Sein Ziel ist bescheidener: Es soll uns an die Plausibilität der Ansicht erinnern, dass (1) Verbesserungen entlang der drei besprochenen Dimensionen prinzipiell möglich und von großem potentiellen intrinsischen Wert sind, und dass (2) Verbesserungen entlang dieser Dimensionen, die groß genug sind, um posthumane Wesen hervorzubringen, einen extrem hohen intrinsischen Wert haben könnten. Dieses Argument lässt sich im Prinzip widerlegen, zum Beispiel durch Hinweis auf neue Informationen, Gründe oder Arten der Vertrautheit, die gegen unsere bisherigen Ansichten sprechen. Kritiker könnten beispielsweise versuchen, sehr alten Menschen einen Denkfehler nachzuweisen, wenn diese ein weiteres Jahr bei bester Gesundheit für lebenswert halten. Ich bin allerdings der Ansicht, dass die bisherigen Überlegungen *prima facie* Belege für meine Schlussfolgerungen darstellen.

Der von mir vertretene Standpunkt lässt sich auch auf anderen Wegen erreichen, was ebenfalls für die obigen Argumente spricht. Zum Beispiel könnte man in sich hineinhorchen, um zu entschei-

30 Siehe etwa D. Lewis, »Dispositional Theories of Value«, in: *Proceedings of the Aristotelian Society*, Supp. 63 (1989), S. 113-137.

den, ob es sich im Zweifelsfall lohnen würde, danach zu streben, länger bei guter Gesundheit zu bleiben, die Welt und andere Menschen besser zu verstehen, das Leben in volleren Zügen zu genießen oder angemessener auf wichtige Ereignisse zu reagieren.[31] Alternativ dazu könnte man darüber nachdenken, ob es einem diese Fähigkeiten in erhöhtem oder gar posthumanem Ausmaß ermöglichen würden, Zustände und Lebenswege zu verwirklichen, die der eigenen bevorzugten Werttheorie zufolge von großem Wert wären. (In meinem Fall führen beide Tests zu positiven Urteilen bezüglich [1] und [2].)

Eine weitere Möglichkeit, die vorstehenden Schlussfolgerungen zu plausibilisieren, besteht darin, sich unsere gegenwärtige Unwissenheit sowie die Weite des bislang unerforschten Terrains vor Augen zu halten. Es sei R_M der »Raum« der möglichen Seinsweisen, die von jemandem mit den heutigen menschlichen Fähigkeiten instantiiert werden könnten, und R_P der Raum möglicher Seinsweisen, die jemand mit posthumanen Fähigkeiten instantiieren könnte. Intuitiv gesehen, ist R_P wesentlich größer als R_M. Ein posthumanes Leben hat das Potential für mehr mögliche Lebenswege als ein Menschenleben, mithilfe posthumaner kognitiver Fähigkeiten ließen sich mehr Gedanken denken (und mehr musikalische Strukturen schaffen und wertschätzen etc.) als mit unseren menschlichen Fähigkeiten, und posthumane emotionale Kapazitäten würden mehr mentale Zustände und Emotionen erlauben als die menschlichen. Was außer mangelnder Vorstellungskraft spricht also dafür, dass R_M bereits alle wertvollsten und erstrebenswertesten Seinsweisen enthält?

Eine Analogie: In einem tiefen und engen Tal lebt schon seit Urzeiten ein Stamm. Was außerhalb des Tals liegt, interessiert die Menschen dort nicht, es ist für sie höchstens der Stoff von Mythen und Legenden. Eines Tages jedoch steigt ein Weiser ins Dorf hinab, der für sich allein am Berghang lebt. Er berichtet, dass er auf den Gipfel des Berges gestiegen ist und von dort aus bis zum Horizont geblickt hat. Er erzählt von Ebenen, Seen, Wäldern, gewundenen Flüssen, Bergen und vom Meer. Wäre es nicht vernünftig, so fragt er, schon vor weiteren Erkundungen anzunehmen, dass

31 Siehe z. B. N. Bostrom, »The Fable of the Dragon-Tyrant«, in: *Journal of Medical Ethics* 31:5 (2005), S. 273-277.

dieses riesige Gebiet wahrscheinlich Ressourcen von großem Wert bereithält? – Ebenso sind *prima facie* schon die Größe und Vielfalt von R_P allein Grund genug zu glauben, dass er wahrscheinlich viel extrem Wertvolles enthält.[32]

7. Personale Identität

Falls die vorherigen Abschnitte plausibel gemacht haben, dass es gut sein könnte, posthuman zu werden, können wir uns nun einer weiteren Frage zuwenden: Könnte es gut *für uns* sein, posthuman zu werden? Unter der Voraussetzung, dass Joseph Haydn ein besseres Leben hatte als Max Mustermann, wäre es in gewissem Sinne besser, Haydn zu sein und Haydns Leben zu führen, als Mustermann zu sein und dessen Leben zu leben. Nehmen wir außerdem an, dass Mustermann es genauso sieht: Er erkennt, dass Haydns Seinsweise und Leben jedem ihm bekannten Maßstab zufolge besser sind als die seinen. Dennoch folgt daraus nicht, dass es für Mustermann gut wäre, Haydn (oder eine Art von zukünftigem Äquivalent Haydns) zu »werden« oder Haydns (beziehungsweise ein dem von Haydn ähnelndes) Leben zu führen. Dafür gibt es mehrere mögliche Gründe, die wir uns ansehen müssen.

Erstens kann Mustermann vielleicht nicht zu Haydn werden und zugleich Mustermann bleiben. Obwohl wir ein Gedankenexperiment ersinnen können, in dem der Körper und der Geist von Mustermann sich allmählich in den Körper und den Geist von Haydn (oder von einem Haydn-Äquivalent) verwandeln, ist überhaupt nicht klar, ob die personale Identität dabei erhalten bliebe. Wird Mustermanns personale Identität wesentlich durch einen Kernbestand psychologischer Merkmale wie etwa Erinnerungen und Dispositionen konstituiert, dann kann aus der Person Mustermann kein Haydn-Äquivalent werden, da Haydn nicht über diese Merkmale verfügt. Falls Mustermann ein lebenswertes Leben hat, dürfte jede Transformation, die zum Ende seiner Existenz führt, schlecht für ihn sein, selbst wenn sie ihn in Haydn verwandelt.

Könnte ein heutiger Mensch posthuman werden und zugleich dieselbe Person bleiben, oder liegt hier der gleiche Fall vor wie

32 N. Bostrom, »Transhumanist Values«, in: F. Adams (Hg.), *Ethical Issues for the 21st Century*, Charlottesville 2004: Philosophical Documentation Center Press.

bei Mustermann, der die Verwandlung in Haydn nicht überleben kann? Im posthumanen Fall besteht ein wichtiger Unterschied. Mustermann musste all seine charakteristischen psychologischen Eigenschaften aufgeben, um Haydn zu werden. Insbesondere verlor er all seine Erinnerungen, Ziele und einzigartigen Fähigkeiten; seine gesamte Persönlichkeit wurde ausgelöscht und durch diejenige Haydns ersetzt. Im Gegensatz dazu könnte ein sich in ein posthumanes Wesen verwandelnder Mensch seine Erinnerungen, Ziele, einzigartigen Fähigkeiten sowie viele wichtige Aspekte seiner Persönlichkeit behalten, wodurch die personale Identität während der Transformation womöglich gewahrt bliebe.[33]

Zumindest auf kurze Sicht würde sie beispielsweise offenkundig erhalten bleiben, wenn sich der posthumane Status einer radikalen Erhöhung der Gesundheitserwartung verdankt. Angenommen, ein Wissenschaftler wollte bei mir eine Art von molekularer Zelltherapie durchführen, um die Alterungsprozesse meines Körpers dauerhaft zu stoppen, während ich schlafe. Dann hätte ich zwar vielleicht Angst, nicht mehr aufzuwachen, weil die Operation schiefgehen könnte, ich hätte aber *keine* Angst, nicht mehr aufzuwachen, weil die Operation gelingen könnte! Eine Ausdehnung meiner Gesundheitserwartung würde mir helfen, meine personale Identität zu *erhalten*. (Möglicherweise würde die Erkenntnis, dass meine Lebenserwartung nun 1000 Jahre beträgt, bei mir einen solchen Schock auslösen, dass nichts mehr von meiner alten Psyche übrig bliebe und mein neues Ich nicht mehr dieselbe Person wäre wie mein altes Ich. Dies wäre allerdings keine notwendige Konsequenz.[34])

33 Siehe auch D. DeGrazia, »Enhancement Technologies and Human Identity«, in: *Journal of Medicine and Philosophy* 30 (2005), S. 261-283. DeGrazia argumentiert dafür, dass identitätsbezogene Kritiken des menschlichen Enhancements größtenteils scheitern, und zwar sowohl jene, die auf personale Identität abstellen, als auch jene, die auf narrativer Identität (Authentizität) basieren. Er diskutiert allerdings hauptsächlich moderatere Verbesserungen, als ich das hier tue.

34 Selbst innerhalb der Grenzen der gegenwärtigen menschlichen Psychologie ist das auch keine plausible Vorstellung. Man vergleiche den Fall mit dem eines zum Tode Verurteilten, der noch einen Tag zu leben hat. Eine unerwartete Begnadigung beschert ihm plötzlich 40 zusätzliche Jahre – eine Erhöhung um den Faktor 14610! Er wäre vielleicht erfreut, verblüfft oder verwirrt, aber er würde nicht aufhören, als Person zu existieren. Wenn doch, wäre eine Begnadigung offenbar *schlecht* für ihn. Selbst wenn man (meiner Ansicht nach fälschlich) glaubt, dass

Walter Glannon glaubt, eine Lebensdauer jenseits der 200 sei nicht wünschenswert, da sich die personale Identität nicht über einen solch langen Zeitraum aufrechterhalten ließe.[35] Sein Argument setzt voraus, dass personale Identität (hier verstanden als ein wichtiger Faktor unserer Klugheitserwägungen) auf psychologischer Verbundenheit beruht. Dieser Sichtweise zufolge haben wir zum jetzigen Zeitpunkt nur dann ein vernünftiges Interesse an einem zukünftigen Zeitsegment unseres Organismus, wenn dieses Segment mit dem gegenwärtigen Zeitsegment durch Bindeglieder von rückwärtsgerichteten Erinnerungen und vorwärtsgerichteten rojekten und Absichten verbunden ist. Erinnert sich ein künftiges Zeitsegment meines Gehirns an nichts von dem, was mich heute beschäftigt, und habe ich momentan keine Projekte oder Absichten, die sich so weit in die Zukunft erstrecken, dann ist dieses zukünftige Zeitsegment auch kein Teil von mir. Glannon behauptet, dass die psychologischen Verbindungen, die uns als Personen zusammenhalten, nicht länger als rund 200 Jahre bestehen könnten.

Selbst wenn wir Glannons metaphysische Annahmen hinsichtlich der personalen Identität akzeptieren, hat sein Argument mit mehreren Problemen zu kämpfen. Nichts spricht etwa dafür, dass man keine Absichten und Projekte verfolgen kann, deren Zeithorizont 200 Jahre übersteigt. Das scheint schon mit unseren heutigen Fähigkeiten machbar, denn ich kann mir beispielsweise problemlos interessante intellektuelle und praktische Projekte vorstellen, die mich wahrscheinlich viele hundert Jahre lang beschäftigen würden. Zweifelhaft ist auch, ob mein gesundes zukünftiges Selbst sich in einigen hundert Jahren an nichts aus der heutigen Zeit erinnern könnte. Alte Menschen erinnern sich oft ziemlich gut an ihre Jugend, und es ist unklar, ob diese Erinnerungen mit der Zeit immer stark verblassen. Außerdem lösen sich solche Sorgen natürlich in Luft auf, sobald wir annehmen, dass sich auch unser Gedächtnis verbessern lässt.[36] Schließlich würde aus Glannons These auch noch folgen, dass es für Kleinkinder »nicht wünschenswert« wäre,

die Sterblichkeit oder das Altern irgendwie wesentliche Merkmale unseres Personseins sind, ist das mit einer stark erhöhten Gesundheitserwartung vereinbar.

35 W. Glannon, »Identity, Prudential Concern, and Extended Lives«, in: *Bioethics* 16:3 (2002), S. 266-283.

36 Damit ein *extrem* langes Leben nicht stagniert oder sich wiederholt, müsste die geistige Entwicklung offensichtlich weitergehen.

erwachsen zu werden. Erwachsene können sich schließlich nicht an ihre frühe Kindheit erinnern, und Kleinkinder haben keine Projekte oder Absichten, die sich jahrzehntelang in die Zukunft erstrecken. Doch diese Konsequenz ist kontraintuitiv. Plausibler ist die Annahme, dass es für einen Akteur wünschenswerter sein kann, zu überleben und sich weiterzuentwickeln, als zu sterben, auch wenn sich die psychologischen Verbindungen irgendwann lockern. Ebenso könnte es für uns wünschenswert sein, die Fähigkeit zum Führen eines gesunden posthumanen Lebens zu entwickeln, selbst wenn wir im Laufe der Jahrhunderte nicht dieselbe Person blieben.

Im Fall von radikalen kognitiven oder emotionalen Verbesserungen ist es vielleicht nicht mehr so klar, ob die personale Identität gewahrt werden könnte. Könnte eine Person wesentlich klüger, musikalischer oder emotional reifer werden und zugleich sie selbst bleiben? Hier dürfte es mehr darauf ankommen, welche Veränderungen wir genau im Sinn haben, wie sie zustande kämen und wie die erweiterten Fähigkeiten genutzt würden. Sowohl die personale als auch die narrative Identität würden wohl am ehesten gewahrt bleiben, wenn wir postulieren, dass (a) die Veränderungen die Form zusätzlicher Fähigkeiten oder Verbesserungen annehmen, ohne bereits bestehende Fähigkeiten zu ersetzen; (b) die Veränderungen über einen längeren Zeitraum hinweg schrittweise geschehen; (c) jeder Schritt des Transformationsprozesses frei und informiert vollzogen wird; (d) die neuen Fähigkeiten die regelmäßige Ausübung der alten nicht verhindern; (e) die betroffene Person ihre alten Erinnerungen und viele ihrer basalen Wünsche und Dispositionen behält; (f) sie viele ihrer alten persönlichen Beziehungen und sozialen Verbindungen behält; und (g) die Transformation zu ihrem Lebensnarrativ und Selbstbild passt. Posthumane kognitive und emotionale Fähigkeiten könnten prinzipiell so erworben werden, dass diese Bedingungen erfüllt sind.

Selbst wenn nicht alle der Bedingungen (a)-(g) in einem bestimmten Transformationsprozess vollständig erfüllt werden würden, könnten sich die normativ relevanten Elemente der (numerischen oder narrativen) Identität einer Person immer noch *hinreichend* bewahren lassen, um fundamentalen identitätsbasierten Einwänden hinsichtlich der Klugheit einer solchen Verwandlung zu begegnen. Für die technologische Selbsttransformation sollten keine strikteren Maßstäbe gelten als für andere menschliche

Transformationen wie etwa Migration, Berufswechsel oder religiöse Bekehrungen.

Betrachten wir noch einmal den uns vertrauten Fall einer *radikalen* menschlichen Transformation: das Erwachsenwerden. Sie haben heute wesentlich größere kognitive Fähigkeiten als im Kleinkindalter, allerdings sind Ihnen auch einige Fähigkeiten abhandengekommen, darunter etwa das akzentfreie Sprechen einer neu erlernten Sprache. Ihre emotionalen Fähigkeiten haben sich seit dem Säuglingsalter ebenfalls deutlich verändert und entwickelt. Bei jedem Identitätskonzept, das wir für potentiell normativ bedeutsam halten – personale (numerische) Identität, narrative Identität, Identität des personalen Charakters oder zentraler Charakteristika –, sollten wir uns fragen, ob die entsprechende Identität während dieser Transformation gewahrt wurde.

Die Antwort dürfte davon abhängen, was genau wir unter diesen Identitätskonzepten verstehen. Wenn man hinreichend großzügige Maßstäbe anlegt, wird die Identität während des Erwachsenwerdens in allen Fällen komplett oder zum Großteil bewahrt. Das spricht aber dafür, dass dies auch für andere Transformationen gilt, darunter für solche, *die nicht tiefgreifender* wären als das Aufwachsen eines Kindes – und dazu zählen auch Transformationen, die Sie posthuman machen würden. Alternativ könnten wir striktere Kriterien anlegen. Entsprechenden Konzeptionen zufolge könnte es unmöglich sein, posthuman zu werden, ohne die eine oder andere Form von Identität vollständig oder größtenteils aufzugeben. Solch restriktiven Vorstellungen nach müsste man dann allerdings auch die Identität preisgeben, wenn es um die Transformation vom Kind zum Erwachsenen geht. Und wir glauben ja nicht, dass es für ein Kind schlecht ist, erwachsen zu werden; Störungen der Identität in diesem strikteren Sinn sind weder Katastrophen noch Unglücke, sondern einfach Teil des normalen Lebens.

Warum sollte es also schlecht sein, sich so weiterzuentwickeln, dass man eines Tages zu einem Wesen mit posthumanen Fähigkeiten heranreift? Eigentlich ist es doch genau umgekehrt: Wenn eine solche Entwicklung normal wäre, würden wir ihre Unterbrechung ohne weiteres für ein Unglück halten, genau wie wir es heute für schlecht halten, wenn sich ein Kind nicht zu einem normalen Erwachsenen entwickelt. Vielen Gläubigen ist die Aussicht auf eine äußerst radikale Transformation zu einer Art von posthumanem Wesen im Übrigen bereits vertraut; sie soll sich nach dem Ende der gegenwärtigen körperlichen Existenz vollziehen. Die meisten Anhänger einer solchen Auffassung denken zudem, dass diese Transformation für die transformierte Person sehr gut sein *könnte*.

8. Verpflichtungen

Über die Bedenken hinsichtlich der personalen Identität hinaus könnte es noch aus einem zweiten Grund schlecht für Mustermann sein, zum Haydn zu werden. Mustermann könnte in verschiedene Projekte und Beziehungen involviert sein und Verpflichtungen haben, die er als Haydn nicht länger erfüllen könnte oder würde. Wenn ihm diese Unternehmungen wichtig sind, dann wäre es schlecht für Mustermann, sie nicht weiterzuverfolgen. Nehmen wir beispielsweise an, Herr Mustermann fühle sich Frau Mustermann zutiefst verpflichtet. Seine Bindung zu ihr ist so stark, dass er nie etwas tun wollen würde, das ihren zentralen Präferenzen zuwiderläuft, und zu ihren zentralen Präferenzen gehört es eben, dass Herr Mustermann nicht posthuman werden soll. In diesem Fall wäre es zwar in einigen Hinsichten gut für Herrn Mustermann, posthuman zu werden (er könnte mehr verstehen, länger gesund bleiben etc.), alles in allem wäre es aber wohl schlecht für ihn, da es sich nicht mit dem Einhalten einer Verpflichtung vereinbaren ließe, an der ihm sehr gelegen ist.[37]

Dieser Grund zu glauben, es könne schlecht für jemanden sein, posthuman zu werden, beruht auf der Annahme, dass es sehr schlecht für jemanden sein kann, Verpflichtungen aufzugeben, die sich im posthumanen Stadium nicht mehr erfüllen lassen.[38]

37 In diese Rubrik lassen sich auch alle »Selbstverpflichtungen« einordnen, die Herr Mustermann haben mag. Es könnte schlecht für ihn sein, posthuman zu werden, wenn er beispielsweise den festen und wohlüberlegten Wunsch hegt, das nicht werden zu wollen, oder wenn er sich feierlich geschworen hat, niemals posthumane Fähigkeiten zu entwickeln.

38 Eine Person in dieser Situation mag darüber hinaus noch weitere Gegengründe haben, die nicht damit zusammenhängen, dass es für sie selbst schlechter wäre, posthuman zu werden. Zum Beispiel könnte sie das aus moralischen Gründen ablehnen, selbst wenn es für sie selbst gut wäre. Hier geht es mir um die Frage, ob es notwendigerweise schlecht *für Mustermann* wäre, posthuman zu werden.

Doch auch wenn wir das zugestehen, folgt nicht, dass es notwendig schlecht für uns sein würde, posthuman zu werden. Im Allgemeinen haben wir keine Verpflichtungen, die wir als posthumane Wesen unmöglich erfüllen können. Herr Mustermann mag nicht posthuman werden können, ohne seine wichtigste Verpflichtung zu verletzen (außer natürlich, Frau Mustermann ändert ihre Meinung), aber dieser Fall ist eine Ausnahme.

Manche Menschen haben keine dermaßen wichtigen Verpflichtungen, und daher gelten für sie auch keine derartigen Bedenken. Aber selbst für die vielen Menschen, die solche wichtigen Verpflichtungen haben, könnte ein posthumanes Leben immer noch gut sein, denn sie könnten ihre Verpflichtungen auch im posthumanen Zustand immer noch erfüllen. Am deutlichsten wird das vielleicht, wenn wir an die Verpflichtungen denken, die wir mit Blick auf Projekte und Aufgaben eingegangen sind: Die meisten von ihnen könnten wir sogar besser und zuverlässiger abschließen, wenn wir über posthumane Fähigkeiten verfügten. Selbst unsere besonderen Verpflichtungen anderen Menschen gegenüber könnten wir oft einhalten, auch wenn wir viel länger leben und über deutlich erweiterte kognitive oder emotionale Fähigkeiten verfügen würden.

9. Lebensweisen

Neben Bedenken hinsichtlich der personalen Identität und der besonderen Verpflichtungen gegenüber Menschen oder Projekten lässt sich noch aus einem dritten Grund bezweifeln, dass es gut für uns wäre, posthuman zu werden. Diese dritte Art von Grund hat mit unseren allgemeinen zwischenmenschlichen Beziehungen und mit der Weise zu tun, in der das Gute für eine Person mit den generellen Umständen und Bedingungen zusammenhängt, unter denen sie lebt. Man mag denken, dass das ganze Konzept eines guten menschlichen Lebens untrennbar mit der Vorstellung des Gedeihens innerhalb einer »Lebensweise« verbunden ist – einer Matrix von Überzeugungen, Beziehungen, sozialen Rollen, Bindungen, Gewohnheiten, Projekten und psychologischen Attributen, ohne

Moralische Gründe sind also nur relevant, sofern sie dafür sprechen, dass *Mustermann* am Ende schlechter dasteht.

die die Idee eines »besseren« oder »schlechteren« Lebens bzw. einer Seinsweise gar keinen Sinn ergibt.

Dahinter steht so etwas wie der folgende Gedanke: Weder wäre es gut für eine Kleepflanze, zu einem Rhododendron heranzuwachsen, noch für eine Fliege, so auszusehen und sich so zu verhalten wie ein Rabe. Genauso wenig wäre es dieser Position zufolge gut für einen Menschen, posthumane Fähigkeiten zu erwerben und ein posthumanes Leben zu beginnen. Das Kriterium dafür, wie gut es einer Kleepflanze geht, ist das Ausmaß, in dem es dieser gelingt, ihre eigene besondere Natur zu verwirklichen und das »Telos« zu erreichen, das ihrer Spezies eignet; und das Gleiche könnte man von der Fliege sagen. Bei Menschen liegt der Fall womöglich komplizierter, da diese sich in den relevanten Hinsichten stärker voneinander unterscheiden als die Mitglieder anderer Spezies – verschiedene Menschen haben verschiedene »Lebensweisen«, weshalb sich die Art ihres »Gedeihens« deutlich voneinander abheben kann. Dennoch sind wir alle in *menschliche* Lebensweisen eingebunden, und da sich das für uns Gute über unsere Lebensweise definiert, kann es für keinen Menschen gut sein, posthuman zu werden. Für posthumane Wesen mag es gut sein, posthuman zu sein, doch für Menschen wäre es nicht gut, posthuman zu werden.

Diese dritte Befürchtung scheint ein Konglomerat der beiden Sorgen zu sein, die wir bereits besprochen haben. Warum sollte eine Transformation zum Posthumanen schlecht sein? Ein möglicher Grund besteht darin, dass die personale Identität nicht gewahrt bliebe; darauf scheint der Vergleich mit dem Klee abzuzielen. Wenn eine Kleepflanze sich in einen Rhododendron verwandelte, würde sie auf dem Weg dahin vermutlich aufhören zu existieren. Ist eine Fliege noch eine Fliege, wenn sie beginnt, so auszusehen und sich so zu verhalten wie ein Rabe? Das Problem scheint also teilweise auf die Behauptung hinauszulaufen, dass die fragliche Transformation die relevante Form von Identität nicht bewahren kann. Dieses Problem haben wir jedoch bereits behandelt, insofern es sich um posthuman werdende Menschen dreht.

Vielleicht steht aber noch mehr auf dem Spiel als die Identität. Der sich zu einem Rhododendron wandelnde Klee könnte nicht nur zu existieren aufhören, es ist vielleicht auch ein Fehler zu glauben, ein Rhododendron zu sein wäre irgendwie besser, als eine Kleepflanze zu sein. Es könnte zwar externe Bewertungskriterien (wie etwa den wirtschaftlichen oder ästhetischen Wert für den menschlichen Besitzer) geben, denen zufolge ein Rhododendron besser oder mehr wert wäre als Klee. Von solchen extrinsischen Überlegungen abgesehen, scheinen die beiden Pflanzen allerdings gleichwertig zu sein: Ein gedeihender Klee gedeiht ebenso gut wie ein gedeihender Rhododendron. Besteht das Gute für eine Pflanze also in ihrem Gedeihen, dann ist keine Art inhärent besser dran oder hat ein größeres Potential zur Verwirklichung seines guten Lebens, und unser Kritiker könnte den gleichen Zusammenhang auch für menschliche und posthumane Wesen geltend machen wollen.

Meiner Meinung nach führt diese Analogie jedoch in die Irre. Menschen sind keine Pflanzen, und das Konzept einer wertvollen Seinsweise einer Person unterscheidet sich grundlegend von dem Konzept des Gedeihens einer Pflanze. Pflanzen und anderen nichtfühlenden Dingen kann man Interessen in einem metaphorischen Sinn zuschreiben: Diese Kleepflanze »braucht« Wasser; jene Uhr »will« aufgezogen werden, und dem quietschenden Rad würde etwas Öl »guttun«. Diese Zuschreibungen ergeben aber vermutlich nur Sinn, wenn wir Interessen hinsichtlich einer funktionalistischen Grundlage definieren: Die Funktion der Uhr ist es, die Zeit anzuzeigen, und ohne das Aufziehen kann sie diese Funktion nicht erfüllen; daher »will« sie aufgezogen werden. Fühlende Wesen hingegen dürften nicht bloß metaphorische, funktionsbasierte Interessen haben, sondern auch ganz buchstäbliche, die davon abhängen, was normativ gesehen gut für sie ist. Ein Mensch etwa hat Interessen, die (teilweise) davon abhängen, woran er tatsächlich interessiert ist oder unter bestimmten Umständen interessiert wäre.[39] Obwohl die Behauptung, es sei für eine Kleepflanze gut, ein Rhododendron zu werden, keinen Sinn ergibt, folgt daraus also nicht das Gleiche für den posthumanen Fall. Selbst wenn die erfolgreiche Erfüllung »der Funktion« eines Menschen durch die Transformation zum posthumanen Wesen also nicht erleichtert werden würde, sprächen andere Gründe dafür, ihm vernünftigerweise ein Interesse daran zu unterstellen.

In jedem Fall ist es äußerst problematisch, etwas so Komplexem und Autonomem wie einem menschlichen Wesen irgendeine Art

39 Vergleiche die weiter oben diskutierten dispositionalen Werttheorien.

von wohldefinierter »Funktion« zuweisen zu wollen. Das Problem verschwindet nicht einmal dann, wenn wir die Funktion auf bestimmte Lebensweisen oder Individuen relativieren. Wir könnten zwar sagen, dass es die Funktion der Landwirtin ist, das Land zu bewirtschaften, diejenige des Sängers, Lieder zu singen etc. Jede Landwirtin ist allerdings noch wesentlich mehr, zum Beispiel eine Sängerin, Mutter, Schwester, Hausbesitzerin, Fahrerin, Fernsehzuschauerin und so weiter *ad infinitum*. Früher war sie vielleicht Friseurin; in Zukunft wird aus ihr eventuell eine Ladenbesitzerin, eine Golferin oder eine körperlich gehandicapte, transsexuelle oder posthumane Person werden. Aus der Tatsache, dass sie momentan eine bestimmte Menge von Rollen und Funktionen erfüllt, lassen sich wahrscheinlich keine starken normativen Schlüsse ziehen. Wir könnten allerhöchstens schließen, dass sie sich in ihrer Rolle als Landwirtin um ihre Tiere und Pflanzen kümmern sollte; daraus folgt aber nicht, dass sie Landwirtin sein oder bleiben sollte. Gleichfalls können wir aus der Tatsache, dass sie momentan eine menschliche Person ist, allerhöchstens schließen, dass sie diejenigen Dinge tun sollte, die für Menschen gut sind – Zähne putzen, schlafen, essen etc. Das gilt aber nur, solange sie ein Mensch bleibt. Wird aus ihr ein posthumanes Wesen, das keinen Schlaf mehr braucht, dann hat sie auch keinen Grund mehr zum Schlafen, und die Tatsache, dass sie im Moment Grund zum Schlafen hat, ist kein Grund für sie, kein schlafloses posthumanes Wesen werden zu wollen.

An dieser Stelle lässt sich noch ein anderer Einwand anbringen. Vielleicht haben wir ja einige grundlegende Interessen, die nicht davon abhängen, dass wir bestimmte soziale Rollen einnehmen, bestimmte Eigenschaften haben oder bestimmte Funktionen erfüllen? Solche Interessen wären nicht von der gleichen Art wie unser Interesse am Schlafen, das uns keinen Grund gibt, uns nicht so zu verändern, dass wir keinen Schlaf mehr bräuchten. Diese unbedingten (»kategorischen«) Interessen würden uns vielmehr einen Grund geben, uns nicht so zu ändern, dass wir diese Interessen nicht länger hätten.

Ich habe bereits zugestanden, dass es solche Interessen geben kann und es daher Fälle geben könnte, in denen es für manche Individuen schlecht wäre, posthuman zu werden; darum ging es bei der oben besprochenen »zweiten Sorge«. Für meine Position stellt das jedoch kein Problem dar, denn es ist damit vereinbar, dass es für andere Menschen (und vielleicht auch für die überwältigende Mehrheit aller oder sogar für alle tatsächlich existierenden Menschen) gut sein könnte, posthuman zu werden. Unser hypothetischer Gegenspieler könnte nun noch einwenden, dass es gewisse kategorische Interessen gibt, die wir *als Menschen* alle teilen und die irgendwie der menschlichen Natur und deren inhärenten natürlichen Zielen und Idealen des Gedeihens entspringen. Würde die Existenz solcher universell geteilter kategorischer menschlicher Interessen nicht die These widerlegen, posthuman zu werden könne gut für uns sein?

10. Die menschliche Natur

Betrachten wir zwei verschiedene Vorstellungen davon, worin ein menschliches »Telos« bestehen könnte. Aus einer naturalistischen Perspektive heraus wäre die Maximierung der Gesamtfitness eines menschlichen Individuums ein guter Kandidat dafür. Evolutionär gesehen ist es wohl am nächstliegenden, einen Menschen funktional als Gesamtfitness-Maximierer zu charakterisieren (der an seine urtümliche Umgebung angepasst ist). Dieser Sicht zufolge haben Beine, Lungen, Humor, elterliche Instinkte, Geschlechtstrieb und romantische Neigungen letztlich alle die Funktion, die Gesamtfitness des Individuums zu verbessern. Definieren wir das Telos einer Person derart, also als Vehikel zur effektiven Verbreitung ihrer Gene, dann wären viele der scheinbar attraktivsten posthumanen Möglichkeiten unvereinbar mit dessen Verwirklichung, darunter insbesondere diejenigen Möglichkeiten, die radikale Veränderungen des menschlichen Genoms erfordern. (Das Ersetzen unserer Gene durch andere klingt wahrlich nicht nach einer effektiven Methode zu ihrer Verbreitung.)

Als Konzeption des Guten fehlt dem Telos der Gesamtfitness-Maximierung allerdings jegliche Plausibilität, und ich kenne keinen einzigen Moralphilosophen, der eine solche Position vertritt. Es ist zu offensichtlich, dass das Gute und das die Gesamtfitness Maximierende nicht identisch sein müssen und es in aller Regel auch nicht sind.[40] Wer eine Theorie dessen, was für einen Menschen gut ist, aus seinem (der Konzeption des menschlichen Funk-

40 Um seine Gesamtfitness zu maximieren, sollte ein Mann heutzutage vermutlich einer Samenbank so viel wie möglich von seinem Sperma spenden.

tionierens inhärenten) Telos ableiten möchte, wird sich nach einem anderen Funktionsbegriff umsehen müssen.

Als Ausgangspunkt beliebter ist die Doktrin, der zufolge ein Mensch im Wesentlichen ein vernünftiges Tier ist und das menschliche Telos in der Entwicklung und Ausübung unserer Vernunft besteht; derartige Ansichten haben eine altehrwürdige Geschichte, die zumindest bis Aristoteles zurückreicht. Doch was auch immer für diese Ansicht spricht, sie ist jedenfalls ganz offensichtlich kein Hindernis für die hier vertretenen Behauptungen; ein posthumanes Wesen könnte ein Telos der Vernunft schließlich ebenso gut verwirklichen wie ein Mensch. Tatsächlich folgt daraus sogar, dass es gut für uns sein würde, posthuman zu werden und entsprechend erweiterte kognitive Fähigkeiten zu besitzen (und vorzugsweise auch eine höhere Gesundheitserwartung, damit uns mehr Zeit bliebe, diese vernünftigen Vermögen auch entwickeln und genießen zu können).

Man hört manchmal, es liege in der Natur des Menschen, jedes Hindernis überwinden zu wollen und die *conditio humana* mit Hilfe von Forschungen, Erfindungen, Experimenten und Werkzeugen zu verbessern.[41] Ich weiß nicht, ob das stimmt – die gegenläufige Tendenz scheint mir mindestens ebenso stark zu sein. Viele große Erfindungen wurden anfänglich auf breiter Front boykottiert, viele Erfinder gnadenlos verfolgt. Provokant gesagt: Die Menschheit hat ihre technologischen Fortschritte vielleicht *trotz der antitechnologischen Tendenzen der menschlichen Natur* gemacht, was eher dem intrinsischen Nutzen und den Wettbewerbsvorteilen mancher Erfindungen geschuldet war als irgendeiner angeborenen menschlichen Vorliebe für Grenzüberschreitung und Innovation.[42] Wie dem auch sei –

41 Das Streben nach posthumanen Fähigkeiten ist so alt wie die frühesten Aufzeichnungen. Schon im ersten überlieferten Epos der Geschichte, dem sumerischen *Gilgamesch-Epos* (ca. 1700 v. Chr.), macht sich ein König auf die Suche nach der Unsterblichkeit. In späteren Zeiten suchten Entdecker nach dem Jungbrunnen, Alchemisten nach einem Lebenselixier und verschiedene Schulen des esoterischen Taoismus in China wollten die körperliche Unsterblichkeit erlangen, indem sie die Natur zu kontrollieren oder mit ihr in Einklang zu leben versuchten. Hinzu kommen natürlich die vielen unterschiedlichen religiösen Traditionen, in denen die Hoffnung auf eine übernatürliche posthumane Existenz von überragender Bedeutung ist.

42 Wie J. B. S. Haldane schrieb: »Der chemische oder physikalische Erfinder ist immer ein Prometheus. Vom Feuer bis zum Fliegen wurde jede große Erfindung

selbst wenn es »zur menschlichen Natur« gehörte, immer weiter und höher hinauszuwollen, kann ich nicht erkennen, wie daraus etwas bezüglich der Wünschbarkeit einer posthumanen Transformation folgen sollte. Die menschliche Natur enthält (neben viel Bewundernswertem) viel zu viel vollkommen Inakzeptables – die bloße Tatsache, dass X Teil der menschlichen Natur ist, gibt uns nicht einmal *prima facie* einen Grund zu der Annahme, X sei gut.

11. Kurze Skizzen einiger Einwände und Erwiderungen

Einwand: Wäre es nicht von Nachteil, das einzige posthumane Wesen zu sein, da man dann mit niemandem auf Augenhöhe interagieren könnte?

Antwort: Es muss nicht bloß ein einziges posthumanes Wesen geben. Ich habe zugestanden, dass Fähigkeiten keinen intrinsischen Wert haben müssen und ihr Beitrag zum Wohlergehen von den Umständen abhängt. Ich sagte, dass es trotzdem Sinn ergibt, über den Wert einer Fähigkeit in etwa so zu sprechen, wie wir das für gewöhnlich auch im Fall von Geld oder Gesundheit tun. Wir können eine solche Wertzuweisung als die Behauptung verstehen, dass der Gegenstand oder die Eigenschaft *normalerweise* einen positiven Beitrag zu dem leistet, was von grundlegendem Wert ist. Bei der Bewertung posthumaner Attribute stellt sich die Frage, wie weit die Umstände zu fassen sind, unter denen etwas »normalerweise« einen positiven Beitrag leistet. Da uns ein konkretes Beispiel einer posthumanen Zivilisation fehlt, ist jede Behauptung darüber, welche Dinge oder Attribute in einem posthumanen Kontext »normalerweise« einen Beitrag leisten würden, mit einer gewissen Unbestimmtheit behaftet. An dieser Stelle dürfte es daher sinnvoll sein, einige Aspekte des posthumanen Kontextes zu spezifizieren, die ich in meinen Wertbehauptungen voraussetze. Hiermit postuliere ich also, dass der intendierte Kontext eine Gesellschaft posthumaner Wesen umfasst.

als Lästerung irgendeines Gottes betrachtet. Aber wenn alle physikalischen und chemischen Erfindungen Blasphemien sind, dann ist jede biologische Erfindung eine Perversion. Es gibt kaum eine, die jemandem aus einem Land, das zuvor noch nichts von ihr gehört hat, nicht unanständig und unnatürlich erschiene.« (J. B. S. Haldane, *Daedalus, or: Science and the Future*, London 1924: K. Paul, Trench, Trubner & Co., Ltd.)

Welche dialektischen Zwänge schränken meine weiteren möglichen Postulate hinsichtlich des posthumanen Kontextes ein? Das größte Risiko solcher Stipulationen besteht darin, bei einem maßgeschneiderten »posthumanen Kontext« zu enden, dessen Realisierungschancen außerdem noch extrem gering sind. Jegliche Behauptungen hinsichtlich dessen, was in diesem Kontext normalerweise wertvoll wäre, wären dann kaum noch von Bedeutung. Es ist einfach nicht sehr interessant zu wissen, was »normalerweise« in einem völlig bizarren und durch eine Vielzahl willkürlicher Stipulationen definierten Kontext einen Wert hat. Ich denke jedoch nicht, dass das Postulat einer posthumanen Gesellschaft meine Schlussfolgerungen wirklich untergräbt. Tatsächlich nehme ich in diesem Aufsatz allgemeiner an, dass es sich bei der postulierten posthumanen Referenzgesellschaft um eine handelt, die an ihre posthumanen Mitglieder ebenso angepasst ist wie gegenwärtige Gesellschaften an ihre menschlichen Mitglieder.[43] Des Weiteren setze ich voraus, dass diese Referenzgesellschaft ihren Mitgliedern auch analoge Affordanzen und Chancen bietet. Damit will ich weder sagen, dass diese Art von posthumaner Gesellschaft die wahrscheinlichste ist, noch, dass es außerhalb dieses Kontextes keinen Wert haben könnte, ein posthumanes Wesen zu sein. Ich versuche dadurch bloß, die in diesem Aufsatz verteidigten Behauptungen abzugrenzen.

Einwand: Die gesamten Kulturgüter der Menschheit könnten ihre Wirkung auf jemanden verlieren, dessen Fähigkeiten diejenigen der Erschaffer dieser Werke weit übertreffen. Allgemeiner gesagt: Was einer Person vor ihrer Transformation wie eine interessante Herausforderung vorkommt, mag ihr danach trivial und daher uninteressant erscheinen. Das könnte posthumane Wesen um das Gut bedeutungsvoller Errungenschaften bringen.

Antwort: Warum sollte die Fähigkeit, komplexere oder subtilere Zusammenhänge wertzuschätzen, das bei einfacheren Dingen verunmöglichen? Jemand, der Schönberg zu schätzen gelernt hat, mag sich immer noch an einfachen Volksliedern oder sogar Vogelgesängen erfreuen, und auch ein Fan von Cézanne mag den Sonnenaufgang nach wie vor genießen.

43 Ich nehme aber nicht an, dass die Referenzgesellschaft ausschließlich aus posthumanen Wesen besteht.

Selbst wenn posthumane Wesen einige einfache Dinge nicht mehr zu schätzen wüssten, könnten sie dafür neue kulturelle Reichtümer schaffen. Ich gehe davon aus, dass meine Referenzgesellschaft entsprechende Möglichkeiten bereithielte – siehe oben.

Falls manche Herausforderungen nicht mehr herausfordernd genug wären, könnten posthumane Wesen sich zudem schwierigeren Aufgaben stellen. Ein zusätzlicher Grund für die Entwicklung posthumaner kognitiver Fähigkeiten könnte darin bestehen, uns eine größere Bandbreite interessanter geistiger Herausforderungen zu eröffnen. Zumindest innerhalb des Bereichs der menschlichen kognitiven Fähigkeiten scheint man sich umso mehr und umso wichtigeren intellektuellen Projekten widmen zu können, je größer die eigenen Fähigkeiten sind. Mit wachsendem Verstand kann man die vorhandenen geistigen Probleme nicht nur besser lösen – man bekommt auch ganz neue Bedeutungsebenen und kreative Unterfangen in den Blick.

Einwand: Ein Gefühl von Verletzlichkeit, Abhängigkeit und Begrenztheit kann den Wert eines Lebens manchmal steigern oder einem Menschen helfen, sich insbesondere in moralischer oder spiritueller Hinsicht als Person weiterzuentwickeln.

Antwort: Auch ein posthumanes Wesen könnte verletzlich, abhängig und begrenzt sein. Es könnte als Person moralisch und spirituell wachsen, ohne auf den äußeren Ansporn angewiesen zu sein, den Menschen manchmal benötigen. Die Fähigkeit, in diesen Bereichen spontane Entwicklungen durchzumachen, kann man als einen Aspekt emotionaler Kapazitäten ansehen.

Einwand: Bereits der Wunsch, die eigenen Grenzen eher durch Technologie als durch eigene Anstrengungen und harte Arbeit zu überwinden, lässt sich als Ausdruck des Versagens deuten, die unerbetene Gabe des Lebens oder auch sich selbst einfach zu akzeptieren – ja, es lässt sich sogar als Selbsthass verstehen.[44]

Antwort: Dieser Aufsatz sagt nichts darüber, was der Wunsch, posthuman zu werden, bedeutet oder ob ein solcher Wunsch einen selbst notwendigerweise oder statistisch gesehen zu einer schlechte-

44 Vgl. M. Sandel, »The Case Against Perfection«, in: *The Atlantic Monthly* 293:3 (2004), S. 1-11, auch wenn unklar bleibt, ob Sandel solche expressivistischen Bedenken hat.

ren Person macht. Mir geht es nur darum zu klären, ob posthuman zu sein oder als Mensch posthuman zu werden gut sein könnte.

Einwand: Eine Fähigkeit ist weniger wert, wenn sie statt durch Selbstdisziplin und Opferbereitschaft einfach auf technologische Weise erlangt wird.

Antwort: Ich habe dafür argumentiert, dass der Besitz posthumaner Fähigkeiten auch dann äußerst wertvoll sein könnte, wenn sie mühelos erlangt wurden. Damit ist vereinbar, dass eine Fähigkeit noch größeren Wert hat, wenn sie mit Blut, Schweiß und Tränen erkauft wird. Ich habe nichts dazu gesagt, welchen Weg zur Posthumanität man *am besten* einschlagen sollte, möchte jedoch anmerken, dass dieser Weg in der Praxis wohl *ausschließlich* über fortschrittliche Technologien führen dürfte.

Einwand: Eine olympische Goldmedaille ist weniger oder vielleicht gar nichts wert, wenn man sie auf die falsche Weise (also zum Beispiel durch Betrug) gewinnt. Der Wert einer Fähigkeit beruht gleichfalls darauf, wie sie erworben wurde. Auch wenn posthumane Fähigkeiten extrem wertvoll sein würden, wenn sie auf angemessene Weise erworben werden könnten, so gibt es doch keine menschenmöglichen Weisen, die angemessen sind. Jedes Mittel, durch das Menschen posthumane Fähigkeiten erlangen könnten, würde deren Wert zunichtemachen.

Antwort: Die Analogie zur Goldmedaille führt in die Irre. Es gehört zum Wesen sportlicher Wettkämpfe, dass der Wert der Leistung eng an den Prozess gekoppelt ist, durch den sie erbracht wurde. Man könnte sagen, dass es dabei nicht um den Wert einer Medaille und nicht einmal um den Wert des Gewinns einer Medaille geht, sondern eher um (so etwas wie) den Gewinn der Medaille auf eine bestimmte (faire, nichtzufällige etc.) Weise. Bei vielen anderen Gütern ist das jedoch nicht der Fall. Beim Arzt sind wir nicht der Ansicht, dass der Wert unserer Gesundung in besonderer Weise vom Gesundungsprozess abhängt; die Gesundheit und das Erfreuen daran sind davon unabhängig. Natürlich ist es wichtig, auf welche Weise wir gesunden – die Mittel können selbst einen negativen Wert haben (etwa, wenn sie mit Schmerzen und Unannehmlichkeiten verbunden sind); bei der Bewertung der Konsequenzen einer Handlung berücksichtigen wir sowohl den Wert der Mittel als auch den des Ziels. In der Regel verringert der negative Wert einiger Mittel allerdings nicht den Wert des Zielzustands.

Davon ausgenommen könnten Mittel sein, die in einem bestimmten Sinn *unmoralisch* sind. Man könnte denken, dass ein Ziel »befleckt« und sein Wert geschmälert ist, wenn es auf zutiefst unmoralische Weise erreicht wurde. So ließe sich zum Beispiel sagen, dass die medizinischen Befunde der NS-Ärzte in den Konzentrationslagern einen geringeren oder gar keinen Wert haben, weil sie auf eine solche Weise zustande kamen. Diese extreme Art von »Makel« ist allerdings eher die Ausnahme.[45] Falls sich ein Ziel nur durch schlechte Mittel erreichen lässt, mag das Grund genug sein, davon abzusehen, doch *typischerweise* liegt das nicht daran, dass der Einsatz schlechter Mittel den Wert der Verwirklichung des Ziels verringert. Es liegt entweder daran, dass der negative Wert der Mittel den positiven Wert des Ziels übertrifft, oder daran, dass es (nichtkonsequentialistischen Ansätzen zufolge) moralisch nicht erlaubt ist, bestimmte Mittel zu verwenden – unabhängig vom Gesamtwert der Konsequenzen.[46]

45 Selbst im Fall der NS-Ärzte sind streng genommen nur deren (und Deutschlands etc.) *Leistungen* befleckt und der Wert dieser *Leistungen* geschmälert. Der Wert der *Resultate* – wenn es überhaupt einen solchen gibt – ist davon wohl nicht betroffen, auch wenn es auf jeden Fall angezeigt ist, sich bei ihrer Verwendung unwohl zu fühlen, sich immer und schmerzhaft an ihre Quelle zu erinnern, zu bedauern, wie wir sie erhalten haben und so weiter.

46 Vielleicht hilft der Gedanke, dass wir auch den Wert unserer heutigen menschlichen Fähigkeiten nicht schon leugnen, bloß weil sie evolutionären Ursprungs sind, obwohl dieser Ursprung (a) größtenteils nicht das Ergebnis menschlicher Leistungen ist und (b) vor Gewalt, Hinterlist und unverdientem Leid nur so strotzt. Wir Heutigen verdanken unsere Existenz mehreren Jahrtausenden voller Kriege, Plünderungen und Vergewaltigungen, doch das heißt nicht, dass unsere Fähigkeiten oder Seinsweisen wertlos sind. Eine weitere Möglichkeit: Das Resultat hat den positiven Wert X, die Mittel dazu haben den negativen Wert Y, doch die »organische Einheit« der beiden hat einen eigenen, unabhängigen Wert Z, der ebenfalls negativ sein kann. Einer mooreschen Sicht zufolge ist der Wert dieser »Gesamtsituation« X+Y+Z, und das Ergebnis könnte auch dann negativ ausfallen, wenn X größer ist als (-Y) (G. E. Moore, *Principia Ethica*, Cambridge 1903: Cambridge University Press). Alternativ könnte Z auch mit X+(-Y) inkommensurabel sein. In beiden Fällen liegt eine andere als die im Haupttext beschriebene Situation vor, da X hier gegenüber den verschiedenen möglichen Wegen, auf denen das Resultat erzielt wurde, unveränderlich sein könnte. Ich kenne allerdings keinen Grund zu der Annahme, dass diese – axiologisch mögli-

Die Werte, die meiner Argumentation nach aus posthumanen Fähigkeiten erwachsen, ähneln weniger dem Wert einer olympischen Goldmedaille als vielmehr demjenigen der Gesundheit. Meines Wissens sprechen keine logischen, metaphysischen oder »prinzipiellen« Gründe dagegen, dass Menschen posthumane Fähigkeiten ohne Rückgriff auf unmoralische Mittel entwickeln, die das Resultat »beflecken« würden (oder es gar derart beflecken würden, dass dessen extrem hoher Mehrwert zunichtegemacht wäre). Inwiefern sich ein solcher Makel *praktisch* vermeiden lässt, während man an der Verwirklichung posthumaner Fähigkeiten arbeitet, ist eine zusätzliche Frage, mit der ich mich hier nicht befassen kann. Meine Schlussfolgerung steht daher unter dem impliziten Vorbehalt, dass die hier besprochenen posthumanen Fähigkeiten auf nichtfaustische Weise erworben werden müssen.

Einwand: Das posthumane Vermögen ebnet bloß dem posthumanen Scheitern den Weg.

Viel Potential verspricht ein großartiges Leben, wenn es verwirklicht wird und einem würdigen Zweck dient, es führt aber zur Tragödie, falls man es vergeudet. Besser, mit bescheidenen Fähigkeiten ein gutes, als mit herausragenden Fähigkeiten ein schlechtes Leben führen.

Antwort: Wir beklagen nicht, dass ein Mensch mit gewissen Talenten auf die Welt kommt, bloß weil er diese möglicherweise verschwenden wird. Und warum sollten posthumane Fähigkeiten eher verschwendet werden als menschliche? Ich habe stipuliert, dass die posthumane Referenzgesellschaft ihren Mitgliedern Affordanzen und Möglichkeiten bieten würde, die mit denen vergleichbar sind, die heutige Gesellschaften ihren Mitgliedern bieten. Würden posthumane Wesen ihr Potential nicht so gut verwirklichen wie Menschen, müsste das also interne psychologische Gründe haben. Posthumane bräuchten jedoch keineswegs weniger bereit und fähig zu sein als Menschen, das Beste aus ihrem Leben zu machen.[47]

che – Bewertungssituation in der Art von Fall, um die es uns geht, notwendigerweise auftreten würde. (Ich danke Guy Kahane für diesen Hinweis.)

47 Falls sie über verbesserte emotionale Fähigkeiten verfügen, dürften sie *noch* motivierter und fähiger als die meisten Menschen sein, ihr Potential auf wunderbare Art und Weise zu verwirklichen.

12. Fazit

Ich habe dafür argumentiert, dass erstens einige posthumane Seinsweisen äußerst wertvoll wären und dass es zweitens für die meisten Menschen gut sein könnte, posthuman zu werden.

Ferner habe ich drei allgemeine zentrale Fähigkeiten – Gesundheitserwartung, Kognition und Emotion – nacheinander besprochen. Einige meiner Argumente lassen sich allerdings noch stärken, wenn man bedenkt, dass sich alle drei Verbesserungen kombinieren lassen. Eine höhere Gesundheitserwartung ist von größerem Wert, wenn man über die kognitiven Fähigkeiten verfügt, aus kreativen Unternehmungen und geistigem Wachstum praktisch endlos Sinn und Bedeutung zu schöpfen. Sowohl Gesundheitserwartung als auch Kognition sind wertvoller, wenn man die emotionale Fähigkeit hat, das Leben zu lieben und geistigen Tätigkeiten mit Vergnügen nachzugehen.

Aus der in diesem Aufsatz gegebenen Definition von »posthuman« folgt trivialerweise, dass wir das zum Zeitpunkt der Niederschrift noch nicht sind. Es folgt nicht – zumindest nicht auf irgendeine offensichtliche Weise –, dass ein posthumanes Wesen nicht zugleich menschlich bleiben könnte. Dies hängt davon ab, welche Bedeutung wir dem Wort »Mensch« geben. Es lässt sich durchaus in einem so weiten Sinne verstehen, dass »posthuman« einen bestimmten möglichen Typ einer menschlichen Seinsweise bezeichnet – und wenn ich richtig liege, handelt es sich dabei um einen überaus erstrebenswerten Typ.[48]

48 Für ihre hilfreichen Kommentare danke ich Ross Beaton, Bert Gordijn, Guy Kahane, Toby Ord, David Pearce, David Rodin, Anders Sandberg, Julian Savulescu, Harrosh Shlomit und Elena Patigo Solana. Frühere Versionen dieses Aufsatzes wurden im James Martin Advanced Research Seminar (Oxford, 30. Januar 2006) und am Institute for Science, Innovation & Society (Nimwegen, 21. Februar 2006) präsentiert.

6.
Leben Sie in einer Computersimulation?

Dieser Aufsatz argumentiert dafür, dass *zumindest* eine der folgenden Aussagen zutrifft: (1) Die menschliche Spezies wird sehr wahrscheinlich aussterben, bevor sie ein »posthumanes« Stadium erreicht; (2) höchstwahrscheinlich wird keine posthumane Zivilisation eine größere Zahl von Simulationen ihrer eigenen evolutionären Geschichte (oder Varianten davon) durchführen; (3) wir leben so gut wie sicher in einer Computersimulation. Es folgt, dass wir uns wahrscheinlich nicht zu posthumanen Wesen entwickeln werden, die Simulationen ihrer Ahnen durchführen – es sei denn, wir leben jetzt schon in einer Simulation. Eine Reihe weiterer Konsequenzen dieser Schlussfolgerung wird ebenfalls erörtert.

1. Einleitung

Viele Werke der Science-Fiction sowie einige Prognosen ernsthafter Technologen und Futurologen sagen voraus, dass uns in Zukunft enorme Rechenkapazitäten zur Verfügung stehen werden. Nehmen wir für den Moment an, dass diese Vorhersagen zutreffend sind. Eine Sache, die künftige Generationen dann mit ihren übermächtigen Computern anstellen könnten, ist, ihre Vorfahren oder diesen ähnelnde Menschen detailgetreu zu simulieren, und weil ihre Computer so leistungsstark wären, könnten sie sehr viele solcher Simulationen durchführen. Nehmen wir des Weiteren an, diese simulierten Menschen verfügten über Bewusstsein (was der Fall wäre, wenn die Simulationen hinreichend feinkörnig sind und eine bestimmte, weitgehend akzeptierte Position in der Philosophie des Geistes richtig ist). Dann könnte es sein, dass die überwiegende Mehrheit aller uns ähnlichen Wesen nicht zur ursprünglichen biologischen Art gehört, sondern von deren fortgeschrittenen Nachfahren simuliert wird. Und wenn das stimmt, lässt sich darüber hinaus dafür argumentieren, dass wir uns vernünftigerweise wohl eher zu den simulierten als zu den ursprünglichen biologischen Menschen zählen sollten. Und daraus wiederum folgt: Wenn wir nicht glauben, uns gegenwärtig in einer Computersimulation zu befinden, dann sollten wir auch nicht davon ausgehen, Nachkommen zu haben, die viele solcher Simulationen ihrer Vorfahren durchführen. Das ist der Grundgedanke; der Rest dieses Aufsatzes wird ihn sorgfältiger ausbuchstabieren.

Über das Interesse hinaus, das diese These bei jenen wecken mag, die gerne über die Zukunft spekulieren, lässt sich auch ein beträchtlicher theoretischer Nutzen daraus ziehen. Das Argument reizt nämlich zur Formulierung einiger methodologischer und metaphysischer Fragen, und es legt naturalistische Analogien zu gewissen traditionell religiösen Vorstellungen nahe, die so mancher amüsant oder bedenkenswert finden dürfte.

Der Aufsatz ist folgendermaßen strukturiert: Als Erstes importieren wir eine Annahme aus der Philosophie des Geistes, ohne die das Argument nicht aus den Startlöchern kommt. Sodann geben wir einige empirische Gründe zugunsten der Behauptung, dass eine zukünftige Zivilisation, die viele derjenigen Technologien entwickelt hat, die schon unserem heutigen Kenntnisstand nach kompatibel mit den Naturgesetzen und praktisch umsetzbar sind, auch keine Probleme mit der Durchführung enorm vieler Simulationen von menschlichen Bewusstseinen hätte. Dieser Teil ist zwar philosophisch gesehen nicht notwendig, liefert aber einen Anreiz, den übrigen Überlegungen Beachtung zu schenken. Im Anschluss folgen der zentrale Teil des Arguments, der sich auf simple Wahrscheinlichkeitsüberlegungen stützt, sowie ein Abschnitt, der ein schwaches Indifferenzprinzip begründet, von dem das Argument Gebrauch macht. Zuletzt diskutieren wir einige Interpretationen der zu Beginn erwähnten Disjunktion, die die Konklusion des Simulationsarguments darstellt.

2. Die Annahme der Substratunabhängigkeit

Eine in der Philosophie des Geistes verbreitete Annahme ist die der *Substratunabhängigkeit*. Sie besagt, dass mentale Zustände auf vielen verschiedenen physischen Substraten supervenieren können. Sofern ein System die richtige Art von komputationalen Strukturen und Prozessen implementiert, kann es mit bewussten Erfahrungen ausgestattet sein. Es ist keine wesentliche Eigenschaft des Bewusstseins, durch ein kohlenstoffbasiertes biologisches neuronales Netz implementiert zu werden, das sich in einem Schädel befindet; im

Prinzip lässt sich das auch mittels siliziumbasierten Prozessoren eines Computers bewerkstelligen. In der Fachliteratur wurden viele Argumente zugunsten dieser These vorgebracht, und obwohl sie nicht völlig unstrittig ist, setzen wir sie hier voraus.

Das folgende Argument hängt allerdings nicht von irgendeiner besonders starken Version des Funktionalismus oder Komputationalismus ab. So müssen wir beispielsweise nicht davon ausgehen, dass die These der Substratunabhängigkeit *notwendigerweise* (analytisch oder metaphysisch) wahr ist – es genügt, dass ein Computer, der ein geeignetes Programm abspult, über Bewusstsein verfügt. Außerdem müssen wir nicht behaupten, dass ein derart programmierter Computer sich unter allen Umständen wie ein Mensch verhalten müsste, also etwa den Turingtest bestehen würde oder Ähnliches. Uns genügt eine schwächere Annahme: Um subjektive Erfahrungen zu erzeugen, reicht es aus, die komputationalen Prozesse eines menschlichen Gehirns strukturell hinreichend genau – beispielsweise auf der Ebene einzelner Synapsen – zu duplizieren. Diese abgeschwächte Version der Substratunabhängigkeit ist relativ unumstritten.

Neurotransmitter, Nervenwachstumsfaktoren und andere Chemikalien, die kleiner sind als eine Synapse, spielen definitiv auch in der menschlichen Kognition und beim Lernen eine Rolle. Die Substratunabhängigkeitsthese behauptet nicht, dass die Auswirkungen dieser Chemikalien gering oder unwichtig sind, sondern, dass sie die subjektive Erfahrung nur *mittels* ihres direkten oder indirekten Effekts auf die komputationalen Aktivitäten beeinflussen. Kann es zum Beispiel keinen Unterschied in den subjektiven Erfahrungen geben, ohne dass sich auch die synaptischen Entladungen verändern, dann muss eine detailgetreue Simulation die synaptische (oder eine höhere) Ebene berücksichtigen.

3. Die technologischen Grenzen der Komputation

Beim gegenwärtigen Stand der Technik verfügen wir weder über ausreichend leistungsstarke Hardware noch über die erforderliche Software, um ein Bewusstsein im Computer zu erschaffen. Es gibt jedoch überzeugende Argumente dafür, *dass* wir diese Probleme eines Tages überwinden werden, *falls* der technologische Fortschritt unvermindert anhält. Einigen Autoren zufolge ist das vielleicht nur noch eine Sache von wenigen Jahrzehnten;[1] der genaue Zeitpunkt ist für unsere Überlegungen allerdings nicht von Belang. Das Simulationsargument funktioniert ebenso gut, wenn man glaubt, dass eine derartige »posthumane« Ära noch hunderttausende von Jahren in der Zukunft liegt. Die Menschheit würde dann über die meisten der nach unserem heutigen Wissensstand möglichen technologischen Fähigkeiten verfügen; Grenzen setzen ihr dabei nur die Naturgesetze sowie die verfügbaren Material- und Energieressourcen.

Solch ein reifes Stadium der technologischen Entwicklung wird eine posthumane Zivilisation in die Lage versetzen, Planeten und andere astronomische Ressourcen in extrem leistungsstarke Computer zu verwandeln. Zum gegenwärtigen Zeitpunkt ist es allerdings kaum möglich, eine Obergrenze der Rechenleistung anzugeben, die ihr dann zur Verfügung stünde. Da wir nach wie vor über keine »Weltformel« verfügen, mögen bislang unbekannte und in aktuellen physikalischen Theorien ausgeschlossene Phänomene jene Beschränkungen überwinden,[2] die momentan anzugeben scheinen, wie viele Informationen ein Klümpchen Materie theoretisch höchstens verarbeiten kann. Mit viel größerer Sicherheit können wir dagegen die *Untergrenze* posthumaner Berechnungsmöglichkeiten angeben, da wir hierzu nur Mechanismen in Betracht ziehen müssen, die bereits verstanden sind. So hat zum Beispiel Eric Drexler einen Entwurf für ein System von der Größe eines Zuckerwürfels (ohne Kühlung und Stromversorgung) vorgelegt,

1 Siehe z. B. K. E. Drexler, *Engines of Creation. The Coming Era of Nanotechnology*, London 1985: Forth Estate; N. Bostrom, »How Long Before Superintelligence?«, in: *International Journal of Futures Studies* 2 (1998); R. Kurzweil, *The Age of Spiritual Machines: When Computers Exceed Human Intelligence*, New York 1999: Viking; H. Moravec, *Robot: Mere Machine to Transcendent Mind*, Oxford 1999: Oxford University Press.

2 Zu nennen sind hier etwa die Bremermann-Bekenstein-Grenze und die Schwarzschild-Grenze. Siehe H. J. Bremermann, »Minimum Energy Requirements of Information Transfer and Computing«, in: *International Journal of Theoretical Physics* 21 (1982), S. 203-217; J. D. Bekenstein, »Entropy Content and Information Flow in Systems with Limited Energy«, in: *Physical Review* D 30 (1984), S. 1669-1679; A. Sandberg, »The Physics of Information Processing Superobjects: Daily Life Among the Jupiter Brains«, in: *Journal of Evolution and Technology* 5:1 (1999).

das 10^{21} Rechenoperationen pro Sekunde ausführen könnte,[3] und ein anderer Autor liefert eine grobe Schätzung von 10^{42} Operationen pro Sekunde für einen Computer von der Masse eines großen Planeten.[4] (Wenn wir es schaffen, Quantencomputer oder Computer aus Kernteilchen oder Plasma zu bauen, kommen wir dem theoretischen Maximum noch näher. Seth Lloyd kommt für einen 1 kg schweren Computer auf eine Obergrenze von 5×10^{50} logischen Operationen bei $\sim 10^{31}$ Bits.[5] Für unsere Zwecke genügt allerdings die konservativere Schätzung, die sich nur auf bereits bekannte Konstruktionsprinzipien stützt.)

Die Rechenleistung, die man zur Emulation eines menschlichen Geistes benötigt, kann ebenfalls grob angegeben werden. Eine Schätzung, die auf den komputationalen Kosten der Replikation der Funktionalität eines Stückchens Nervengewebe basiert, das wir bereits verstanden und *in silico* nachgebaut haben (die Kontrastverstärkung in der Netzhaut), ergibt einen Wert von ca. 10^{14} Operationen pro Sekunde für das gesamte menschliche Gehirn.[6] Ein alternativer Ansatz, der auf der Anzahl der Synapsen im Gehirn und der Frequenz ihrer Entladungen basiert, schätzt die Zahl auf 10^{16} bis 10^{17} Operationen pro Sekunde.[7] Vermutlich wäre die Zahl noch höher, falls wir die Binnenstruktur der Synapsen und Dendritenbäume im Detail simulieren wollten, es ist jedoch wahrscheinlich, dass das zentrale Nervensystem des Menschen auf der Mikroebene eine hohe Redundanz aufweist, um die Unzuverlässigkeit und das »Rauschen« seiner neuronalen Komponenten auszugleichen. Beim Einsatz zuverlässigerer und vielseitigerer nichtbiologischer Prozessoren sind daher erhebliche Effizienzsteigerungen zu erwarten.

Auch der Speicherbedarf scheint keine größere Hürde darzustellen als die Rechenleistung,[8] und da Menschen außerdem nicht mehr als rund 10^8 Bits pro Sekunde über ihre Sinnesorgane aufneh-

3 K. E. Drexler, Nanosystems: Molecular Machinery, Manufacturing, and Computation, New York 1992: John Wiley.

4 R. J. Bradbury, »Matrioshka Brains«, Manuskriptentwurf, ⟨https://www.gwern.net/docs/ai/1999-bradbury-matrioshkabrains.pdf⟩, letzter Zugriff 10.06.2018.

5 S. Lloyd, »Ultimate Physical Limits to Computation«, in: *Nature* 406 (2000), S. 1047-1054.

6 H. Moravec, *Mind Children: The Future of Robot and Human Intelligence*, Cambridge, MA 1988: Harvard University Press.

7 Bostrom, »How Long Before Superintelligence?«.

8 Siehe dazu die Hinweise in den vorigen Fußnoten.

men können, stellt die Simulation aller Sinneseindrücke im Vergleich zur Simulation der kortikalen Aktivität eine vernachlässigbare Größe dar. Daher können wir die Rechenleistung zur Simulation des zentralen Nervensystems als Schätzwert für die Rechenleistung verwenden, die zur Simulation des ganzen menschlichen Geistes benötigt wird.

Eine zusätzliche Simulation der Umwelt verlangte zusätzliche Berechnungen – abhängig von Umfang und Feinkörnigkeit der Simulation. Solange wir uns im Rahmen der heute vorstellbaren Physik bewegen, ist es offensichtlich unmöglich, das gesamte Universum bis auf die Quantenebene hinab zu simulieren. Eine realistische Simulation der menschlichen Erfahrung kommt allerdings mit wesentlich weniger aus: Sie muss nur gewährleisten, dass die simulierten Menschen, die auf ihre normale, menschliche Weise mit ihrer simulierten Umwelt interagieren, nichts Ungewöhnliches bemerken. Auf die mikroskopische Struktur des Erdinneren kann man dabei getrost verzichten, und weit entfernte Himmelskörper können stark komprimiert dargestellt werden, denn nur die wenigen Eigenschaften, die wir mittels Raumsonden oder von der Erde aus beobachten können, müssen Berücksichtigung finden. Auf der Erdoberfläche mögen makroskopische Objekte in bewohnten Gebieten kontinuierlich simuliert werden müssen, doch die mikroskopischen Phänomene könnte man wohl *ad hoc* ergänzen. Was Sie unter dem Elektronenmikroskop sehen, darf keinen Verdacht erregen, aber in der Regel können Sie nicht überprüfen, ob es auch zu den anderen, unbeobachteten Teilen der Mikrowelt passt. Ausnahmen treten bei Systemen auf, die solche unbeobachteten, mikroskopischen (und im Einklang mit uns bekannten Prinzipien stehenden) Phänomene nutzen, um Resultate zu erzielen, die wir unabhängig davon überprüfen können. Der paradigmatische Fall dafür ist ein Computer. Die Simulation muss daher womöglich eine kontinuierliche Darstellung von Computern beinhalten, die bis zur Ebene einzelner logischer Elemente reicht – was allerdings kein Problem darstellt, da unsere Rechenkapazitäten gemessen an posthumanen Standards vernachlässigbar sind.

Ein posthumaner Simulator hätte zudem genug Rechenleistung zur Hand, um jederzeit über alle Überzeugungszustände in allen simulierten menschlichen Gehirnen auf dem Laufenden zu bleiben. Falls irgendein Mensch also im Begriff wäre, eine Beobachtung auf der Mikroebene zu machen, könnte der Simulator die erforderlichen Details einfach ergänzen. Sollte irgendein Fehler auftreten, könnte dieser »Regisseur« einfach die Gehirnzustände der Zeugen einer solchen Anomalie abändern, bevor die ganze Simulation dadurch verdorben würde. Alternativ könnte er auch ein paar Sekunden zurückspulen, den Fehler beheben und die bereinigte Simulation dann wieder starten.

Der größte Rechenaufwand für eine Simulation, die deren Bewohner für echt halten, scheint also in der Simulation organischer Gehirne mindestens bis hinunter auf die neuronale Ebene zu liegen.[9] Obwohl es unmöglich ist, eine ganz genaue Schätzung der Kosten für eine realistische Simulation der Menschheitsgeschichte abzugeben, können wir ca. 10^{33} bis 10^{36} Operationen dafür veranschlagen.[10] Mit wachsender Erfahrung im Umgang mit der virtuellen Realität werden wir lernen, welchen Aufwand man treiben muss, damit solche Welten ihren Besuchern realistisch erscheinen. Aber wie dem auch sei: Selbst wenn wir mit unserer Prognose um mehrere Größenordnungen danebenliegen sollten, ist dies für das Argument kaum von Belang. Wir sagten schon, dass ein planetenschwerer Computer ungefähr 10^{42} Operationen pro Sekunde schafft, und setzten dabei nur bereits bekannte nanotechnologische Designprinzipien voraus, die wahrscheinlich keineswegs optimal sind. Ein einziger Computer dieser Art könnte die gesamte geistige Menschheitsgeschichte simulieren (nennen wir das fortan eine *Ahnensimulation*), und zwar mit weniger als einem Millionstel seiner Kapazität und innerhalb einer einzigen Sekunde, und eine posthumane Zivilisation könnte nach und nach eine astronomische Anzahl solcher Computer bauen. Daraus dürfen wir schließen, dass ein Bruchteil der Rechenressourcen einer posthumanen Zivilisation ausreicht, um eine gewaltige Zahl von Ahnensimulationen durchzuführen, und diese Schlussfolgerung hat sogar dann Bestand, wenn wir bei all unseren Schätzungen weit danebenliegen sollten.

9 Da wir immer mehr und immer schnellere Computer bauen, dürften die Kosten für deren Simulation schließlich die Kosten für die Simulation von Nervensystemen übersteigen.

10 100 Milliarden Menschen x 50 Jahre/Mensch x 30 Millionen Sekunden/Jahr x $[10^{14}, 10^{17}]$ Operationen in jedem menschlichen Gehirn pro Sekunde entsprechen ungefähr $[10^{33}, 10^{36}]$ Operationen.

Schlussfolgerung: Posthumane Zivilisationen könnten mit einem winzigen Bruchteil der ihnen zu Gebote stehenden Rechenleistung enorm viele Ahnensimulationen durchführen.

4. Der Kern des Simulationsarguments

Die Grundidee dieses Aufsatzes lautet kurz wie folgt: Wenn eine substantielle Chance besteht, dass unsere Zivilisation jemals das posthumane Stadium erreicht und viele Ahnensimulationen durchführt, wieso leben Sie dann nicht in einer solchen Simulation?

Wir werden diese Idee nun zu einem schlüssigen Argument ausarbeiten und dafür die folgende Notation verwenden:

f_p: Der Anteil derjenigen technologischen Zivilisationen auf menschlichem Niveau, die ein posthumanes Stadium erreichen
$\overline{N}$: Durchschnittliche Zahl der Ahnensimulationen, die eine posthumane Zivilisation durchführt
$\overline{H}$: Durchschnittliche Zahl der Individuen, die in einer Zivilisation gelebt haben, bevor diese ein posthumanes Stadium erreicht

Der tatsächliche Anteil aller Beobachter mit Erfahrungen von menschlicher Art, die in Simulationen leben, beträgt dann

$$f_{sim} = \frac{f_p \overline{N} \overline{H}}{(f_p \overline{N} \overline{H}) + \overline{H}}$$

Bezeichnen wir mit f_I diejenigen posthumanen Zivilisationen, die an der Durchführung von Ahnensimulationen interessiert sind (oder die zumindest einige Individuen enthalten, die über die entsprechenden Interessen und Mittel verfügen), und schreiben wir $\overline{N}_I$ für die durchschnittliche Zahl von Ahnensimulationen, die von solchen Zivilisationen durchgeführt werden, dann erhalten wir

$$\overline{N} = f_I \overline{N}_I$$

und somit:

$$f_{sim} = \frac{f_p f_I \overline{N}_I}{(f_p f_I \overline{N}_I) + 1} \qquad (*)$$

Wie im vorigen Abschnitt gezeigt, ist $\overline{N}_I$ aufgrund der immensen Rechenkapazitäten posthumaner Zivilisationen extrem groß. Bei eingehender Betrachtung von (*) zeigt sich daher, dass *zumindest* eine der folgenden drei Aussagen wahr sein muss:

(1) $f_p \approx 0$
(2) $f_I \approx 0$
(3) $f_{sim} \approx 1$

5. Ein schwaches Indifferenzprinzip

Wir können noch einen Schritt weitergehen und – die Wahrheit von (3) vorausgesetzt – feststellen, dass man sich so gut wie sicher sein sollte, in einer Simulation zu leben. Allgemeiner gesagt: Wenn wir wüssten, dass ein Anteil x aller Beobachter mit Erfahrungen von menschlicher Art in Simulationen lebt, und wir außerdem keine Informationen hätten, denen zufolge die Wahrscheinlichkeit, dass unsere eigenen speziellen Erfahrungen eher *in vivo* als *in machina* gemacht wurden, in irgendeiner Hinsicht von der abweicht, die diesbezüglich für andere menschliche Erfahrungen gilt, dann sollte unser Glaube daran, in einer Simulation zu leben, auch der Wahrscheinlichkeit x entsprechen:

$$Cr(SIM \mid f_{sim} = x) = x \qquad (\#)$$

Dieser Schritt wird durch ein sehr schwaches Indifferenzprinzip legitimiert. Unterscheiden wir zwei Fälle. Im ersten, einfachsten Fall sind alle fraglichen Wesen so wie Sie, das heißt qualitativ absolut identisch mit Ihnen: Diese Wesen verfügen über genau dieselben Informationen und haben genau dieselben Erfahrungen gemacht wie Sie. Im zweiten Fall »gleichen« sich die Wesen nur, insofern sie alle Wesen von menschlicher Art sind; sie sind jedoch qualitativ verschieden voneinander und haben alle jeweils unterschiedliche Erfahrungen gemacht. Ich halte daran fest, dass das Simulationsargument sogar im zweiten Fall funktioniert, vorausgesetzt, dass Sie über keinerlei Informationen hinsichtlich der Frage verfügen, welche der verschiedenen Wesen simuliert und welche biologisch gesehen echt sind.

Ein stärkeres Prinzip, das die obige Haltung für beide Fälle als triviale Sonderfälle impliziert, wurde in der Fachliteratur ausführlich verteidigt.[11] Aus Platzgründen muss hier auf eine Rekapitulation dieser Verteidigung verzichtet werden, jedoch können wir eine der ihr zugrunde liegenden Intuitionen ans Licht bringen, indem wir unsere Aufmerksamkeit auf eine geläufigere Situation ähnlicher Art richten. Angenommen, *x* Prozent der Bevölkerung haben eine bestimmte genetische Sequenz *S* innerhalb desjenigen Teils der DNA, der gemeinhin als »Junk DNA« bekannt ist. Nehmen wir weiter an, dass *S* sich (außer in einem Gentest) nicht manifestiert und dass es keine bekannten Korrelationen zwischen dem Haben von *S* und irgendeinem beobachtbaren Merkmal gibt. Es liegt auf der Hand, dass Sie nun der Hypothese, *S* zu haben, vernünftigerweise eine Wahrscheinlichkeit von *x* Prozent zuordnen sollten (falls Sie nicht wirklich einen Gentest gemacht haben). Und das ist ganz unabhängig von der Tatsache, dass die Menschen mit *S* qualitativ andere Gedanken und Erfahrungen haben als diejenigen ohne *S*. (Sie unterscheiden sich, aber nur, weil alle Menschen sich voneinander unterscheiden, und nicht, weil irgendeine bekannte Verbindung zwischen *S* und bestimmten Erfahrungen besteht.)

Das Gleiche gilt nun, wenn *S* nicht die Eigenschaft ist, eine bestimmte Gensequenz zu haben, sondern die Eigenschaft, sich in einer Simulation zu befinden. Die einzige Voraussetzung ist, dass wir keine Informationen haben, aus denen sich Unterschiede zwischen den Erfahrungen simulierter und biologischer Menschen ableiten lassen.

Es muss betont werden, dass das durch (#) ausgedrückte schwache Indifferenzprinzip nur zwischen denjenigen Hypothesen Indifferenz vorschreibt, bei denen es darum geht, welcher Beobachter

11 Etwa in N. Bostrom, »The Doomsday Argument, Adam & Eve, UN++, and Quantum Joe«, in: *Synthese* 127:3 (2001), S. 359-387, und am detailliertesten in meinem Buch *Anthropic Bias: Observation Selection Effects in Science and Philosophy*, New York 2002: Routledge.

Sie sind, falls Sie keine Informationen darüber haben, welcher von den betreffenden Beobachtern Sie sind. Es schreibt nicht generell Indifferenz zwischen Hypothesen vor, falls Ihnen spezifische Informationen darüber fehlen, welche dieser Hypothesen wahr ist. Im Unterschied zu den ambitionierteren Indifferenzprinzipien von Laplace und anderen ist es daher immun gegenüber dem Bertrand-Paradoxon und ähnlichen Problemen, die solche unbeschränkten Indifferenzprinzipien für gewöhnlich plagen.

Mit dem Doomsday-Argument[12] vertraute Leserinnen plagt vielleicht die Sorge, das hier vorgebrachte schwache Indifferenzprinzip sei die gleiche Annahme, die auch jenes Argument auf den Weg bringt, und die Kontraintuitivität einiger Implikationen des Letzteren werfe auch einen Schatten auf Ersteres. Dem ist nicht so, denn das Doomsday-Argument beruht auf einer *viel* stärkeren und kontroverseren Prämisse. Ihm zufolge sollen wir nämlich so tun, als ob wir zu einer zufälligen Stichprobe aus der Menge aller Menschen gehörten, die jemals (in Vergangenheit, Gegenwart und Zukunft) gelebt haben werden – *dabei wissen wir doch, dass wir im frühen 21. Jahrhundert* und zu keinem anderen Zeitpunkt leben. Das schwache Indifferenzprinzip hingegen gilt nur für Fälle, in denen wir keine Informationen darüber haben, welcher Gruppe von Menschen wir angehören.

Falls Wettquoten dem vernünftigen Überzeugtsein einen Halt bieten, mag folgende Überlegung helfen: Wenn jeder darauf wettete, ob er sich in einer Simulation befindet oder nicht, dann würden fast alle Leute, die dem Indifferenzprinzip gehorchen und also auf »Simulation« setzen, wenn sie wissen, dass die meisten Leute simuliert sind, ihre Wette gewinnen. Falls die Leute andererseits darauf wetteten, *nicht* in einer Simulation zu leben, dann würde so gut wie jeder von ihnen sein Geld verlieren. Es scheint besser zu sein, dem schwachen Indifferenzprinzip zu folgen.

Des Weiteren kann man sich eine Abfolge möglicher Situationen vorstellen, in denen der Anteil der Menschen, die in Simulationen leben, kontinuierlich wächst: 98 Prozent, 99 Prozent, 99,9 Prozent, 99,9999 Prozent und so weiter. Je näher man dem Grenzfall kommt, in dem *jeder* sich in einer Simulation befindet (und aus dem man *deduktiv* ableiten kann, selbst simuliert zu sein),

12 Siehe z. B. J. Leslie, »Is the End of the World Nigh?«, in: *Philosophical Quarterly* 40 (1990), S. 65-72.

desto plausibler klingt die Forderung, dass man gleichfalls auch den eigenen Überzeugungsgrad, sich in einer Simulation zu befinden, schrittweise dem Grenzfall absoluter Sicherheit annähern sollte.

6. Interpretation

Die durch Aussage (1) ausgedrückte Möglichkeit ist relativ leicht zu verstehen. Wenn (1) zutrifft, dann wird die Menschheit das posthumane Stadium so gut wie sicher verfehlen; es erreicht dann nämlich so gut wie keine Spezies auf unserer Entwicklungsstufe dieses Niveau, und es gibt auch keinen Grund zu denken, wir seien etwas Besonderes oder vor künftigen Katastrophen irgendwie gefeit. In diesem Fall müssen wir daher *DOOM* eine hohe Wahrscheinlichkeit einräumen, das heißt der Hypothese, dass die Menschheit ausstirbt, bevor sie in ein posthumanes Stadium eintritt:

$$Cr(DOOM \mid f_p \approx 0) \approx 1$$

Man kann sich hypothetische Situationen ausmalen, in denen neue Informationen unser Wissen um f_p in Frage stellen. Würden wir beispielsweise einen riesigen Meteoriten entdecken, der auf die Erde zurast, dann spräche das wohl für unser persönliches Pech. Wir könnten *DOOM* dann eine Wahrscheinlichkeit zuordnen, die größer ist als der erwartete Anteil der Zivilisationen auf menschlichem Niveau, die das posthumane Level nicht erklimmen. In Wirklichkeit scheinen wir jedoch – wohl oder übel – ohne Belege für eine derartige Sonderstellung auskommen zu müssen.

Aussage (1) allein impliziert noch nicht, dass wir wahrscheinlich bald aussterben, sondern nur, dass wir wahrscheinlich kein posthumanes Stadium erreichen werden. Diese Möglichkeit ist damit vereinbar, dass die Menschheit auf dem oder leicht über dem gegenwärtigen Niveau stagniert, bevor sie dann irgendwann in ferner Zukunft untergeht. (1) könnte sich außerdem noch bewahrheiten, falls die hochtechnisierte Zivilisation wahrscheinlich zusammenbricht; primitivere Gesellschaften könnten dann noch auf unbestimmte Zeit fortexistieren.

Die Menschheit kann auf vielerlei Weisen untergehen, ohne posthuman geworden zu sein. Vielleicht wäre die natürlichste Erklärung für (1), dass wir uns durch die Entwicklung einer mächtigen, aber gefährlichen Technologie selbst auslöschen.[13] Ein Kandidat dafür ist die molekulare Nanotechnologie, die in einem fortgeschrittenen Stadium den Bau sich selbst replizierender Nanoroboter erlaubt, die sich von Dreck und organischer Materie ernähren – mechanische Bakterien sozusagen. In den falschen Händen könnten solche Nanobots das Ende allen Lebens auf unserem Planeten bedeuten.[14]

Der zweiten Alternative der Konklusion des Simulationsarguments zufolge ist der Anteil derjenigen posthumanen Zivilisationen, die an der Durchführung von Ahnensimulationen interessiert sind, verschwindend gering. Damit (2) wahr sein kann, müssen die Verläufe fortgeschrittener Zivilisationen stark *konvergieren*. Erschaffen interessierte Zivilisationen extrem viele Ahnensimulationen, müssen sie entsprechend selten sein, denn praktisch keine posthumane Zivilisation verwendet ihre Mittel dann auf die Durchführung sehr vieler derartiger Simulationen. Mehr noch: Entweder gibt es in so gut wie keiner solchen Zivilisation interessierte und zu Simulationen fähige Individuen – oder alle halten sich an entsprechende Verbote.

Was könnte eine solche Konvergenz bewirken? Ist es denkbar, dass alle fortgeschrittenen Zivilisationen schließlich ein moralisches Verbot von Ahnensimulationen anerkennen, da sie deren Bewohnern kein Leid zufügen möchten? Aus unserer heutigen Sicht ist allerdings unklar, ob die Erschaffung einer menschlichen Spezies überhaupt unmoralisch wäre. Ganz im Gegenteil neigen wir jedenfalls dazu, die Existenz unserer Art als äußerst wertvoll anzusehen. Die Konvergenz moralischer Ansichten wäre zudem nicht genug: Hinzukommen müssten auch gleichartige soziale Strukturen, die die als unmoralisch betrachteten Ahnensimulationen wirksam verhindern würden.

Eine weitere Möglichkeit bestünde darin, dass nahezu alle post-

13 Siehe meinen Aufsatz »Existential Risks: Analyzing Human Extinction Scenarios and Related Hazards«, in: *Journal of Evolution and Technology* 9 (2001), zu einer Umfrage und Analyse der gegenwärtigen und voraussichtlichen zukünftigen Bedrohungen für die Menschheit.

14 Siehe z. B. Drexler, *Engines of Creation*; R. A. Freitas Jr., »Some Limits to Global Ecophagy by Biovorous Nanoreplicators, with Public Policy Recommendations«, ⟨https://foresight.org/nano/Ecophagy.php⟩, letzter Zugriff 10.06.2018.

humanen Individuen in nahezu allen posthumanen Zivilisationen kein Interesse an Ahnensimulationen mehr hätten. Ihre Motive müssten sich dann erheblich von denen ihrer menschlichen Vorgänger unterscheiden, denn sicherlich gibt es heutzutage viele, die sich gern an derartigen Simulationen versuchen würden. Doch vielleicht werden posthumanen Wesen unsere menschlichen Neigungen auch einfach nur albern vorkommen. Eventuell ist der wissenschaftliche Wert von Ahnensimulationen für eine posthumane Zivilisation vernachlässigbar (angesichts ihrer unermesslichen intellektuellen Überlegenheit kein ganz abwegiger Gedanke), und womöglich werden auch Hobbys von ihnen nur als sehr ineffektive Vergnügungen angesehen werden – viel billiger mag es sein, die Belohnungszentren des Gehirns direkt zu stimulieren. Aus (2) folgt, dass posthumane Gesellschaften sich von menschlichen stark unterscheiden: Dort leben keine relativ wohlhabenden unabhängigen Akteure, die die ganze Bandbreite menschlicher Wünsche haben und diese nach Belieben verwirklichen können.

Konzeptionell gesehen am spannendsten ist die durch (3) zum Ausdruck gebrachte Möglichkeit. Wenn wir in einer Simulation leben, dann stellt der beobachtbare Kosmos nur einen Bruchteil der Gesamtheit alles Physischen dar. Die Physik des Universums, in dem sich der uns simulierende Computer befindet, mag der Physik unserer Welt ähneln – oder auch nicht. Obwohl die uns umgebende Welt in gewisser Weise »real« ist, handelt es sich bei ihr dann nicht um die grundlegende Ebene der Realität.

Vielleicht ist es auch simulierten Zivilisationen möglich, ein posthumanes Stadium zu erreichen. Sie könnten dann ihre eigenen Ahnensimulationen auf leistungsfähigen Computern durchführen, die sie in ihrem simulierten Universum gebaut haben. Solche Computer wären »virtuelle Maschinen«, ein in der Informatik häufig benutzter Begriff. (Java-Applets laufen beispielsweise auf einer virtuellen Maschine – einem simulierten Computer – innerhalb Ihres Computers.) Virtuelle Maschinen können gestapelt werden: Es ist möglich, eine Maschine zu simulieren, die eine weitere Maschine simuliert, die … und so weiter, beliebig viele Schritte weit. Falls wir selbst einmal eigene Ahnensimulationen erschaffen, würde das stark gegen (1) und (2) sprechen, und wir müssten zu dem Schluss kommen, in einer Simulation zu leben. Darüber hinaus sollten wir dann vermuten, dass es sich auch bei unseren posthumanen Schöpfern um simulierte Wesen handelt – und dass das Gleiche wiederum für deren Schöpfer gelten könnte.

Die Realität besteht daher vielleicht aus einer Vielzahl von Ebenen. Selbst wenn diese Hierarchie irgendwann ein notwendiges Ende finden muss – der metaphysische Status dieser Behauptung ist nicht ganz klar –, so dürfte es doch Raum für sehr viele Ebenen geben, deren Zahl mit der Zeit immer weiter zunehmen könnte. (Gegen die Multi-Level-Hypothese sprechen jedoch die exorbitanten komputationalen Kosten für die Simulatoren auf der untersten Ebene. Schon die Simulation einer einzigen posthumanen Zivilisation könnte sich als unverschämt teuer erweisen. Wenn das stimmt, sollten wir kurz vor dem Eintritt ins posthumane Stadium mit dem Abbruch unserer Simulation rechnen.)

Obwohl ein solches System keine übernatürlichen Elemente enthalten muss und rein physikalisch sein kann, lassen sich einige lose Analogien zu religiösen Weltvorstellungen bilden. In gewisser Weise sind die posthumanen Schöpfer der Simulation für deren Bewohner nämlich wie Götter: Sie haben unsere Welt erschaffen, sind wesentlich intelligenter als wir, sind »allmächtig«, insofern sie in unsere Welt eingreifen und dabei sogar gegen deren Naturgesetze verstoßen können, und sie sind »allwissend«, insofern sie jegliches Geschehen überwachen können. All diese Halbgötter, von denen auf der fundamentalen Realitätsebene abgesehen, sind jedoch auf das Wohlwollen der mächtigeren Götter angewiesen, die die tieferen Ebenen bevölkern.

Weitere einschlägige Überlegungen könnten in einer *naturalistischen Theogonie* gipfeln; diese studierte die Struktur jener Hierarchie sowie die Beschränkungen ihrer Einwohner durch die Möglichkeit, dass deren Verhalten durch die Bewohner tieferer Ebenen sanktioniert wird. Wenn sich beispielsweise niemand sicher sein kann, auf dem Boden der Tatsachen zu stehen, dann muss jeder damit rechnen, von seinen Simulatoren – vielleicht nach moralischen Maßstäben – für seine Taten belohnt oder bestraft zu werden. Ein Leben nach dem Tod wäre eine reale Möglichkeit. Angesichts dieser grundlegenden Unsicherheit hätte vielleicht sogar die basale Zivilisation einen Grund, sich vernünftig zu benehmen, und die Tatsache, dass sie diesen Grund hätte, würde natürlich auch allen anderen noch mehr Grund zum moralisch richtigen Verhalten geben, und immer so weiter, in einem echten »Engelskreis«. So mag man sozusagen »aus dem Nichts« eine Art von universellem moralischem Imperativ gewinnen, dessen Befolgung in jedermanns Interesse wäre.

Zusätzlich zu den Ahnensimulationen lässt sich auch über speziellere Simulationen spekulieren, die nur eine kleine Gruppe oder bloß ein einziges Individuum enthalten; die übrigen Menschen wären dann Zombies oder »Schattenmenschen« – also Wesen, die nur so genau simuliert werden, dass die vollständig Simulierten nichts Verdächtiges bemerken. Es ist nicht klar, wie viel billiger es wäre, Schattenmenschen zu simulieren, ja, es ist nicht einmal offensichtlich, dass eine Entität sich überhaupt genau wie ein Mensch verhalten und dennoch keine bewussten Erfahrungen machen könnte. Selbst wenn solche speziellen Simulationen existieren, sollte man zudem nur dann daran glauben, sich in einer zu befinden, wenn man auch glaubt, dass sie die Zahl der kompletten Simulationen bei weitem übertreffen. Es müsste etwa 100 Milliarden mal so viele »Ich-Simulationen« (Simulationen des Lebens nur eines einzigen Individuums) wie Ahnensimulationen geben, damit sich die meisten simulierten Personen in ihnen befinden könnten.

Eine weitere Möglichkeit besteht darin, dass die Simulatoren auf gewisse Teile des geistigen Lebens der simulierten Wesen verzichten und ihnen dafür entsprechende falsche Erinnerungen geben. Wenn das stimmt, bietet sich die folgende (weit hergeholte) Lösung für das Theodizee-Problem an: Es gibt kein Leid in der Welt, alle Erinnerungen daran sind nur eine Illusion. Natürlich kann man diese Hypothese ernstlich nur dann vertreten, wenn man gerade kein Leid verspürt.

Welche Folgen hat es für uns, falls wir wirklich in einer Simulation leben sollten? Ungeachtet der vorstehenden Ausführungen sind die Implikationen gar nicht einmal so radikal. Unser bester Ratgeber zu der Frage, wie unsere posthumanen Schöpfer die Welt eingerichtet haben, bleibt das herkömmliche empirische Studium unserer Umwelt. Die meisten Veränderungen innerhalb unserer Überzeugungsnetzwerke wären im Verhältnis zum Mangel an Vertrauen in unser Verständnis des posthumanen Handelns gering und subtil. Richtig verstanden, sollte uns die Wahrheit von (3) daher nicht »verrückt machen« und uns weder vom alltäglichen Handeln noch vom Planen und Vorhersagen der Zukunft abhalten. Die vorrangige empirische Bedeutung von Aussage (3) scheint momentan in ihrer Rolle in der dreigeteilten Konklusion zu liegen, die oben angeführt wurde.[15] Wir sollten zunächst wohl auf die Wahrheit von (3) hoffen, da (1) dann unwahrscheinlicher wäre; falls allerdings komputationale Beschränkungen das Risiko des Abbruchs einer Simulation erhöhen, sobald diese vor dem posthumanen Stadium steht, müssten wir hoffen, dass sich (2) als richtig erweist.

Sobald wir mehr über die Motive posthumaner Zivilisationen sowie die Grenzen ihrer Ressourcen herausfinden – vielleicht, indem wir uns selbst in Richtung Posthumanität entwickeln –, wird die Hypothese, dass wir simuliert sind, wesentlich reichere empirische Implikationen haben.

7. Fazit

Eine technologisch reife, »posthumane« Zivilisation würde über enorme Rechenkapazitäten verfügen. Auf der Grundlage dieser empirischen Tatsache zeigt das Simulationsargument, dass *zumindest* eine der folgenden Aussagen zutrifft: (1) Der Anteil der Zivilisationen auf menschlichem Niveau, die ein posthumanes Stadium erreichen, liegt fast bei null; (2) Der Anteil der posthumanen Zivilisationen, die an der Durchführung von Ahnensimulationen interessiert sind, liegt fast bei null; (3) Der Anteil der Individuen mit Erfahrungen menschlicher Art, die in einer Simulation leben, liegt fast bei eins.

Wenn (1) zutrifft, wird die Menschheit so gut wie sicher untergehen, bevor sie das posthumane Stadium erreicht. Wenn (2) zutrifft, dann muss es zu einer starken Konvergenz der Entwicklungsverläufe fortgeschrittener Zivilisationen kommen, so dass in diesen praktisch keine relativ wohlhabenden Individuen leben, die Ahnensimulationen durchführen wollen und können. Wenn (3) zutrifft, dann leben wir so gut wie sicher in einer Simulation. Im Nebel unserer gegenwärtigen Unwissenheit scheint es vernünftig, (1), (2) und (3) für ungefähr gleich wahrscheinlich zu halten.

Falls wir nicht heute schon in einer Simulation leben, werden

15 Zu einigen Überlegungen eines anderen Autors hinsichtlich der Konsequenzen von (3), die durch eine frühere, privat zirkulierende Version dieses Aufsatzes angeregt wurden, siehe R. Hanson, »How to Live in a Simulation«, in: *Journal of Evolution and Technology* 7:1 (2001).

unsere Nachkommen so gut wie sicher niemals eine Ahnensimulation durchführen.[16]

16 Ich bin vielen Leuten für ihre Kommentare dankbar, insbesondere Amara Angelica, Robert Bradbury, Milan Cirkovic, Robin Hanson, Hal Finney, Robert A. Freitas Jr., John Leslie, Mitch Porter, Keith DeRose, Mike Treder, Mark Walker, Eliezer Yudkowsky sowie mehreren anonymen Gutachtern.

Textnachweise

1. »The Future of Humanity«, in: *New Waves in Philosophy of Technology*, hg. von Jan-Kyrre Berg Olsen, Evan Selinger und Soren Riis, Palgrave McMillan 2009, S. 186-216. Mit freundlicher Genehmigung von Springer Nature.

2. »Existential Risk Prevention as Global Priority«, in: *Global Policy* 4:1 (2013), S. 15-31. Mit freundlicher Genehmigung von John Wiley and Sons.

3. »In Defense of Posthuman Dignity«, in: *Bioethics* 19:3 (2005), S. 202-214. Mit freundlicher Genehmigung von John Wiley and Sons.

4. »Dignity and Enhancement«, in: *Human Dignity and Bioethics: Essays Commissioned by the President's Council on Bioethics*, Washington, D. C. 2008, S. 173-207. Mit freundlicher Genehmigung von University of Notre Dame Press.

5. »Why I Want to be a Posthuman When I Grow Up«, in: *Medical Enhancement and Posthumanity*, hg. von Bert Gordijn und Ruth Chadwick, Springer 2008, S. 107-137. Mit freundlicher Genehmigung von Springer.

6. »Are You Living in a Computer Simulation?«, in: *Philosophical Quarterly* 53:211 (2003), S. 243-255. Mit freundlicher Genehmigung von Oxford University Press.

Philosophie des Geistes im Suhrkamp Verlag

Anatomie der Subjektivität. Bewußtsein, Selbstbewußtsein und Selbstgefühl. Herausgegeben von Thomas Grundmann, Frank Hofmann, Catrin Misselhorn, Violetta L. Waibel und Véronique Zanetti. stw 1735. 496 Seiten

Wolfgang Barz. Die Transparenz des Geistes. stw 2034. 400 Seiten

Bewußtsein. Philosophische Beiträge. Herausgegeben von Sybille Krämer. stw 1240. 250 Seiten

Susan Blackmore. Gespräche über Bewußtsein. Aus dem Englischen von Frank Born. Mit einem Glossar. Gebunden und stw 2023. 380 Seiten.

Robert B. Brandom
- Expressive Vernunft. Aus dem Amerikanischen von Eva Gilmer und Hermann Vetter. 1014 Seiten. Gebunden
- Begründen und Begreifen. Eine Einführung in den Inferentialismus. Aus dem Amerikanischen von Eva Gilmer. Gebunden und stw 1689. 264 Seiten

Donald Davidson
- Dialektik und Dialog. Rede anläßlich der Verleihung des Hegel-Preises 1992. stw 1080. 101 Seiten
- Handlung und Ereignis. Aus dem Amerikanischen von Joachim Schulte. Gebunden und stw 895. 421 Seiten
- Probleme der Rationalität. Vorwort von Marcia Cavell. Aus dem Amerikanischen von Joachim Schulte. 445 Seiten. Gebunden

NF 165/1/8.12

- Subjektiv, intersubjektiv, objektiv. Aus dem Amerikanischen von Joachim Schulte. 382 Seiten. Gebunden
- Wahrheit und Interpretation. Herausgegeben von Dieter Henrich und Niklas Luhmann. Aus dem Amerikanischen von Joachim Schulte. stw 896. 408 Seiten
- Wahrheit, Sprache und Geschichte. Aus dem Amerikanischen von Joachim Schulte. 514 Seiten. Gebunden

Donald Davidson / Richard Rorty. Wozu Wahrheit? Eine Debatte. Herausgegeben und mit einem Nachwort von Mike Sandbothe. stw 1691. 353 Seiten

Daniel C. Dennett. Süße Träume. Die Erforschung des Bewußtseins und der Schlaf der Philosophie. Aus dem Amerikanischen von Gerson Reuter. 216 Seiten. Gebunden

Farben. Betrachtungen aus Philosophie und Naturwissenschaften. Herausgegeben von Stefan Glasauer und Jakob Steinbrenner. stw 1825. 370 Seiten

Manfred Frank. Ansichten der Subjektivität. stw 2021. 420 Seiten

Gene, Meme und Gehirne. Geist und Gesellschaft als Natur. Eine Debatte. Herausgegeben von A. Becker, C. Mehr, H. H. Nau, G. Reuter und D. Stegmüller. stw 1643. 336 Seiten

Andrea Kern. Quellen des Wissens. Zum Begriff vernünftiger Erkenntnisfähigkeit. stw 1786. 385 Seiten

Ruth Garrett Millikan
- Biosemantik. Sprachphilosophische Aufsätze. Aus dem Amerikanischen von Alex Burri. stw 1979. 205 Seiten

NF 165/2/8.12

- Die Vielfalt der Bedeutung. Zeichen, Ziele und ihre Verwandtschaft. Aus dem Amerikanischen von Hajo Greif. stw 1829. 330 Seiten

Thomas Nagel. Der Blick von nirgendwo. Aus dem Amerikanischen von Michael Gebauer. stw 2035. 418 Seiten

Martine Nida-Rümelin. Der Blick von innen. Zur transtemporalen Identität bewusstseinsfähiger Wesen. stw 1787. 357 Seiten

Philosophie und Neurowissenschaften. Herausgegeben von Dieter Sturma. stw 1770. 266 Seiten

Hilary Putnam
- Repräsentation und Realität. Übersetzt von Joachim Schulte. stw 1394. 220 Seiten
- Vernunft, Wahrheit und Geschichte. Aus dem Amerikanischen von Joachim Schulte. stw 853. 294 Seiten

Sebastian Rödl
- Kategorien des Zeitlichen. Eine Untersuchung der Formen des endlichen Verstands. stw 1748. 215 Seiten
- Selbstbewußtsein. stw 1992. 264 Seiten.

Richard Rorty. Der Spiegel der Natur. Eine Kritik der Philosophie. Aus dem Amerikanischen von Michael Gebauer. stw 686. 438 Seiten

Jürgen Schröder. Einführung in die Philosophie des Geistes. stw 1671. 400 Seiten

John R. Searle
- Freiheit und Neurobiologie. Aus dem Amerikanischen von Jürgen Schröder. Kartoniert. 96 Seiten

NF 165/3/8.12

- Geist. Eine Einführung. Aus dem Amerikanischen von Sibylle Salewski. 324 Seiten. Gebunden
- Geist, Sprache und Gesellschaft. Philosophie der wirklichen Welt. Aus dem Amerikanischen von Harvey P. Gavagai. stw 1670. 192 Seiten
- Intentionalität. Eine Abhandlung zur Philosophie des Geistes. Aus dem Amerikanischen von Harvey P. Gavagai. stw 956. 353 Seiten
- Die Konstruktion der gesellschaftlichen Wirklichkeit. Zur Ontologie sozialer Tatsachen. Aus dem Amerikanischen von Martin Suhr. stw 2005. 248 Seiten
- Wie wir die soziale Welt machen. Die Struktur der menschlichen Zivilisation. Aus dem Amerikanischen von Joachim Schulte. 351 Seiten. Gebunden

Selbstbewußtseinstheorien von Fichte bis Sartre. Herausgegeben und mit einem Nachwort versehen von Manfred Frank. stw 964. 599 Seiten

Michael Tomasello
- Die kulturelle Entwicklung des menschlichen Denkens. Zur Evolution der Kognition. Aus dem Englischen von Jürgen Schröder. stw 1827. 307 Seiten
- Die Ursprünge der menschlichen Kommunikation. Aus dem Amerikanischen von Jürgen Schröder. Mit Abbildungen. stw 2004. 410 Seiten

Matthias Vogel. Medien der Vernunft. Eine Theorie des Geistes und der Rationalität auf Grundlage einer Theorie der Medien. stw 1556. 427 Seiten

Wissen zwischen Entdeckung und Konstruktion. Erkenntnistheoretische Kontroversen. Herausgegeben von Matthias Vogel und Lutz Wingert. stw 1591. 328 Seiten

NF 165/4/8.12

Geschichte und Theorie der Naturwissenschaften

Bakteriologie und Moderne. Studien zur Biopolitik des Unsichtbaren 1870 – 1920. Herausgegeben von Philipp Sarasin. Silvia Berger, Marianne Hänseler und Myriam Spörri. stw 1807. 544 Seiten

Susan Blackmore. Gespräche über Bewußtsein. Gebunden. 380 Seiten

Lorraine Daston/Peter Galison. Objektivität. Aus dem Amerikanischen von Christa Krüger. Mit zahlreichen Abbildungen und farbigem Bildteil. Gebunden. 530 Seiten

John Dupré. Darwins Vermächtnis. Die Bedeutung der Evolution für die Gegenwart des Menschen. Aus dem Englischen von Eva Gilmer. 144 Seiten. Gebunden

Michael Esfeld. Naturphilosophie als Metaphysik der Natur. stw 1863 218 Seiten

Gene, Meme und Gehirne. Geist und Gesellschaft als Natur. Eine Debatte. Herausgegeben von A. Becker, C. Mehr, H. H. Nau, G. Reuter und D. Stegmüller. stw 1643. 330 Seiten

Geschichte, Theorie und Ethik der Medizin. Eine Einführung. Herausgegeben von Stefan Schulz u.a. stw 1791. 511 Seiten

Das Geschlecht der Natur. Feministische Beiträge zur Geschichte und Theorie der Naturwissenschaften. Herausgegeben von Barbara Orland und Elvira Scheich. Texte aus dem Amerikanischen von Xenia Rajewsky. Gender Studies. es 1727. 290 Seiten

NF 152/1/11.08

Stephen Jay Gould. Der falsch vermessene Mensch. Aus dem Amerikanischen von Günter Seib. stw 583. 400 Seiten

Michael Hampe. Eine kleine Geschichte des Naturgesetzbegriffs. Die Gesetze der Natur und die Handlungen der Menschen. stw 1864. 201 Seiten

Lily E. Kay. Das Buch des Lebens. Wer schrieb den genetischen Code? Mit Abbildungen. Aus dem Amerikanischen von Gustav Roßler. stw 1746. 556 Seiten

Alexandre Koyré. Von der geschlossenen Welt zu unendlichen Universum. Aus dem Amerikanischen von Rolf Dornbacher. stw 320. 259 Seiten

Werner Kutschmann. Der Naturwissenschaftler und sein Körper. Die Rolle der »inneren Natur« in der experimentellen Naturwissenschaft der frühen Neuzeit. 428 Seiten. Gebunden

Humberto R. Maturana. Biologie der Realität. Aus dem Amerikanischen von Wolfram K. Köck. stw 1502. 400 Seiten

Naturerkenntnis und Natursein. Für Gernot Böhme. Herausgegeben von Michael Hauskeller, Christoph Rehmann-Sutter und Gregor Schiemann. stw 1327. 406 Seiten

Naturwissenschaft, Technik und NS-Ideologie. Beiträge zur Wissenschaftsgeschichte des Dritten Reiches. Herausgegeben von Herbert Mehrtens und Steffen Richter. stw 303. 289 Seiten

Philosophie der Biologie. Eine Einführung. Herausgegeben von Ulrich Krohs und Georg Toepfer. stw 1745. 456 Seiten

Physiologie und industrielle Gesellschaft. Studien zur Verwissenschaftlichung des Körpers im 19. und 20. Jahrhundert.

NF 152/2/11.08

Herausgegeben von Philipp Sarasin und Jakob Tanner. stw 1343. 529 Seiten

Die Transformation des Humanen. Beiträge zur Kulturgeschichte der Kybernetik. Herausgegben von Michael Hagner und Erich Hörl. stw 1848. 464 Seiten

Hans-Jörg Rheinberger.
- Epistemologie des Konkreten. Studien zur Geschichte der modernen Biologie. stw 1771. 415 Seiten
- Experimentalsysteme und epistemische Dinge. Eine Geschichte der Proteinsynthese im Reagenzglas. stw 1806. 383 Seiten

Lothar Schäfer. Das Bacon-Projekt. Von der Erkenntnis, Nutzung und Schonung der Natur. stw 1401. 279 Seiten

NF 152/3/11.08

»Geist und Gehirn«
im Suhrkamp Verlag

François Ansermet / Pierre Magistretti. Die Individualität des Gehirns. Neurobiologie und Psychoanalyse. 282 Seiten. Gebunden

Olaf Breidbach. Die Materialisierung des Ichs. Zur Geschichte der Hirnforschung im 19. und 20. Jahrhundert. stw 1276. 476 Seiten

Gene, Meme und Gehirne. Geist und Gesellschaft als Natur. Eine Debatte. Herausgegeben von A. Becker, C. Mehr, H. H. Nau, G. Reuter und D. Stegmüller. stw 1643. 330 Seiten

Hirnforschung und Willensfreiheit. Zur Deutung der neuesten Experimente. Herausgegeben von Christian Geyer. es 2387. 296 Seiten

Eric R. Kandel. Psychiatrie, Psychoanalyse und die neue Biologie des Geistes. Mit einem Vorwort von Gerhard Roth. 341 Seiten. Gebunden

Benjamin Libet. Mind Time. Wie das Gehirn Bewusstsein produziert. 298 Seiten. Gebunden

Philosophie und Neurowissenschaften. Ist das psychologische Problem gelöst? Herausgegeben von Dieter Sturma. stw 1770. 266 Seiten

NF 155/1/3.07

Gerhard Roth

- Aus Sicht des Gehirns. 216 Seiten. Kartoniert
- Fühlen, Denken, Handeln. Wie das Gehirn unser Verhalten steuert. stw 1678. 608 Seiten
- Das Gehirn und seine Wirklichkeit. Kognitive Neurobiologie und ihre philosophischen Konsequenzen. stw 1275. 384 Seiten

John R. Searle. Freiheit und Neurobiologie. 91 Seiten. Kartoniert

Wolf Singer

- Ein neues Menschenbild? Gespräche über Hirnforschung. stw 1596. 144 Seiten
- Der Beobachter im Gehirn. Essays zur Hirnforschung. stw 1571. 240 Seiten
- Vom Gehirn zum Bewußtsein. 59 Seiten. Gebunden

NF 155/2/3.07